全国中医药行业高等职业教育"十三五"规划教材

健康评估

（第二版）

（供中高职护理、助产专业用）

主 编◎包春蕾

中国中医药出版社
·北 京·

图书在版编目（CIP）数据

健康评估 / 包春蕾主编 .—2 版 .—北京：中国中医药出版社，2018.8（2023.2重印）

全国中医药行业高等职业教育"十三五"规划教材

ISBN 978－7－5132－5011－5

Ⅰ . ①健…　Ⅱ . ①包…　Ⅲ . ①健康—评估—高等职业教育—教材

Ⅳ . ① R471

中国版本图书馆 CIP 数据核字（2018）第 112269 号

中国中医药出版社出版

北京经济技术开发区科创十三街 31 号院二区 8 号楼

邮政编码　100176

传真　010-64405721

万卷书坊印刷（天津）有限公司印刷

各地新华书店经销

开本 787×1092　1/16　印张 18.25　字数 376 千字

2018 年 8 月第 2 版　2023 年 2 月第 2 次印刷

书号　ISBN 978－7－5132－5011－5

定价　60.00 元

网址　www.cptcm.com

服 务 热 线　010-64405510

购 书 热 线　010-89535836

维 权 打 假　010-64405753

微信服务号　zgzyycbs

微商城网址　https：//kdt.im/LIdUGr

官 方 微 博　http：//e.weibo.com/cptcm

天猫旗舰店网址　https：//zgzyycbs.tmall.com

如有印装质量问题请与本社出版部联系（010-64405510）

李伏君（千金药业有限公司技术副总经理）

李灿东（福建中医药大学校长）

李建民（黑龙江中医药大学佳木斯学院教授）

李景儒（黑龙江省计划生育科学研究院院长）

杨佳琦（杭州市拱墅区米市巷街道社区卫生服务中心主任）

吾布力·吐尔地（新疆维吾尔医学专科学校药学系主任）

吴　彬（广西中医药大学护理学院院长）

宋利华（连云港中医药高等职业技术学院教授）

迟江波（烟台渤海制药集团有限公司总裁）

张美林（成都中医药大学附属针灸学校党委书记）

张登山（邢台医学高等专科学校教授）

张震云（山西药科职业学院党委副书记、院长）

陈　燕（湖南中医药大学附属中西医结合医院院长）

陈玉奇（沈阳市中医药学校校长）

陈令轩（国家中医药管理局人事教育司综合协调处副主任科员）

周忠民（渭南职业技术学院教授）

胡志方（江西中医药高等专科学校校长）

徐家正（海口市中医药学校校长）

凌　娅（江苏康缘药业股份有限公司副董事长）

郭争鸣（湖南中医药高等专科学校校长）

郭桂明（北京中医医院药学部主任）

唐家奇（广东湛江中医学校教授）

曹世奎（长春中医药大学招生与就业处处长）

龚晋文（山西卫生健康职业学院/山西省中医学校党委副书记）

董维春（北京卫生职业学院党委书记）

谭　工（重庆三峡医药高等专科学校副校长）

潘年松（遵义医药高等专科学校副校长）

赵　剑（芜湖绿叶制药有限公司总经理）

梁小明（江西博雅生物制药股份有限公司常务副总经理）

龙　岩（德生堂医药集团董事长）

中医药职业教育是我国现代职业教育体系的重要组成部分，肩负着培养新时代中医药行业多样化人才、传承中医药技术技能、促进中医药服务健康中国建设的重要职责。为贯彻落实《国务院关于加快发展现代职业教育的决定》（国发〔2014〕19号）、《中医药健康服务发展规划（2015—2020年）》（国办发〔2015〕32号）和《中医药发展战略规划纲要（2016—2030年）》（国发〔2016〕15号）（简称《纲要》）等文件精神，尤其是实现《纲要》中"到2030年，基本形成一支由百名国医大师、万名中医名师、百万中医师、千万职业技能人员组成的中医药人才队伍"的发展目标，提升中医药职业教育对全民健康和地方经济的贡献度，提高职业技术院校学生的实际操作能力，实现职业教育与产业需求、岗位胜任能力严密对接，突出新时代中医药职业教育的特色，国家中医药管理局教材建设工作委员会办公室（以下简称"教材办"）、中国中医药出版社在国家中医药管理局领导下，在全国中医药职业教育教学指导委员会指导下，总结"全国中医药行业高等职业教育'十二五'规划教材"建设的经验，组织完成了"全国中医药行业高等职业教育'十三五'规划教材"建设工作。

中国中医药出版社是全国中医药行业规划教材唯一出版基地，为国家中医中西医结合执业（助理）医师资格考试大纲和细则、实践技能指导用书、全国中医药专业技术资格考试大纲和细则唯一授权出版单位，与国家中医药管理局中医师资格认证中心建立了良好的战略伙伴关系。

本套教材规划过程中，教材办认真听取了全国中医药职业教育教学指导委员会相关专家的意见，结合职业教育教学一线教师的反馈意见，加强顶层设计和组织管理，是全国唯一的中医药行业高等职业教育规划教材，于2016年启动了教材建设工作。通过广泛调研、全国范围遴选主编，又先后经过主编会议、编写会议、定稿会议等环节的质量管理和控制，在千余位编者的共同努力下，历时1年多时间，完成了83种规划教材的编写工作。

本套教材由50余所开展中医药高等职业教育院校的专家及相关医院、医药企业等单位联合编写，中国中医药出版社出版，供高等职业教育院校中医学、针灸推拿、中医骨伤、中药学、康复治疗技术、护理6个专业使用。

本套教材具有以下特点：

1. 以教学指导意见为纲领，贴近新时代实际

注重体现新时代中医药高等职业教育的特点，以教育部新的教学指导意见为纲领，注重针对性、适用性以及实用性，贴近学生、贴近岗位、贴近社会，符合中医药高等职业教育教学实际。

2.突出质量意识、精品意识，满足中医药人才培养的需求

注重强化质量意识、精品意识，从教材内容结构设计、知识点、规范化、标准化、编写技巧、语言文字等方面加以改革，具备"精品教材"特质，满足中医药事业发展对于技术技能型、应用型中医药人才的需求。

3.以学生为中心，以促进就业为导向

坚持以学生为中心，强调以就业为导向、以能力为本位、以岗位需求为标准的原则，按照技术技能型、应用型中医药人才的培养目标进行编写，教材内容涵盖资格考试全部内容及所有考试要求的知识点，满足学生获得"双证书"及相关工作岗位需求，有利于促进学生就业。

4.注重数字化融合创新，力求呈现形式多样化

努力按照融合教材编写的思路和要求，创新教材呈现形式，版式设计突出结构模块化、新颖、活泼，图文并茂，并注重配套多种数字化素材，以期在全国中医药行业院校教育平台"医开讲－医教在线"数字化平台上获取多种数字化教学资源，符合职业院校学生认知规律及特点，以利于增强学生的学习兴趣。

本套教材的建设，得到国家中医药管理局领导的指导与大力支持，凝聚了全国中医药行业职业教育工作者的集体智慧，体现了全国中医药行业齐心协力、求真务实的工作作风，代表了全国中医药行业为"十三五"期间中医药事业发展和人才培养所做的共同努力，谨此向有关单位和个人致以衷心的感谢！希望本套教材的出版，能够对全国中医药行业职业教育教学的发展和中医药人才的培养产生积极的推动作用。需要说明的是，尽管所有组织者与编写者竭尽心智，精益求精，本套教材仍有一定的提升空间，敬请各教学单位、教学人员及广大学生多提宝贵意见和建议，以便今后修订和提高。

国家中医药管理局教材建设工作委员会办公室
全国中医药职业教育教学指导委员会
2018 年 1 月

《健康评估》
编委会

健康评估是护理和助产专业的必修课和桥梁课。本教材是全国中医药行业职业教育"十三五"规划教材之一。在教材编写中，我们本着以学生为中心、以巩固专业思想为导向的原则，突出职业技术教育技能培养目标，注重教材的实用性，与护士执业资格考试大纲保持一致，以适合中、高等职业院校护理、助产专业应用型人才培养的需求。希望通过本教材的引导，能加强学生对临床基础知识的理解，使其初步掌握临床思维方法，培养一定的发现问题、分析问题和解决问题的能力，初步具备一定的健康评估、健康教育咨询与管理的能力。

本教材的编写特点体现在以下四个方面。

1. 以模块为基本教学单位，每模块根据教学需求以"3+3"形式呈现。3个必备栏目：学习目标、文章主体内容、复习思考；3个选设栏目：案例导入、知识链接、考纲摘要。

2. 内容安排科学，本教材在编写过程中尽量避免交叉学科之间的内容重复，缩减合并了心理评估和社会评估的内容，删除了心电图评估中心肌梗死和心律失常等内容，简化了护理病历书写的内容；注意与其他临床学科教材的知识对应，以达到全套教材的整体优化。

3. 注重与护士执业资格考试的对接，每个模块后设有考纲摘要，复习思考题均为历年护士执业资格考试的真题，突出教材的实用性和针对性。

4. 注重理论联系实际，每一个护理实训都附有实训考核评分标准，使抽象问题具体化，为老师和学生提供评价工具。实训考核评分标准是本教材的一大创新。

本教材按72学时进行编写，共有10个模块，分别为绪论、健康评估的基本方法、常见症状评估、身体评估、心理－社会评估、心电图检查、实验室检查、影像学检查、护理病历书写和健康评估实训指导。其中，模块一由包春蕾编写；模块二由王景编写；模块三由沈伟、张学增编写；模块四由胡泊、欧应华、毕玉洮、丁洪琼编写；模块五由孙杰编写；模块六由叶文国、包春蕾编写；模块七由李小英、张彩坤编写；模块八由贾红力编写；模块九由包春蕾编写；模块十实训指导由相应项目编者编写。

本教材在编写过程中得到了中国中医药出版社和相关学校的大力支持与帮助，在此表示衷心感谢！同时向上一版编者表示衷心的感谢！本教材参考了许多有关专著、教材和资料，在此向相关作者表示感谢。

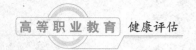
若书中存在不足之处，敬请广大师生和读者提出宝贵意见，以便再版时进一步完善。

《健康评估》编委会

2018 年 2 月

目录

扫一扫，看课件

模 块 一
绪 论

【学习目标】

1. 掌握健康评估的内容。

2. 熟悉健康评估的概念。

3. 了解健康评估的学习方法和基本要求。

案例导入

患者，女，26岁，因饱餐并大量饮酒后出现上腹部疼痛2小时入院。疼痛剧烈而持久，阵发性加剧，伴恶心呕吐，呕吐物为胃内容物。

思考：

患者入院后应该从哪些方面进行评估？该患者的症状有哪些？患者做哪些检查有助于诊断？

健康评估（health assessment）是研究诊断个体、家庭或社区现存的或潜在的健康问题或生命过程的反应的基本理论、基本技能和临床思维方法的学科，是形成护理理念、从护理的角度思考健康问题的起点课程，是医学基础课程与临床各科护理学课程的桥梁课，是顺应生物医学模式向生物－心理－社会医学模式转变、适应健康观念和现代护理模式转变而设置的一门课程。

随着人们对卫生保健服务要求的不断提高，实施以患者为中心、以护理程序为基础的整体护理已成为当今的护理理念。护理程序是护士在为病人提供护理照顾时所应用的工作程序，是一种科学的解决问题的方法，是由评估、诊断、计划、实施和评价所组成的循序渐进、不断循环的动态过程，其中健康评估是最重要、最关键的环节。它既是执行护理程序的基础，又贯穿于整个护理过程之中，因而全面、完整、正确的评估是确保高质量护理的先决条件。及时、准确的评估，可使护理程序正确运行，使被评估者获得恰当的处理，从而达到减轻痛苦、缩短病程、早期康复、提高生命质量的目的；而错误或延迟的评估，却可使健康问题由简单发展至复杂，由轻微发展至严重，甚至危及生命。美国护士协会（ANA）早在 1980 年确定的护理实践标准中就特别强调了评估的重要性："评估阶段为实施高质量的个体化护理提供坚实的基础，需要有标准、完整的评估来推进人类反应的诊断与治疗。"因而，护士作为"健康守护者"，就必须学好各科护理学的基础课程——健康评估，学会健康评估的基本知识、基本技能和基本方法。

一、健康评估的内容

健康评估的内容包括健康评估的基本方法、常见症状评估、身体评估、心理与社会评估、心电图检查、实验室检查、影像学检查以及护理病历书写等。

1. 健康评估的基本方法　健康评估是一个有计划、系统地收集有关评估对象的健康资料，并对资料的价值进行判断的过程。常见的方法有交谈、身体评估、实验室和辅助检查评估等，其中最常用和最基本的方法是交谈和身体评估，其最终结果是形成护理诊断。

2. 常见症状评估　症状（symptom）是指患者主观感受到的不适、痛苦或者某些客观病态改变，如咳嗽、咳痰、恶心等。症状作为被评估者健康状况的主观资料，是健康史的重要组成部分。研究症状的发生、发展和演变，以及由此而发生的被评估者身心两方面的反应，对护理诊断的形成、临床护理病情的观察起着主导作用。

3. 身体评估　身体评估是指评估者通过自己的感官或借助听诊器、血压计、体温表等辅助工具对被评估者进行全面而系统检查，找出机体正常或异常征象的评估方法。通过对病人进行身体评估所获得的客观征象称为体征（sign），如水肿、心脏杂音等，是形成护理诊断的重要依据。身体评估以解剖、生理和病理学等知识为基础，是一种技巧性很强的技能，需要经过反复的学习和训练。正确、娴熟的操作可获得明确的评估结果；反之，则难以达到评估的目的。

4. 心理与社会评估　心理与社会评估是对病人的各种心理现象做出客观量化的评价，以了解病人的心理健康水平。从自我概念、认知水平、情感和情绪、个性、压力与应对、角色与角色适应、文化以及家庭和环境等方面全面阐述如何对被评估者进行评估。心理、社会功能与人的生理健康是紧密相关的，通过这种评估为制定心理护理措施提供依据。由于社会与心理评估受主观因素影响较大，资料的收集、分析及结果的判断都比较困难，故其评估结果不能简单地以正常与否来划分。

5. 心电图检查　将心电活动用心电图机描记下来的曲线称为心电图。心电图检查是临床上应用最广泛的检查之一，对心律失常和心肌梗死的诊断具有确诊价值，还可协助心脏房室肥大、心肌缺血、药物作用和电解质紊乱的诊断，另外心电图和心电监护还广泛应用于手术麻醉、危重急症患者的抢救等。

6. 实验室检查 实验室检查是用物理、化学、生物学、分子生物学、微生物学、免疫学、细胞学及遗传学等学科的实验技术，对被评估者的血液、体液、分泌物、排泄物以及组织细胞等标本进行检测，以获得反映机体功能状态、病理变化及病因等方面的资料，对协助病因诊断、观察病情、制定护理措施及判断预后等具有重要作用。实验室检查与临床护理有着密切的关系，其检查结果是客观资料的重要组成部分。评估者必须熟悉常用实验室检查的目的、正常值及临床意义，学会正确采集和送检标本。

7. 影像学检查 影像学检查是借助于不同的成像手段显示人体内部结构影像，帮助了解机体结构、功能状态及其病理变化，并对其他评估结果进行验证和补充。包括放射学检查、超声检查、放射性核素检查三个部分。护士应重点熟悉各种检查前的准备、检查中的配合及注意事项，了解常见的正常、异常图像及临床意义。

8. 护理病历书写 病历是将问诊、身体评估、辅助检查所获得的资料经过医学的思维后形成的书面记录。它既是护理活动的重要文件，也是有关被评估者病情的法律文件。其格式和内容有严格而具体的要求。

二、健康评估的学习方法与要求

健康评估是一门实践性很强的学科，教学方式与基础课有显著不同，除课堂教学、多媒体教学、观看录像、实践操作练习等，更重要的是在医院和社区学习。学习方法要灵活多样，注意理论联系实际，勤学苦练，反复实践，巩固强化，不断提高。通过健康评估课程的学习，应达到如下要求：

1. 坚持以病人为中心的服务理念，培养爱岗敬业、热忱奉献的职业情感，具有严谨的学习态度和科学的思维能力。

2. 能应用沟通的技巧进行健康史的采集，并了解主诉和症状的临床意义。

3. 能独立规范地进行全面、系统的身体评估，掌握常见的异常体征及临床意义。

4. 掌握心电图描记的方法，能初步识别正常心电图及常见的异常心电图。

5. 掌握实验室检查标本采集的方法，熟悉检查结果的正常值及临床意义。

6. 熟悉常用影像学检查前准备和术中配合。

7. 对被评估者心理、社会、家庭状况做出整体评估。

8. 能书写完整的护理病历，能根据所收集的资料做出初步的护理诊断。

复习思考

1. 护理程序的第一步是（　　　）

　　A. 评估 　　　　　　　B. 诊断 　　　　　　　C. 计划

　　D. 实施 　　　　　　　E. 评价

2. 健康评估的内容不包括（　　　）

　　A. 症状评估 　　　　　B. 身体评估 　　　　　C. 实验室检查

　　D. 护理病历书写 　　　E. 临床诊断

3. 实验室检查不包括（　　　）

　　A. 血液检查 　　　　　B. 肾功能检查 　　　　C. 血糖检查

　　D. 胸片检查 　　　　　E. 肝功能检查

4. 下列临床表现中属于体征的是（　　　）

　　A. 头痛 　　　　　　　B. 咳嗽 　　　　　　　C. 淤点

　　D. 发热 　　　　　　　E. 呼吸困难

扫一扫，知答案

扫一扫，看课件

模块二
健康评估的基本方法

【学习目标】
1. 掌握收集健康资料的方法。
2. 熟悉健康史的内容，熟悉资料分析与护理诊断。
3. 了解健康资料的来源。

项目一　收集健康资料的方法

一、交谈

交谈是通过护士与患者或知情人之间的交流而进行评估的一种方法。交谈的目的是获得健康史等主观资料，并为进一步的身体状况评估提供线索，评价治疗和护理的效果，了解病人对医疗和护理的需求。交谈是收集主观资料的主要方法，成功的交谈是正确评估的基础，是护士必须掌握的基本功。

（一）交谈的方式

交谈的方式包括正式交谈和非正式交谈。

1. 正式交谈　指事先通知患者，有目的、有计划地交谈，如入院时收集健康资料。在正式交谈中，护士往往根据交谈的目的和内容拟出问题，逐一询问患者。一次完整而专业的正式交谈大致可分为准备阶段、开始阶段、展开阶段和结束阶段四部分。

（1）准备阶段　主要是做好心理、物质、环境上的准备。

1）明确交谈的目的及内容：交谈前了解患者的基本情况、主要表现及诊治经过，以明确交谈目的，拟定交谈提纲，以便有目的、有计划地进行交谈。

2）选择合适的交谈时间：一般在患者入院事项安排就绪后进行，不宜在其就餐或其他不便时交谈，同时应考虑患者的情绪状态，以免影响交谈结果。

3）安排良好的交谈环境：交谈环境应安静、舒适，具有私密性，光线充足，温度适宜。优良的交谈环境能避免受到干扰，使患者放松，较好地说出内心的感受。

（2）开始阶段　是护士与患者之间建立良好护患关系的开始，护士应礼貌地称呼患者，并做自我介绍，说明交谈的目的及大约需要的时间。营造轻松、融洽的交谈氛围，使患者愿意敞开心扉，说出自己的想法和感受。

（3）展开阶段　为交谈的主要环节，按照事先准备的交谈提纲，一般从主诉开始，有目的、有顺序地进行，提问应选择一般性易于回答的开放性问题，如"请问您哪儿不舒服""有多长时间了"，由浅入深、由易到难，逐步展开到现病史、既往史、用药史、成长发展史、家族史等。交谈中对含糊不清、有疑问的内容，护士要进行核实，常用的核实方法有澄清、复述、反问、质疑、解析等。

（4）结束阶段　在交谈获得必要的资料后，即可进入结束阶段。护士对本次交谈的内容及效果进行简要的评价小结，并向患者致谢。

2. 非正式交谈　指护士在护理工作中与患者之间的随意交谈，谈话内容不受限制，让患者自由表达。可了解患者的多种信息，从中选择有价值的资料记录。

（二）交谈的注意事项

1. 尊重和关爱患者　护士应和蔼、耐心，以真情实感去同情、体贴、关心病人；对病人应一视同仁，对外观异常或身体有异味者不可表现出轻视、嘲笑、怠慢的态度，以免伤害病人的自尊心；尊重病人的隐私权，对病人不愿回答的问题，不应追问。

2. 避免重复提问　提问时要注意系统性、目的性和侧重性，提出问题后，应认真倾听。重复或杂乱无章的提问，会降低患者对护士的信心和期望。

3. 避免不良的刺激　避免影响沟通进行的不良行为，如露出讨厌、惊讶的表情，这样会增加患者的思想负担，甚至加重病情。

4. 避免使用医学术语　交谈时，护士应使用患者能够理解的、熟悉的词汇与之交流，避免使用一些有特定意义的医学术语，如隐血便、黄疸、谵妄、里急后重等。必须要用时，应对医学术语加以解释。

5. 避免不正确的提问方式

（1）暗示性或诱导性问题　暗示性提问是一种为患者提供带有倾向性的特定答案的提问方式，如"您的胸痛是发生在活动后吗？"此时，患者可能会为了迎合评估者而随声附和。这样的暗示往往影响收集资料的准确性。正确的提问方式是："请问您的胸痛通常在什么情况下发生？"

（2）连续提问　连续提出一系列问题，造成患者对要回答的问题含糊不清。应逐一提问，让患者有思考的时间。

（3）责备性提问　如"你为什么吸那么多烟？"以免使患者难以回答，并可能产生防御心理。

（4）逼问　对敏感的问题或患者不愿意回答的问题不要强行逼问，要尊重患者的隐私。

6. **适当使用非语言沟通技巧**　交谈中，适当地应用非语言沟通技巧，可以更好地促进交谈双方的交流。

（1）良好的体态语言及眼神接触　在交谈中，应随时注意姿势、仪态及眼神接触。适时点头或微笑，表示听懂对方所说的话，鼓励交谈继续。护士的眼睛不要一直注视着患者，间歇的眼神接触可以显示对患者的尊重，表示交谈的双方是平等的。

（2）合适的交谈距离　一般以双方能看清楚对方表情，说话不费力又能听清楚，且不至于受对方体味干扰为宜。理想的交谈距离 50～120cm。

（3）触摸　适时的触摸具有鼓励和关爱的含义，有助于建立彼此信任的关系。如在对方悲伤的时候轻轻握着他的手，在对方沮丧的时候拍拍他的肩膀，都能给予对方鼓励，稳定对方情绪，获得对方的信任。

（4）沉默　适当的沉默对交谈双方都是有益的。一方面，为患者提供思考问题、组织想法、调整情绪的机会；另一方面，护士可借此观察患者的情绪状态，思考患者所反映的问题。

7. **注意文化差异**　不同文化背景的人在人际沟通的方式和对疾病的反应方面存在着明显的差异，护士应了解自己与患者文化间的差异，在交谈中充分体现对他人文化的理解和尊重。

8. **特殊患者的交谈技巧**

（1）焦虑与抑郁　焦虑与抑郁是患者常见的负性情绪。焦虑者常有许多非特异性主诉，且混淆不清，语速快，易激动。交谈时，护士对交谈目的应加以说明，所提问题应尽量简单而有条理，同时注意鼓励、宽慰患者，让其缓慢、平静地叙述病情。抑郁者多有孤独、情绪低落、行动迟缓无助、哭泣、自尊低下、自杀等表现，患者一般不会积极参与交谈，也不愿提供有关自己的信息。护士应给予理解、同情和安抚，了解患者平时情绪并加以疏导。

（2）愤怒　愤怒的患者情绪失控，易迁怒于人，容易出现过激行为。与此类患者交谈，护士应采取冷静、克制、理解、宽容的态度，允许患者以无害的方式发泄情绪，以利于交谈的顺利进行。提问应谨慎，以免触怒患者。

（3）病情危重者　危重患者只做简要询问和重点检查，立即实施抢救，待病情稳定后再详细问诊或从亲属处获得。

（4）儿童与老年人　不同年龄的患者因所处的生理、心理发展阶段不同，参与交谈的能力也不同。对于儿童，信息的主要提供者为其父母或监护人，护士可通过与其父母交谈或观察而获取信息；五六岁以上的儿童，已具备一定的交谈能力，可让其补充一些病情的细节，在与他们交谈时，应仔细观察并注意其表达及记忆的准确性。老年人因体力、听力、视力的减退，交谈时应减慢语速，提高音量，采取面对面交流的方式，使其能看清护士的表情和口型，问题应简单、易懂，提出问题后，应有足够的时间让患者思考、回忆，必要时适当重复。

二、护理体检

护理体检是检查者运用自己的感官或借助简单工具（体温计、血压计、听诊器、叩诊锤等）来了解被检查者身体状况的基本检查方法。护理体检一般在采集完病史之后进行，目的是进一步验证交谈中所获得的有临床意义的症状，发现患者所存在的体征，为确定护理诊断提供客观依据。

护理体检的注意事项如下：

1. 检查环境必须安静、舒适、具有私密性，光线充足，最好以自然光线照明。

2. 护士应着装整洁，态度和蔼，关心体贴患者，检查前向患者说明检查的原因、目的和要求，以便取得患者配合。

3. 检查前先洗手，以避免医源性交叉感染。

4. 如患者为卧位时，护士应站在患者右侧，一般以右手进行检查。

5. 检查应按一定的顺序进行，避免重复或遗漏。通常先进行生命体征和一般状态的检查，然后依次检查头、颈、胸、腹、脊柱、四肢和神经系统，必要时检查生殖器、肛门和直肠。

6. 检查中动作轻柔、准确、规范，内容完整而有重点；做到手脑并用，边检查边思考其解剖位置关系及病理生理意义。

7. 根据病情变化及时复查，以便及时发现新的症状和体征，不断补充和修正检查结果，调整和完善护理诊断和护理措施。

护理体检的基本方法包括：视诊、触诊、叩诊、听诊及嗅诊。

（一）视诊

视诊是检查者用视觉来观察被检查者全身或局部情况的检查方法。全身一般状态包括性别、年龄、生命体征、意识状态、营养状况、发育与体型、面容与表情、体位、步态等。局部表现包括被检查者的皮肤黏膜、头颈、胸部、腹部、脊柱与四肢等。

视诊方法简单，适用范围广，可提供重要的健康资料，有时仅通过视诊就可以明确一些疾病的诊断。但视诊必须具有丰富的医学知识和临床经验以及敏锐的观察力，才能发现有重要意义的临床征象，否则会出现视而不见的情况。

（二）触诊

触诊是检查者通过手触摸被检查者体表局部后的感觉或被检查者的反应发现其身体有无异常的方法。手的不同部位对触觉的敏感度不同，其中以指腹和掌指关节的掌面最为敏感，触诊时多用这两个部位。触诊适用范围广，以腹部触诊最常用。

由于触诊目的不同，施加的压力轻重不一，可分为浅部触诊法和深部触诊法。

1.浅部触诊法　将一手轻放于被检查部位，以掌指关节和腕关节的协同运动，轻柔地进行滑动触摸。适用于体表浅在病变的检查，触诊深度约1cm。

2.深部触诊法　用一手或双手重叠，由浅入深，逐步加压以达深部。触诊深度为4～5cm。适用于检查腹腔病变和腹部器官情况，根据检查目的和手法不同分为以下几种。

（1）深部滑行触诊法　检查者用右手并拢的二、三、四指指端逐渐触向腹腔脏器或包块，并在其上做上、下、左、右滑动触摸。常用于检查腹腔深部包块及胃肠道病变。

（2）双手触诊法　检查者左手置于被检查脏器或包块的背面，并将被检查部位推向右手方向，右手中间三指在相应部位进行触诊。常用于肝、脾及腹腔肿物的触诊。

（3）深压触诊法　用一两个手指逐渐用力深压被检查部位，以探测腹腔深在病变的部位或确定腹部压痛点，如阑尾压痛点、胆囊压痛点等。

（4）冲击触诊法　检查时用三四个并拢的手指，取70°～90°角，置于腹壁相应的部位，做数次急速而有力的冲击动作，在冲击时即会出现腹腔内脏器在指端浮沉的感觉，此法一般仅用于大量腹水肝、脾难以触及者（图2-1）。因急速冲击会使腹水患者感到不适，故切勿用力过猛，以免给患者造成不适。

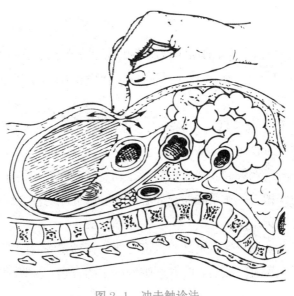

图2-1　冲击触诊法

（三）叩诊

叩诊是指用手指叩击体表某一部位，使之振动而产生音响，根据振动和音响的特点判断被检查部位的脏器有无异常的一种检查方法。叩诊可用于分辨被检查部位组织或器官的位置、大小、形状及密度，如确定肺下界、心界的大小、腹水的有无及量等。

1.叩诊方法　依据叩诊的目的和手法不同，分为直接叩诊法和间接叩诊法。

（1）直接叩诊法　用右手中间三指的掌面直接拍击被检查部位，借拍击的反响和指下的振动感来判断病变情况。常用于检查胸部、腹部面积较广泛的病变，如大量胸水或腹水等。

（2）间接叩诊法　检查者左手中指第二指节紧贴叩诊部位，其余手指稍抬起，勿与体表接触。右手自然弯曲，以中指指端垂直叩击左手中指第二指节前端。叩诊时以腕关节和掌指关节的活动为主，肘关节和肩关节不参与活动，叩击后右手立即抬起（图2-2）。叩击力量要均匀，叩击动作要灵活、短促、富有弹性。每一叩诊部位应连续叩击2～3下，如未能获得明确印象，可再连续叩击2～3下。

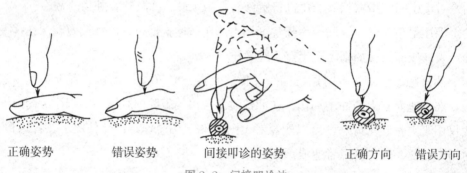

正确姿势　　　错误姿势　　　间接叩诊的姿势　　　正确方向　　错误方向

图2-2　间接叩诊法

2.叩诊音　由于被叩击部位的组织或脏器的密度、弹性、含气量及与体表的距离不同，叩击时产生的音响强弱（振幅）、音调高低（频率）及振动持续时间也不同。临床将其分为：

（1）清音　是一种音调较低、音响较强、振动时间较长的叩诊音，为正常肺部叩诊音，提示肺组织的弹性、含气量、密度正常。

（2）浊音　是一种音调较高、强度较弱、振动持续时间较短的叩诊音。正常情况下产生于叩击少量含气组织覆盖的实质脏器，如心脏和肝脏的相对浊音区；病理情况下见于肺部炎症所致肺组织含气量减少时。

（3）实音　是一种音调较浊音更高、强度更弱、振动持续时间更短的叩诊音。正常情况下见于叩击无肺组织覆盖区域的心脏和肝脏所产生的音响；病理情况下见于大量胸腔积液或肺实变等。

（4）鼓音　是一种音响较清音更强，振动持续时间也较长的叩诊音。在叩击含有大量气体的空腔器官时出现，正常情况下见于左前下胸部的胃泡区和腹部；病理情况下见于肺内空洞、气胸、气腹等。

（5）过清音　是一种介于鼓音与清音之间的叩诊音，音调较清音低，音响较清音强。临床上主要见于肺组织含气量增多、弹性减弱时，如肺气肿。

（四）听诊

听诊是检查者根据被检查者身体各部位发出的声音判断其正常与否的一种检查方法。听诊是护理体检的重要手段，在心、肺检查中尤为重要，常用以听取正常与异常呼吸音、心音、杂音及心律失常等。

1.听诊方法

（1）直接听诊法　用耳直接贴于被检查者的体表进行听诊的方法。听到的声音一般较弱，现已很少使用，仅用于某些特殊或紧急情况下。

（2）间接听诊法　是借助听诊器进行听诊的方法。为临床常用方法，此法简便，应用范围广，对器官运动的声音可起放大作用，常用于心脏、肺脏、腹部、血管等的听诊。

2.注意事项

（1）听诊环境应安静、温暖、避风。寒冷可引起肌束震颤，产生附加音，影响听诊效果。

（2）根据病情采取适当体位，充分暴露被检查部位，并使肌肉放松。

（3）正确使用听诊器。听诊器由耳件、体件和软管三部分组成。听诊前应注意耳件方向是否正确，管腔是否通畅。体件有钟型和膜型两种，钟型体件适用于听取低音调的声音，如二尖瓣狭窄时的舒张期隆隆样杂音；膜型体件适用于听取高音调的声音，如呼吸音、心音、肠鸣音等。使用时应紧贴被检查部位。

（4）听诊时注意力要集中，听诊肺部时要避免心音的干扰，听诊心脏时要避免呼吸音的干扰。

（五）嗅诊

嗅诊是用嗅觉来判断发自被检查者的异常气味与疾病关系的一种检查方法。这些异常气味多来自皮肤、黏膜、呼吸道、胃肠道、呕吐物、排泄物、分泌物、脓液和血液等。常见的异常气味及其临床意义如下。

1.汗液味　正常人的汗液无强烈刺激性气味。酸性汗味见于发热性疾病如风湿热或长期服用水杨酸、阿司匹林的患者；特殊狐臭味见于腋臭者。

2.痰液味　正常痰液无特殊气味。血腥味见于大量咯血患者；恶臭味见于支气管扩张或肺脓肿患者。

3.脓液味　脓液有恶臭味提示有气性坏疽。

4. 呕吐物　呕吐物呈酸臭味提示食物在胃内滞留时间长，见于幽门梗阻患者；呕吐物有粪臭味见于肠梗阻患者。

5. 粪便味　腐败性臭味见于消化不良或胰腺功能不足；腥臭味见于细菌性痢疾；肝腥味见于阿米巴痢疾。

6. 尿液味　尿液出现浓烈的氨味见于膀胱炎及尿潴留；鼠尿味见于苯丙酮尿症；大蒜味见于有机磷中毒。

7. 呼气味　刺激性蒜味见于有机磷中毒；烂苹果味见于糖尿病酮症酸中毒；氨味见于尿毒症；肝腥味见于肝性脑病。

项目二　健康史评估

一、健康史评估的方法和注意事项

健康史评估的基本方法是交谈。成功的交谈是确保健康资料完整性和准确性的关键。不仅在患者刚入院时进行交谈，而且在病人整个住院期间应随时进行交谈。方法和注意事项详见第一节。

二、健康史评估的内容

健康史主要包括一般资料、主诉、现病史、既往史、用药史、成长发展史、婚姻生育史和家族史。

（一）一般资料

包括患者的姓名、性别、年龄、职业、民族、籍贯、婚姻状况、文化程度、宗教信仰、工作单位、家庭地址及电话号码、入院日期、记录日期、入院方式、入院诊断、病史陈述者及可靠程度等。

（二）主诉

主诉是患者感受到最主要、最明显的症状或体征及其持续时间，也是本次就诊的最主要原因。主诉要求简明扼要，并注明主诉自发生到就诊的时间，如"发热、咳嗽2天"。一般不超过20字，或不超过3个主要症状。若主诉在1个以上，应按发生的先后顺序排列，如"低热、咳嗽2年，咳血3天"。记录主诉应尽可能使用患者自己的语言，而不是诊断用语，如"风湿性心脏病3年"应记述为"活动后气促3年"。

（三）现病史

现病史是健康史的主体部分，即围绕主诉详细描述疾病的发生、发展、演变和诊治的全过程，包括以下内容。

1. 起病情况与患病时间　包括起病的时间、起病时的环境及起病缓急。

2. 主要症状及其特点　主要症状出现的部位、性质、持续时间、发作频率、严重程度及有无使其加重或减轻的因素等。

3. 病情的发展与演变　患病过程中主要症状的变化或有无新症状出现。

4. 伴随症状　指与主要症状同时或随后出现的其他症状，应记录其发生的时间、特点和演变情况，与主要症状之间的关系等。

5. 诊断、治疗和护理经过　包括发病后曾于何时、何地做过何种检查和治疗，已接受治疗者，应询问治疗方法，使用过的药物名称、用法、剂量、疗效和副反应，已采取的护理措施及其效果等。

6. 一般情况　患病后精神、体力、食欲与食量、体重的变化，睡眠与大小便的情况等。

（四）既往史

既往史包括患者既往健康状况、曾患疾病（包括传染病）、手术外伤史、预防接种史及过敏史等，特别是与现病史有关的疾病。一般按疾病发生的先后顺序记录。主要内容有：①既往患过的疾病；②急、慢性传染病史、地方病史；③手术外伤史，包括手术或外伤的名称、日期及有无后遗症等；④预防接种史，包括预防接种类型及接种时间；⑤过敏史，包括食物、药物、环境因素中已知过敏物质等。

（五）用药史

用药史包括病人过去及现在使用药物的名称、用法、剂量及不良反应等。特别要询问是否有药物过敏史，对过敏者，应记录药物的名称、过敏时间、过敏反应等。

（六）成长发展史

成长发展史是反映患者健康状况的重要指标之一。

1. 生长发育史　根据患者所处的生长发育阶段，判断其生长发育是否正常。对于儿童主要询问家长，了解出生时的情况及生长发育情况。

2. 月经史　包括月经初潮的年龄、月经周期和经期天数、经血量和颜色、经期症状、有无痛经和白带、末次月经日期或绝经年龄。记录格式如下：

$$初潮年龄 \frac{行经期（天）}{月经周期（天）} 末次月经时间或绝经年龄$$

3. 个人史　包括出生地、居住地区（尤其是疫源地和地方病流行区）和居留时间、受教育程度、经济生活和业余爱好等社会经历；工种、工作环境、接触有害毒物的情况及劳动保护措施；生活起居、饮食规律与卫生习惯；有无烟酒嗜好，时间和摄入量，以及有无其他不良嗜好；有无不洁性生活史，是否患过性病等。

（七）婚姻生育史

1.婚姻史　包括婚姻状况（已婚或未婚）、结婚年龄、配偶健康状况、性生活情况、夫妻关系等。

2.生育史　包括妊娠与生育次数、人工或自然流产次数、有无死产、手术产、围生期感染及计划生育情况等。男性患者应询问是否患过影响生育的疾病。

（八）家族史

家族史包括双亲与兄弟、姐妹及子女的健康与疾病情况，特别应询问是否患有与病人相同的疾病，有无与遗传有关的疾病。对已死亡的直系亲属要询问死因与年龄。

项目三　资料分析与护理诊断

一、资料分析

资料分析是将收集到的资料进行整理核实和分析判断，以确保做出正确的护理诊断。

1.找出异常　护士利用所学的基础医学知识、护理学知识、人文科学知识，对资料进行解释、推理，判断其是否正常，以发现异常。

2.找出相关因素或危险因素　发现异常后，应进一步寻找引起异常的相关因素或危险因素，为形成护理诊断提供线索和可能性，对指导护士制定护理措施具有重要意义。

二、资料分类

根据健康资料的主、客观性可分为主观资料和客观资料。主观资料是指病人身心的主观感受或自身体验，具有主观性，主要通过主观获得；客观资料是指通过护士的感官或借助于医学检查工具、使用实验室或医疗器械检查，对病人进行身体状况评估时所获得的资料，具有客观性。主观资料和客观资料同等重要，主观资料可为收集客观资料提供线索，客观资料可进一步印证主观资料。

三、资料整理

健康资料内容庞杂，必须采用适当的方法进行归类整理，使相关的资料组合在一起，才能有效避免资料出现遗漏。常用的归类方法有3种。

1.按马斯洛的需要层次理论归类　可将健康资料分为5个方面：生理需要、安全需要、爱与归属的需要、尊重与被尊重的需要、自我实现的需要。这种归类方法虽然和护理诊断没有直接的对应关系，但有利于指导护士从病人的生理、心理、社会等各个方面去收集资料。

2. 按戈登的功能性健康型态归类　可将健康资料分为 11 个型态，即健康感知与健康管理型态、营养与代谢型态、排泄型态、活动与运动型态、睡眠与休息型态、认知与感知型态、自我感知与自我概念型态、角色和关系型态、性与生殖型态、应对与应激耐受型态、价值与信念型态。这种归类方法和护理诊断有直接的对应关系，因为每个功能性健康型态下都有相应的护理诊断，健康资料归类后，如发现有功能异常或处于功能异常的危险之中，可从其所属功能性健康型态下选择相应的护理诊断。

3. ANDA 分法 Ⅱ 的领域归类　可将健康资料分为 13 个领域，即健康促进、营养、排泄、活动与休息、感知与认知、自我感知、角色关系、性、应对与应激耐受性、生活准则、安全与防御、舒适、成长与发展。此类归类方法和护理诊断也有直接的对应关系，也可在相应域所提供的护理诊断中进行选择。

四、护理诊断

（一）护理诊断的定义

北美护理诊断协会（North American Nursing Diagnosis Association，NANDA）在 1996 年将护理诊断定义为：护理诊断是护士针对个人、家庭或社区对现存的或潜在的健康问题或生命过程的反应的一种临床判断。护理诊断为护士在其执业范围内选择护理措施提供依据，是护士为达到预期结果选择护理措施的基础，这些结果应由护士负责。

护理诊断的定义表明了护理的内涵和实质：①诊断和处理人类对现存的和潜在的健康问题的反应，这里所指的反应包括生理、心理和社会等方面的反应。②护理的对象不仅是患者，也包括健康人，护理的范围也从个体扩展到家庭和社区。③护理诊断不仅关注护理对象现有的健康问题，同时也关注未发生的潜在的健康问题，反映了护理的预见性。

（二）护理诊断的类型

NANDA 将护理诊断分为现存的护理诊断、有危险的护理诊断、可能的护理诊断、健康的护理诊断和综合的护理诊断 5 种类型。不同类型的护理诊断，其构成亦不同。

1. 现存的护理诊断（actual nursing diagnoses）　现存的护理诊断是护士对个体、家庭或社区目前已出现的健康问题或生命过程的反应所做的描述。现存的护理诊断由名称、定义、诊断依据和相关因素组成。

2. 有危险的护理诊断（risk nursing diagnoses）　有危险的护理诊断是护士对易感的个体、家庭或社区健康状况或生命过程可能出现的反应所做的临床判断，一般应有导致易感性增加的危险因素存在。有危险的护理诊断由名称、定义和危险因素组成。

3. 可能的护理诊断（possible nursing diagnoses）　可能的护理诊断是护士已掌握的个体、家庭或社区的资料支持这一护理诊断，但依据尚不充分，需要进一步收集资料以排除或确认现有可疑的或有危险的护理诊断。可能的护理诊断由可能的护理诊断名称和可疑因素两部分组成。

4. 健康的护理诊断（wellness nursing diagnoses）　健康的护理诊断是护士对个体、家庭或社区从特定的健康水平向更高的健康水平发展的护理诊断。健康的护理诊断仅包括名称一个部分而无相关因素。

5. 综合的护理诊断（comprehensive nursing diagnoses）　综合的护理诊断是指由特定的情境或事件引起的一组现存的或有危险因素的护理诊断，如"废用综合征"。

（三）护理诊断的陈述方式

护理诊断的陈述是对个体、家庭或社区健康状态或生命过程的反应及其相关因素/危险因素的描述，有3种陈述方式：三部分陈述、二部分陈述和一部分陈述。

1. 三部分陈述　即PES公式，其中P（problem）为问题，即护理诊断的名称；E（etiology）为原因，即相关因素；S（signs and symptoms）为症状和体征，即诊断依据，也包括实验室检查和其他辅助检查的结果。如"体液过多（P）：水肿（S），与右心功能不全有关（E）"。

2. 二部分陈述　即PE公式，只包含诊断名称和相关因素，常用于有危险的护理诊断。如"有误吸的危险：与呕吐物误吸入肺内有关"。

3. 一部分陈述　仅包含诊断名称（P），常用于健康的或综合的护理诊断。如"寻求健康行为""强暴创伤综合征"等。

（四）护理诊断的排序

护理诊断确立后，若同时存在多个护理诊断和合作性问题，还需将这些诊断或合作性问题按重要性和紧迫性排出主次顺序，以便护士根据问题的轻、重、缓、急执行护理措施。一般按首优问题、中优问题和次优问题进行排序，同时也应注意排序的可变性。

1. 首优问题　是指威胁患者生命的紧急情况，需要护士立即采取护理措施解决的问题。如心输出量减少、清理呼吸道异物等。

2. 中优问题　是指不直接威胁患者生命，但也能导致患者身体不健康或情绪变化的问题。如活动无耐力、躯体移动障碍、有受伤的危险等。

3. 次优问题　指人们在应对发展和生活中变化时所产生的问题。这些问题患者需要较少的帮助就能解决。如缺乏娱乐活动。

考纲摘要

1. 交谈的四阶段　准备阶段、开始阶段、展开阶段和结束阶段，每个阶段的任务及交谈的注意事项。

2. 护理体检基本方法　视诊、触诊、叩诊、听诊及嗅诊。触诊、叩诊的操作方法。叩诊音包括清音、浊音、实音、鼓音和过清音。

3.健康史的内容，主诉的概念。

4.护理诊断的定义和分类。

复习思考

1.有关问诊不正确的是（　　　）

　A.要使用通俗的语言

　B.要给病人一定的暗示

　C.要全面了解、重点突出

　D.小儿或昏迷病人可询问监护人或知情者

　E.危重病人扼要询问后先抢救

2.下列不符合主诉要求的是（　　　）

　A.上腹部疼痛反复发作3年，2小时前呕血约200mL

　B.尿急、尿频、尿痛2天

　C.活动后心慌气短2年，下肢水肿半月

　D.反复咳嗽、咳痰、喘息20年，加重2年

　E.反复发作右侧头痛3个月

3.不属于现病史内容的是（　　　）

　A.起病时的情况　　　　　　B.主要症状及伴随症状

　C.病情的发展与演变　　　　D.手术史

　E.诊治过程

4.下列做法不符合交谈原则的是（　　　）

　A.友好的称呼　　　　　　　B.坚决打断与交谈无关的谈话

　C.保持双目平视　　　　　　D.适当的沉默

　E.对前后矛盾的内容提出质疑

5.女，17岁，间断咯血2年，每月发作1次，同时伴有下腹坠痛，无心慌气短、发热盗汗，无胸痛、咳痰，需进一步询问（　　　）

　A.既往史　　　　　　B.月经史　　　　　　C.结核病史

　D.家族史　　　　　　E.吸烟史

6.护士在对患者进行护理体检时下列哪项不正确（　　　）

　A.举止端庄、态度和蔼　　B.操作轻柔细致　　C.环境安静、光线充足

　D.被检查部位应充分暴露　　E.护士一般应站在病人左侧

7. 浅部触诊法不适用下列哪一项（　　　）

 A. 关节   B. 软组织   C. 腹腔包块

 D. 浅部动脉、静脉 E. 心尖搏动

8. 腹部评估以下列哪种方法为主（　　　）

 A. 视诊   B. 触诊   C. 叩诊

 D. 听诊   E. 嗅诊

9. 正常肺部叩诊音是（　　　）

 A. 清音   B. 浊音   C. 实音

 D. 鼓音   E. 过清音

10. 关于听诊不正确的是（　　　）

 A. 常用于胸部检查

 B. 直接听诊法在临床上已被淘汰

 C. 间接听诊法在临床上广泛应用

 D. 听诊应在安静状态下进行

 E. 不宜听取肠鸣音

扫一扫，知答案

扫一扫，看课件

模 块 三
常见症状评估

【学习目标】

1. 掌握常见症状的临床特点与护理评估要点。
2. 熟悉常见症状的相关护理诊断。
3. 了解常见症状的病因与发生机制。

项目一 发 热

为适应正常生命活动的需要，正常人需保持相对恒定的体温。在体温调节中枢的调控下，机体的产热与散热过程经常保持动态平衡，使体温保持相对稳定。任何原因导致机体产热增加，而散热不能相应增加或散热减少，体温升高超过正常范围，称为发热（fever）。

一、正常体温与生理变异

正常腋下、口腔、直肠内温度分别为：36～37℃、36.3～37.2℃、36.5～37.7℃。不同个体的正常体温略有差异，儿童因基础代谢率较高，体温较成人稍高；老年人因基础代谢率偏低，体温较青壮年稍低。生理状态下，体温也有轻微的波动，如下午较早晨为高；剧烈运动、进食或劳动后稍高；妇女在月经前及妊娠期体温稍高于正常。但生理性的体温波动范围一般不超过1℃。

二、病因

引起发热的病因很多，临床上可分为感染性与非感染性两大类，以前者多见。

1. 感染性发热 见于各种病原体所引起的感染，不论是急性、亚急性或慢性，局部性或全身性，均可引起发热。

2. 非感染性发热

（1）无菌性坏死物质吸收　如大手术、大面积烧伤、心肌梗死、恶性肿瘤等。

（2）抗原－抗体反应　如过敏性疾病、风湿热、结缔组织疾病、药物热等。

（3）内分泌与代谢障碍　如甲状腺功能亢进症、严重脱水等。

（4）皮肤散热减少　如广泛性皮炎、鱼鳞病以及慢性心功能不全等，多为低热。

（5）体温调节中枢功能失调　①物理性因素，如中暑；②化学性因素，如安眠药中毒；③机械性因素，如脑出血、脑外伤等。直接影响体温调节中枢，使其功能失常而发热。

（6）自主神经功能紊乱　由于自主神经紊乱，影响体温调节的正常过程，多为低热，常伴自主神经功能紊乱的其他表现。

三、发生机制

1. 致热源性发热　致热源包括外源性和内源性两大类。

（1）外源性致热源（exogenous pyrogen）　外源性致热源种类甚多，主要是从外界侵入人体的病原微生物及其产物，也包括机体自身产生的炎性渗出物及无菌坏死组织等。外源性致热源多为大分子物质，不能通过血脑屏障，而是通过激活血液中的中性粒细胞、嗜酸性粒细胞和单核－巨噬细胞系统，使其产生并释放内源性致热源，引起发热。

（2）内源性致热源（endogenous pyrogen）　又称白细胞致热源，可穿透血脑屏障而直接作用于体温调节中枢，使体温调定点上升，通过增加代谢或骨骼肌阵挛（临床表现为寒战），增加产热；另一方面通过皮肤血管及毛孔收缩，减少散热，导致产热大于散热，体温升高引起发热。

2. 非致热源性发热　由于体温调节中枢直接受损，或存在引起产热增加或散热减少的疾病，使产热大于散热而引起发热。

四、临床表现

1. 发热过程　发热的临床过程一般分为三个阶段。

（1）体温上升期　产热增加，散热减少，使体温上升。表现为畏寒寒战、皮肤苍白、干燥无汗、疲乏无力、肌肉酸痛等。体温上升有两种形式：①骤升型：体温急剧升高，在数小时内达 39～40℃或以上，常伴有明显寒战，常见于肺炎链球菌肺炎、疟疾、败血症、流行性感冒及输液反应等；②缓升型：体温上升缓慢，于数天内达高峰，多不伴寒战，见于伤寒、结核病等。

（2）高热持续期　体温达到并维持于高峰，散热开始增加，但产热并未减少，产热与散热在较高水平上保持平衡。临床表现为呼吸加深加快、心率增快、皮肤潮红而灼热，多无出汗。此期可持续数小时（如疟疾）、数天（如肺炎、流感）或数周（如伤寒）。

（3）体温下降期：产热恢复正常，散热大于产热，体温开始下降，逐渐恢复至正常水平。此期主要表现为出汗、皮肤潮湿。体温下降有两种形式：①骤降型：体温于数小时内迅速下降至正常，常伴有大汗，见于肺炎链球菌肺炎、疟疾、急性肾盂肾炎及输液反应等；②缓降型：体温于数天内逐渐降至正常，如伤寒缓解期、风湿热等。

高热期可出现谵语、幻觉等意识改变，小儿易出现惊厥；由于胃肠道功能紊乱，可伴有食欲下降、恶心、呕吐；口腔亦可出现口唇疱疹、舌炎、牙龈炎等。长期发热导致机体营养物质消耗增加，可出现体重下降、消瘦。体温下降期由于经皮肤与呼吸道蒸发水分增多，可引起脱水，大量出汗者还可出现电解质紊乱。

2. 发热的分度

以口腔温度为标准，按发热的高低可分为：

（1）低热 37.3 ～ 38℃。

（2）中等度热 38.1 ～ 39℃。

（3）高热 39.1 ～ 41℃。

（4）超高热 41℃以上。

3. 常见热型 将不同时间测得的体温数值分别记录在体温单上，把各体温数值点连接起来，所形成的体温曲线称为热型（fever type）。许多发热性疾病都具有比较典型的热型，临床常见的热型有下列几种。

（1）稽留热 体温持续于 39 ～ 40℃及以上，达数天或数周，24 小时内波动范围不超过 1℃。常见于肺炎链球菌肺炎、斑疹伤寒、伤寒高热期等（图 3-1）。

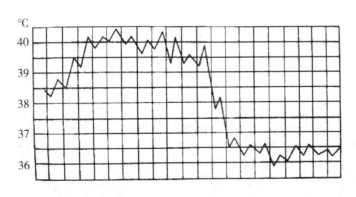

图 3-1 稽留热

（2）弛张热 体温在 39℃以上，波动幅度大，24 小时内波动范围超过 2℃，但都高于正常水平。常见于败血症、风湿热、重症肺结核、化脓性炎症等（图 3-2）。

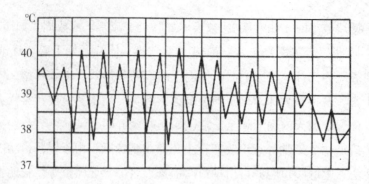

图 3-2　弛张热

（3）间歇热　体温骤升，达高峰后持续数小时，又迅速降至正常水平，无热期（间歇期）可持续 1 天至数天，如此反复发作。常见于疟疾、急性肾盂肾炎等（图 3-3）。

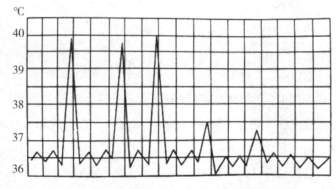

图 3-3　间歇热

（4）波状热　体温逐渐升高达 39℃或以上，数天后逐渐下降至正常水平，持续数天后又逐渐升高，如此反复多次。常见于布氏杆菌病（图 3-4）。

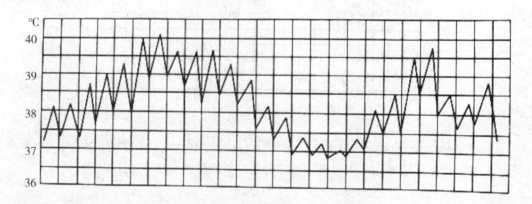

图 3-4　波状热

（5）回归热　体温骤然升至39℃以上，持续数天后又骤然下降至正常水平，高热期与无热期各持续若干天后即有规律地交替一次。常见于回归热、霍奇金病等（图3-5）。

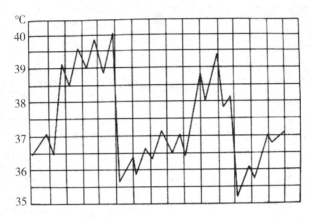

图3-5　回归热

（6）不规则热　发热的体温曲线无一定规律，可见于结核病、风湿热、支气管肺炎、渗出性胸膜炎等（图3-6）。

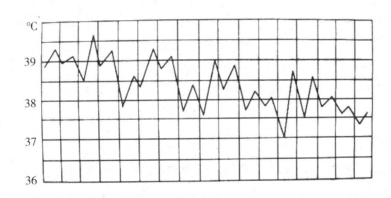

图3-6　不规则热

典型的热型有助于发热病因的诊断与鉴别诊断，但必须注意：①由于抗生素、解热药或糖皮质激素的应用，可使特征性热型变得不典型；②热型还与个体反应的强弱有关，老年人、营养不良或免疫低下等患者，严重感染时可仅有低热或无发热。

4. 伴随症状

（1）伴昏迷　多见于中枢神经系统感染。

（2）伴淋巴结肿大　见于局灶性化脓性感染、传染性单核细胞增多症、淋巴结结核、白血病等。

（3）伴咳嗽、咳痰、胸痛：见于支气管炎、肺炎、胸膜炎、肺结核等。

（4）伴腹痛、腹泻：见于急性胃肠炎、细菌性痢疾等。

（5）伴尿频、尿急、尿痛：见于尿路感染。

五、护理评估要点

1. **病史与起病情况** 有无发热性疾病相关病史及诱发因素；起病的时间、季节与缓急。

2. **临床特点** 病程长短、发热程度及热型；有无畏寒、寒战、大汗或盗汗。

3. **对人体功能性健康型态的影响** 有无食欲与体重的下降、脱水等营养与代谢型态的改变；有无意识障碍、惊厥等认知与感知型态的改变。

4. **诊断、治疗及护理经过** 包括起病后就诊情况，所用药物种类、剂量、疗程及疗效；有无采取物理降温措施，方法及其效果。

六、相关护理诊断

1. **体温过高** 与病原体感染有关；与体温调节中枢功能障碍有关。

2. **体液不足** 与体温下降期出汗过多和（或）液体摄入量不足有关。

3. **营养失调** 低于机体需要量，与长期发热所致机体物质消耗增加及营养物质摄入不足有关。

4. **口腔黏膜改变** 与发热所致口腔干燥有关。

5. **潜在并发症** 意识障碍；惊厥。

考纲摘要

1. 发热的过程分为体温上升期、高热持续期和体温下降期三个阶段。

2. 发热以口腔温度为标准，可分为：低热 37.3 ～ 38℃，中等度热 38.1 ～ 39℃，高热 39.1 ～ 41℃，超高热 41℃以上。

3. 常见的热型有稽留热、弛张热、间歇热、回归热、波状热和不规则热。

复习思考

1. 体温上升期临床表现为（   ）

A. 皮肤潮红而灼热　　　　B. 畏寒寒战、皮肤苍白无汗

C. 呼吸加快加强　　　　　D. 心率减慢、脉搏有力

　　E. 可有出汗、尿少色黄

2. 发热最常见的病因为（　　　）

　　A. 变态反应　　　　　　　　　　B. 感染性疾病

　　C. 内分泌代谢障碍　　　　　　　D. 无菌性坏死组织吸收

　　E. 体温调节中枢功能失调

3. 关于正常人体温的波动，下列哪项是正确的（　　　）

　　A. 正常人在 24 小时内体温略有波动，一般相差 1 ～ 2℃

　　B. 早晨体温略低，中午较高，下午又较低

　　C. 运动或进食后体温不受影响

　　D. 老年人体温较低

　　E. 妇女在月经或妊娠中体温略低

4. 中等度发热的口腔温度范围在（　　　）

　　A. 37.3 ～ 38℃　　　　　　B. 38 ～ 38.5℃　　　　　C. 38.1 ～ 39℃

　　D. 39.1 ～ 41℃　　　　　　E. 41℃以上

5. 患者，男，35 岁，已发热 10 天，每天体温最高 39.6 ～ 40.1℃，最低体温 37.6℃左右，其热型属于哪一种（　　　）

　　A. 波状热　　　　　　　　　B. 稽留热　　　　　　　　C. 弛张热

　　D. 间歇热　　　　　　　　　E. 回归热

项目二　疼　痛

案例导入

　　患者，男，24 岁。5 天前饮酒后出现剑突下阵发性疼痛，疼痛反复发作，多于饥饿时出现，进食后缓解。

　　思考：

　　1. 对于该患者，护士评估时还需收集哪些资料？

　　2. 该患者首先考虑什么疾病？

　　疼痛（pain）是常见的临床症状之一，也是病人就诊的主要原因。它是一种警戒信号，促使机体采取措施脱离伤害；但同时会产生不适感，剧烈时难以忍受，对患者身体、心理及行为都可产生明显影响。

一、发生机制

痛觉感受器为游离神经末梢，位于皮肤黏膜及多种组织内。当各种形式的刺激作用于机体达到一定强度时，均可导致不同程度组织损伤，受损部位释放出乙酰胆碱、组胺、5-羟色胺、前列腺素等致痛物质，痛觉感受器受到刺激后发出冲动，经脊髓丘脑侧束上传至大脑皮质中央后回第一感觉区的痛觉中枢，就产生了痛觉。

二、分类

1. 按起始部位及传导途径分类

（1）皮肤痛（dermatodynia）疼痛刺激来自体表，多因皮肤黏膜受损而引起。皮肤痛的特点为"双重痛觉"，即受到刺激后先立即出现短暂且定位明确的尖锐刺痛，1～2秒后随之出现相对持久且定位不明确的烧灼样痛。

（2）躯体痛（somatalgia）指来自肌肉、肌腱、筋膜和关节等深部组织的疼痛。由于神经分布的差异性，这些组织对疼痛刺激的敏感性不同，其中以骨膜最为明显。

（3）内脏痛（visceralgia）主要由内脏器官病变引起。发展缓慢而持久，可为钝痛、烧灼痛或绞痛等，定位常不明确。

（4）牵涉痛（referred pain）是指某些内脏疾病除引起患病器官的局部疼痛外，还可在体表或深部组织的某些特定部位也产生痛觉或痛觉过敏区。其机制为病变内脏与体表相应部位的传入神经在同一脊髓节段的后角发生联系，故来自内脏的感觉冲动可直接激发脊髓体表感觉神经元，引起相应体表区域的痛觉。如心绞痛时除表现为心前区、胸骨后疼痛外，还可向左肩及左臂内侧放射，甚或达无名指与小指，也可放射至左颈或面颊部。

（5）神经痛（neuralgia）为神经病变所致，多表现为剧烈烧灼痛，痛感可沿病变神经呈放射性分布。

（6）假性痛 指去除病变部位后仍感到相应部位疼痛，其发生可能与病变部位去除前的疼痛刺激在大脑皮质形成强兴奋灶的后遗影响有关。

2. 按病程分类

（1）急性疼痛 突然发生，较剧烈，有明确的起始时间，持续时间较短，经过有效治疗后可迅速缓解。

（2）慢性疼痛 持续3个月以上，具有迁延性、顽固性和反复发作等特点，程度多较急性者轻微，临床较难控制。

3. 按程度分类

（1）微痛 似痛非痛，常被患者忽略。

（2）轻痛 范围局限、程度轻，多不影响日常生活。

（3）甚痛　疼痛较重，多合并疼痛反应，如心率增快、血压升高、睡眠障碍等。

（4）剧痛　疼痛剧烈，难以忍受，身体、心理及行为反应强烈。

4.**按疼痛性质分类**　常见有刺痛、绞痛、胀痛、烧灼痛、牵拉样痛等。

5.**按疼痛部位分类**　包括头痛、胸痛、腹痛、腰背痛、关节痛等。

三、头痛

头痛（headache）是指额、顶、颞及枕部的疼痛。多数为功能性疼痛，但反复发作或持续的头痛，可能是某些器质性疾病的信号。

（一）病因

1.**颅脑疾病**　脑膜炎、脑脓肿、蛛网膜下腔出血、高血压脑病、脑肿瘤、偏头痛、丛集性头痛等。

2.**颅外疾病**　颅骨肿瘤、颈椎病、三叉神经痛等。

3.**全身性疾病**　如高热、高血压病、一氧化碳中毒、尿毒症、低血糖、贫血、中暑等。

4.**神经症**　神经衰弱及癔症性头痛等。

（二）临床表现

1.**部位**　偏头痛及丛集性头痛多在一侧；颅内病变的头痛常较深且弥散；高血压引起的头痛多在额部或整个头部；全身性或颅内感染性疾病的头痛，多为全头部痛；蛛网膜下腔出血或脑脊髓膜炎除头痛外还有颈痛；眼源性头痛为浅在性且局限于眼眶、前额或颞部。

2.**程度与性质**　三叉神经痛、偏头痛及脑膜刺激的疼痛最为剧烈；脑肿瘤疼痛多较轻；高血压性、血管性及发热性疾病的头痛，多为胀痛、搏动性痛；神经痛多呈电击样痛或刺痛；肌肉收缩性头痛多为重压感、紧箍感或钳夹样痛；神经症性头痛性质多不定。

3.**时间特点**　颅内占位性病变往往清晨加剧；鼻窦炎的头痛也常发生在清晨或上午；丛集性头痛常在夜间发生；眼源性头痛常发生在阅读后；女性偏头痛常与月经周期有关。

4.**影响因素**　咳嗽、摇头、转体、俯身可加剧颅内高压性头痛、血管性头痛、颅内感染性头痛及脑肿瘤性头痛；慢性颈肌痉挛引起的头痛，可因活动按摩颈肌而减轻；偏头痛在应用麦角胺后可缓解。

5.**个体对疼痛的反应**　疼痛时患者的反应与年龄、意志力、疼痛经历及社会文化背景等多方面因素有关。剧烈疼痛时可引起一系列反应，包括：①生理反应：心率及呼吸增快、血压升高、痛苦面容、冷汗、睡眠障碍、食欲下降、恶心、呕吐，甚至休克、晕厥等；②情绪反应：焦虑、恐惧、抑郁、愤怒等；③行为表现：呻吟、哭泣，以及日常生活、工作及社会交往受影响等。

四、胸痛

胸痛（chest pain）是临床上常见的症状，主要由胸部疾病所致，也可见于其他部位病变。

（一）病因

1. 胸壁疾病　肋软骨炎、肋骨骨折、肋间神经炎、带状疱疹等。

2. 心血管疾病　心绞痛、急性心肌梗死、急性心包炎、心脏神经症等。

3. 呼吸系统疾病　支气管肺癌、肺炎、胸膜炎、自发性气胸等。

4. 其他原因　食管炎、食管癌、纵隔肿瘤、膈下脓肿等。

（二）临床表现

1. 发病年龄　青壮年胸痛，多见于结核性胸膜炎、自发性气胸、心肌炎；40 岁以上者需考虑心绞痛、心肌梗死与支气管肺癌的可能，尤其以长期吸烟人群常见。

2. 部位　胸壁疾病所致的胸痛常固定于病变部位，局部有压痛；带状疱疹可见成簇的水疱沿一侧肋间神经分布伴明显胸痛，疱疹不超过体表正中线；心绞痛与急性心肌梗死的疼痛常位于胸骨后或心前区；食管和纵隔病变的疼痛也多位于胸骨后，常在进食或吞咽时加重；自发性气胸、急性胸膜炎和肺梗死的胸痛，多位于患侧的腋前线及腋中线附近；肝胆疾病及膈下脓肿引起的胸痛多位于右下胸。

3. 性质　带状疱疹呈灼热样或刀割样剧痛；肌痛常呈酸痛；骨痛呈刺痛；食管炎常呈烧灼痛；心绞痛与心肌梗死常呈压榨样痛，可伴有窒息感，后者疼痛更为剧烈并有恐惧、濒死感；干性胸膜炎常呈尖锐刺痛或撕裂痛；原发性肺癌、纵隔肿瘤可有胸部闷痛；肺梗死为突然剧烈刺痛或绞痛，常伴有咯血与呼吸困难。

4. 持续时间　平滑肌痉挛或血管狭窄缺血所致疼痛多为阵发性，而炎症、肿瘤、栓塞或梗死所致疼痛常呈持续性，如心绞痛发作时间较短，多为 1 ~ 5 分钟，而心肌梗死疼痛可持续数小时以上且难以缓解。

5. 影响因素　心绞痛常因劳累、体力活动或精神紧张而诱发，含服硝酸甘油可迅速缓解，而心肌梗死则服上述药物无效；心脏神经症的胸痛在体力活动后反而减轻；胸膜炎、自发性气胸的胸痛可因深呼吸与咳嗽而加剧；胸壁疾病所致的胸痛常于局部压迫或胸廓活动时加剧；食管疾病的疼痛常于吞咽食物时出现或加剧，服用抗酸剂或促胃肠动力药物后减轻。

6. 牵涉痛　心绞痛与心肌梗死的疼痛，可向左肩及左臂内侧放射，甚或达无名指与小指，也可放射至左颈或面颊部；夹层动脉瘤引起的疼痛，可放射至下腹、腰部与两侧腹股沟和下肢；肺尖部肺癌引起的疼痛，可向上肢内侧放射。

五、腹痛

腹痛（abdominal pain）在临床上很常见，多数由腹部脏器疾病引起，也可见于腹腔外疾病及全身性疾病。临床上一般按起病缓急及病程长短，分为急性和慢性腹痛，须做外科紧急处理的急性腹痛又称为"急腹症"。

（一）病因

1. 腹部疾病

（1）腹膜炎症　多由胃肠穿孔引起，少数为自发性腹膜炎。

（2）腹腔脏器炎症　如急性或慢性胃炎、肠炎、胆囊炎、胰腺炎、阑尾炎和盆腔炎等。

（3）空腔脏器梗阻或扩张　如肠梗阻、胆石症、胆道蛔虫病、泌尿道结石等。

（4）脏器扭转或破裂　如肠扭转、卵巢囊肿扭转、肠系膜或大网膜扭转、脾破裂、异位妊娠破裂等。

（5）脏器包膜牵张　如肝炎、肝淤血、肝脓肿、肝癌等。

（6）化学性刺激　如胃、十二指肠溃疡，因胃酸刺激而发生腹痛。

（7）肿瘤压迫与浸润　多见于腹腔恶性肿瘤压迫或浸润感觉神经而引起。

2. 胸部疾病　主要为胸部疾病所致的腹部牵涉痛，如心绞痛、急性心肌梗死、急性心包炎、肺梗死、胸膜炎等。

3. 其他疾病　如胃肠神经症、肠易激综合征、尿毒症、铅中毒、腹型紫癜等。

（二）临床表现

1. 部位　胃、十二指肠疾病，疼痛多在中上腹部；肝、胆疾病，疼痛多在右上腹部；小肠疾病，疼痛多在脐部或脐周；结肠及盆腔疾病，疼痛多在下腹部；弥漫性或部位不定的疼痛，见于急性弥漫性腹膜炎、机械性肠梗阻、急性出血坏死性肠炎、铅中毒等。

2. 性质　胃、十二指肠溃疡常呈慢性、周期性、节律性烧灼样腹痛；溃疡穿孔引起急性弥漫性腹膜炎时，疼痛突然加剧，呈剧烈刀割样痛；急性胰腺炎多为上腹部持续性钝痛或刀割样疼痛，呈阵发性加剧；胆石症或泌尿系统结石常为阵发性绞痛；阵发性剑突下钻顶样疼痛是胆道蛔虫症的典型表现；小肠和结肠病变的疼痛多为间歇性、痉挛性绞痛；隐痛或钝痛多为内脏性疼痛；胀痛可能为实质脏器包膜牵张所致。

3. 影响腹痛的因素　胆囊炎或胆石症病人常在进油腻食物后诱发；急性胰腺炎发作前则常有酗酒、暴饮暴食史；结肠病变的疼痛常在排便后减轻；反流性食管炎疼痛在躯体前屈时明显，直立位时减轻；胰体癌患者仰卧位时疼痛明显，前倾位或俯卧位时减轻。

4. 牵涉痛　胆绞痛常向右肩放射；胰腺炎或十二指肠后壁溃疡穿孔，常向上腹部及腰部放射；消化性溃疡慢性穿孔常有背部放射痛；肾绞痛常放射到会阴部、大腿内侧。

六、护理评估要点

1. **病史与起病情况**　有无与疼痛相关的既往病史、外伤史、手术史、用药史及吸烟史，有无刺激性饮食、酗酒、情绪刺激、剧烈运动等诱因。

2. **临床特点**　疼痛的缓急、部位、性质、程度、加重与缓解因素等。疼痛的部位，常提示病变所在，但应注意某些内脏疾病可出现牵涉痛，甚至以牵涉痛为主要表现；疼痛的性质与病因密切相关。

3. **诊断、治疗及护理经过**　是否做过 X 线、CT、消化道内镜等检查；所使用止痛药物的种类、剂量及疗效；是否采取过其他止痛措施及效果。

4. **对人体功能性健康型态的影响**　①有无焦虑、恐惧等压力与压力应对型态的改变；②有无影响睡眠与休息型态的改变。

七、相关护理问题

1. **急性／慢性疼痛**　与各种伤害刺激作用于机体引起不适有关。

2. **睡眠型态紊乱**　与疼痛有关。

3. **焦虑**　与疼痛迁延不愈有关。

4. **恐惧**　与剧烈疼痛有关。

5. **潜在并发症：休克**。

📝 考纲摘要

典型的牵涉痛具有一定诊断价值。如心绞痛及心肌梗死的疼痛，可向左肩及左臂内侧放射，甚或达无名指与小指，也可放射至左颈或面颊部；胆绞痛常向右肩放射；胰腺炎或十二指肠后壁溃疡穿孔，常向上腹部及腰部放射；消化性溃疡慢性穿孔常向背部放射；肾绞痛常放射到会阴部、大腿内侧。

复习思考

1. 皮肤痛的特点为（　　　）

　A. 搏动性痛　　　　　　　　B. 牵拉痛　　　　　　　C. 双重痛感

　D. 重压痛　　　　　　　　　E. 电击痛

2. 持续性广泛剧烈腹痛主要见于（　　　）

　A. 消化性溃疡　　　　　　　B. 胆道蛔虫梗阻

C.肝癌疼痛　　　　　　　　D.肠梗阻

E.急性弥漫性腹膜炎

3.下列哪种疾病常引起空腹疼痛（　　　　）

A.胰腺炎　　　　　　　B.胃溃疡　　　　　　C.胆囊炎

D.慢性胃炎　　　　　　E.十二指肠溃疡

4.心绞痛的疼痛部位大多在下列哪个部位（　　　　）

A.剑突下　　　　　　　B.心尖部　　　　　　C.心前区

D.心底部　　　　　　　E.不固定

5.心绞痛是因下列哪一原因导致胸痛（　　　　）

A.神经性　　　　　　　B.胸腔内占位性病变

C.血管栓塞　　　　　　D.炎症

E.外伤

6.有关疾病的牵涉痛，以下哪项是正确的（　　　　）

A.心包炎时可放射至左臂

B.急性胆囊炎时可放射至颈部

C.心绞痛时可放射至左臂内侧

D.十二指肠溃疡后壁穿孔可放射至下腹部

E.急性胰腺炎可放射至右肩

项目三　咳嗽与咳痰

咳嗽（cough）是一种机体的保护性反射动作，通过咳嗽反射能有效地清除呼吸道内的病理性分泌物和异物；但长期、频繁咳嗽可影响进食与休息，消耗体力，引起呼吸道出血，甚至加重心肺负担，诱发自发性气胸等疾病。痰液主要来源于气管、支气管的分泌物或肺泡内的渗出液，借助咳嗽反射将其排出称为咳痰（expectoration）。

一、病因

1. 呼吸道疾病　从鼻咽部至小支气管的呼吸道黏膜受到刺激时，即引起咳嗽；肺泡内分泌物在排入小支气管时也可引起咳嗽。各种炎症、刺激性气体、异物、出血、肿瘤等均可引起咳嗽，其中以呼吸道感染最为常见。

2. 胸膜疾病　各种胸膜炎、自发性气胸、胸腔穿刺等。

3. 心血管疾病　见于二尖瓣狭窄或其他原因所致左心衰，右心或体循环静脉栓子脱落引起肺栓塞时也可引起咳嗽。

31

4. **中枢神经因素**　大脑皮质发出冲动传至延髓咳嗽中枢，可随意引起咳嗽反射，在一定程度上亦可抑制咳嗽反射。脑炎、脑膜炎累及延髓咳嗽中枢时也可出现咳嗽。

5. **其他因素**　服用血管紧张素转化酶抑制剂可引起干咳，胃食管反流病多伴有咳嗽，习惯性咳嗽与心理性咳嗽在临床上亦较常见。

二、发生机制

咳嗽是由于延髓咳嗽中枢受到刺激所引起。刺激来自呼吸道黏膜的感受器，经迷走神经、舌咽神经和三叉神经的感觉纤维传入延髓咳嗽中枢，再沿喉下神经、膈神经及脊神经下传，分别引起咽肌、声门、膈肌及其他呼吸肌的运动，引起咳嗽动作。咳嗽动作的全过程，首先是快速而短促的吸气，随即声门关闭，呼吸肌、膈与腹肌快速收缩，使肺内压迅速升高，然后声门突然开放，肺内高压气流喷射而出，冲击声门裂隙而引起咳嗽动作并发出特别音响，呼吸道内分泌物或异物即可随之排出体外。

咳痰是一种病态现象。正常支气管黏膜腺体和杯状细胞只分泌少量黏液，使呼吸道黏膜保持湿润。当呼吸道发生炎症时，黏膜充血、水肿，毛细血管通透性增高，红细胞、白细胞、巨噬细胞、纤维蛋白等渗出物与黏液、吸入的尘埃等，一起混合成痰。在呼吸道感染和肺寄生虫病时，痰中可检出病原体。此外，在肺淤血和肺水肿时，因毛细血管通透性增高，肺泡和小支气管内有不同程度的浆液漏出，也会引起咳痰。

三、临床表现

1. **咳嗽的性质**　①干性咳嗽：指咳嗽无痰或痰量甚少，常见于急性或慢性咽喉炎、急性支气管炎初期、胸膜炎、支气管异物与支气管肿瘤等；②湿性咳嗽：指伴有较多痰液的咳嗽，常见于慢性支气管炎、支气管扩张症、肺炎、肺脓肿、空洞型肺结核等。

2. **咳嗽的时间与规律**　①突然发生的咳嗽，常见于吸入刺激性气体所致急性咽喉炎、呼吸道异物；②阵发性咳嗽，见于支气管哮喘（变异性哮喘）、支气管内膜结核、百日咳等；③长期慢性咳嗽，见于慢性支气管炎、支气管扩张、慢性肺脓肿、肺结核；④晨起时咳嗽、咳痰加剧，常见于慢性支气管炎、支气管扩张和肺脓肿等；⑤左心衰竭、肺结核患者夜间咳嗽明显，可能和夜间肺淤血加重及迷走神经兴奋性增高有关。

3. **咳嗽的音色**　对提示病因有一定意义。①咳嗽声音嘶哑，多见于声带炎症或各种因素压迫喉返神经；②犬吠样咳嗽，多见于会厌、喉头疾患或气管受压；③咳嗽声音低微或无声，可见于极度衰弱或声带麻痹的患者；④金属音调咳嗽，多见于纵隔肿瘤或支气管癌直接压迫气管所致。

4. **痰的性质和量**　痰的性质可分为黏液性、浆液性、脓性、黏液脓性和血性。黏液性痰多见于急性支气管炎、支气管哮喘、慢性支气管炎、肺结核等；浆液性痰常见于肺水肿；脓性痰多见于呼吸道化脓性细菌感染；血性痰见于各种原因导致呼吸道黏膜受损。急性上呼吸道炎症时痰量较少；支气管扩张、支气管胸膜瘘和肺脓肿等疾病痰量较多，且排痰与体位有关；日咳数百至上千毫升浆液泡沫痰，则需考虑肺泡癌可能。恶臭痰提示有厌氧菌感染；铁锈色痰提示肺炎球菌肺炎；绿色或黄绿色痰提示铜绿假单胞菌感染；白色黏稠痰牵拉成丝且难以咳出，提示真菌感染；粉红色泡沫痰见于急性左心衰竭所致肺水肿。

5. 伴随症状

（1）伴发热　常见于呼吸系统各种感染，如急性上呼吸道感染、肺炎、胸膜炎、肺结核等。

（2）伴胸痛　提示累及胸膜的疾病如肺炎、胸膜炎、支气管肺癌、自发性气胸等。

（3）伴呼吸困难　见于喉水肿、慢性阻塞性肺病、重症肺炎以及大量胸腔积液、气胸、肺水肿等。

（4）伴咯血　常见于肺结核、支气管扩张、肺脓肿、支气管肺癌及风湿性心脏病二尖瓣狭窄等。

（5）伴杵状指（趾）　主要见于支气管扩张、慢性肺脓肿、支气管肺癌等，也可见于部分先天性心脏病患者。

四、护理评估要点

1. 病史与起病情况　有无与咳嗽、咳痰相关的疾病史或诱发因素；还需注意起病是突发性还是渐进性。

2. 临床特点　①咳嗽的性质、出现和持续的时间、音色及其与体位的关系；②痰液的性质、颜色、气味、痰量等；③能否有效咳嗽与咳痰。

3. 对人体功能性健康型态的影响　①有无食欲减退、体重下降等营养与代谢型态的改变；②有无失眠等睡眠与休息型态的改变；③有无日常生活活动能力受限等活动与运动型态的改变；④对胸、腹部手术后剧烈、频繁咳嗽者要注意评估切口情况。

4. 诊断、治疗及护理经过　是否服用过止咳、祛痰药，药物的种类、剂量及疗效；有无采取促进排痰的护理措施及其效果。

五、相关护理诊断

1. 清理呼吸道无效　与痰液黏稠有关；与咳嗽无力有关。

2. 营养失调　低于机体需要量，与长期频繁咳嗽所致能量消耗增加、营养摄入不足有关。

3. 睡眠型态紊乱　与夜间频繁咳嗽有关。

4. 潜在并发症　自发性气胸。

考纲摘要

1. 痰的性质可分为黏液性、浆液性、脓性、黏液脓性和血性等。

2. 特征性痰液具有一定诊断价值。如恶臭痰提示有厌氧菌感染；铁锈色痰提示肺炎球菌肺炎；绿色或黄绿色痰提示铜绿假单胞菌感染；白色黏稠痰提示真菌感染；粉红色泡沫痰提示急性左心衰竭所致肺水肿。

复习思考

1. 下列病因中，咳嗽时多无痰的是（　　　　）

  A. 肺炎　　　　　　　　　　B. 胸膜炎

  C. 支气管扩张　　　　　　　D. 慢性支气管炎

  E. 肺结核

2. 咳嗽伴粉红色泡沫样痰，常见于（　　　　）

  A. 急性肺水肿　　　　　　　B. 大叶性肺炎

  C. 支气管癌伴少量出血　　　D. 肺结核晚期

  E. 支气管扩张

3. 引起金属音调咳嗽的疾病有下列哪种（　　　　）

  A. 喉癌　　　　　　　　　　B. 喉炎

  C. 声带炎　　　　　　　　　D. 喉结核

  E. 纵隔肿瘤压迫气管

4. 咳嗽声音嘶哑多见于（　　　　）

  A. 声带炎　　　　　　　　　B. 喉炎

  C. 喉癌　　　　　　　　　　D. 喉返神经麻痹

  E. 以上都正确

项目四　咯　血

咯血（hemoptysis）是指喉及喉部以下的呼吸道出血，经咳嗽动作从口腔排出。咯血前常有喉部痒感，血液随咳嗽而咯出。少量咯血可表现为痰中带血，大咯血时血液从口鼻涌出，若血块阻塞呼吸道引起病人窒息则立即危及生命。咯血应与鼻咽部、口腔出血相鉴别，须仔细检查鼻咽部及口腔，观察有无出血灶；其次，还需与呕血进行鉴别。

一、病因与发生机制

引起咯血的原因很多，但以呼吸系统和循环系统疾病为主。

1. **支气管疾病** 常见于支气管扩张、支气管肺癌、支气管内膜结核等。出血机制主要因炎症或肿瘤损害支气管黏膜，使毛细血管通透性增高或黏膜下血管破裂所致。

2. **肺部疾病** 常见于肺结核、肺炎链球菌肺炎、肺脓肿等。肺结核为我国最常见的咯血原因，其中多为浸润型、空洞型肺结核和干酪样肺炎。其出血机制为结核病变使毛细血管渗透性增高，血液渗出，表现痰中带血丝或小血块；如病变侵蚀小血管，使其破溃则引起中等量咯血；如空洞壁肺动脉分支形成的小动脉瘤破裂，则引起大量咯血，可危及生命。

3. **心血管疾病** 较常见的是风湿性心脏病二尖瓣狭窄所致的咯血。某些先天性心脏病如房间隔缺损、动脉导管未闭引起肺动脉高压时，也可发生咯血。发生机制多因肺淤血导致肺泡壁或支气管内膜毛细血管破裂所致。

4. **其他** 血液系统疾病，如血小板减少性紫癜、白血病、血友病等；某些急性传染病，如肺出血型钩端螺旋体病、流行性出血热等；风湿性疾病，如结节性多动脉炎、系统性红斑狼疮等；亦可见于支气管子宫内膜异位症。

二、临床表现

1. **年龄** 青壮年咯血常见于肺结核、支气管扩张症、二尖瓣狭窄等。40 岁以上有长期吸烟史（纸烟 20 支 / 日 ×20 年）者，需高度警惕支气管肺癌的可能性。

2. **咯血量** 一般认为每日咯血量在 100mL 以内属小量咯血；咯血量在 $100 \sim 500$mL 属中等量咯血；咯血量超过 500mL 属大量咯血。大量咯血常见于空洞型肺结核、支气管扩张和肺脓肿。大咯血时血块可堵塞气道引起窒息，表现为烦躁、神色紧张、挣扎坐起、胸闷气急、发绀，应立即抢救，解除呼吸道阻塞。

3. **咯血的颜色与性状** 鲜红色多见于肺结核、支气管扩张症、肺脓肿等，二尖瓣狭窄咯血多为暗红色；铁锈色血痰为典型肺炎球菌肺炎，砖红色胶冻样痰见于肺炎克雷白杆菌肺炎；粉红色泡沫痰为急性左心衰竭所致肺水肿的表现；肺梗死则为黏稠暗红色血痰。

4. **伴随症状**

（1）伴发热、胸痛、咳嗽、咳痰 可见于肺结核、肺炎、肺脓肿等。

（2）伴呛咳、杵状指 可见于支气管肺癌。

（3）伴皮肤黏膜出血 可见于血液病、钩端螺旋体病、流行性出血热等。

三、护理评估要点

1. **病史与起病情况** 有无与咯血相关的病史或诱发因素；起病的缓急。

2. **临床特点** ①确定是否咯血：咯血与呕血相鉴别，与鼻咽部、口腔出血相鉴别；②咯血的颜色、性状和持续时间；③咯血量的评估：咯血量的多少与疾病严重程度不完全一致。

3. **对人体功能性健康型态的影响** 有无焦虑、恐惧等压力与应对型态的改变。

4. **诊断、治疗及护理经过** 是否使用过止血药物，药物的种类、剂量及疗效；有无采取其他止血措施及其效果。

四、相关护理诊断

1. **有窒息的危险** 与大量咯血所致呼吸道血液潴留有关。

2. **有感染的危险** 与支气管内血液潴留有关。

3. **体液不足** 与大量咯血所致循环血量不足有关。

4. **焦虑** 与咯血不止有关；与对检查结果感到不安有关。

5. **恐惧** 与大量咯血有关。

6. **潜在并发症** 休克。

📄 考纲摘要

1. 青壮年咯血常见于肺结核、支气管扩张症、二尖瓣狭窄等，中老年则需考虑支气管肺癌。

2. 每日咯血量在100mL内属小量咯血，在100～500mL属中等量咯血，超过500mL属大量咯血。大量咯血常见于空洞型肺结核、支气管扩张和肺脓肿。

3. 铁锈色血痰多见于肺炎球菌肺炎，砖红色胶冻样痰见于肺炎克雷白杆菌肺炎，咯粉红色泡沫痰见于急性左心衰竭所致肺水肿，黏稠暗红色血痰见于肺梗死。

复习思考

1. 肺炎球菌肺炎咯血的特点（ 　　 ）

  A. 铁锈色血痰   B. 砖红色胶冻样血痰

  C. 浆液性粉红色泡沫样痰   D. 黏稠暗红色血痰

  E. 浆液泡沫样痰

2. 咳嗽伴粉红色泡沫样痰，常见于（　　　）

  A. 急性肺水肿   B. 大叶性肺炎   C. 支气管癌伴少量出血

  D. 肺结核晚期   E. 支气管扩张

3. 咯血患者不该出现下列哪种情况（　　　）

  A. 血色鲜红   B. 痰中带血   C. 咯血前有喉部痒感

  D. 咯血呈酸性   E. 有肺结核病史

4. 下列哪种疾病最不可能出现咯血伴脓痰（　　　）

  A. 二尖瓣狭窄   B. 肺脓肿   C. 支气管扩张

  D. 肺癌合并感染   E. 空洞型肺结核合并感染

5. 每天咯血量为多少时属于中等量咯血（　　　）

  A. >100mL   B. >500mL   C. 100～500mL

  D. 500～1000mL   E. >1000mL

项目五　呼吸困难

案例导入

患者，男，68岁。既往有高血压病史，因"肺炎"住院治疗，输液时突然出现呼吸困难，被迫坐起、面色青紫、大汗淋漓，并咳出粉红色泡沫样痰。

思考：

对于该患者，护士评估时应重点注意哪些？

呼吸困难（dyspnea）是指患者主观上感到空气不足，呼吸费力；客观上表现为张口抬肩、鼻翼扇动、用力呼吸，重者出现发绀、端坐呼吸，并有呼吸频率、节律与深度的改变。

知识链接

呼吸（respiration）是指机体与外界环境之间的气体交换过程，其目的为摄入氧气，排出二氧化碳。人体的呼吸过程由三个环节组成：①外呼吸或肺呼吸，包括肺通气和肺换气；②气体在血液中的运输，主要以红细胞中的血红蛋白为载体；③内呼吸或组织呼吸，即毛细血管血液与组织细胞之间的气体交换。其中任一环节出现障碍都可引起组织缺氧，刺激呼吸中枢，临床即可表现为呼吸困难。

一、病因

引起呼吸困难的原因主要是呼吸系统与循环系统疾病。

1. 呼吸系统疾病 ①呼吸道梗阻：如喉与气管的炎症、水肿、肿瘤或异物所致的上呼吸道狭窄或梗阻；支气管哮喘、慢性阻塞性肺气肿所致下呼吸道痉挛或狭窄；②肺部疾病：如肺炎、肺淤血、肺水肿、肺不张等；③胸壁、胸廓、胸膜疾病：如肋骨骨折、严重胸廓脊柱畸形、气胸、大量胸腔积液等；④神经肌肉疾病：如脊髓灰质炎病变累及颈髓、重症肌无力、呼吸肌麻痹等；⑤膈运动受限：如膈麻痹、大量腹水、腹腔巨大肿瘤等。

2. 循环系统疾病 各种原因所致的心力衰竭、心包积液、肺栓塞和原发性肺动脉高压等。

3. 中毒 如尿毒症、糖尿病酮症酸中毒、吗啡与巴比妥类药物中毒、有机磷杀虫剂中毒和一氧化碳中毒等。

4. 血液病 如重度贫血、高铁血红蛋白血症等。

5. 神经精神因素 如脑出血、脑肿瘤、脑外伤、脑炎、脑膜脑炎等所致呼吸中枢功能障碍，精神因素常见于癔病。

二、发生机制与临床表现

1. 肺源性呼吸困难 主要是呼吸系统疾病引起的肺通气、换气功能障碍，导致缺氧和（或）二氧化碳潴留引起。常分为三种类型。

（1）吸气性呼吸困难 特点为吸气显著困难，重者因呼吸肌极度用力，吸气时胸腔负压增加，使胸骨上窝、锁骨上窝、肋间隙明显凹陷，称为三凹征（three depressions sign），常伴有频繁干咳及高调的吸气性喉鸣。见于各种原因引起的喉、气管、主支气管的狭窄与梗阻。

（2）呼气性呼气困难 特点为呼气显著费力，呼气时间延长，常伴有广泛呼气期哮鸣音。主要是由于肺组织弹性减弱及小支气管痉挛、狭窄所致。常见于支气管哮喘、慢性阻塞性肺气肿、喘息型慢性支气管炎等。

（3）混合性呼吸困难 特点为吸气与呼气均感费力，呼吸浅而快，常伴有呼吸音减弱或消失，可有病理性呼吸音。主要是由于肺部呼吸面积减少导致换气功能障碍所致。常见于重症肺炎、弥漫性肺纤维化、大面积肺不张、大量胸腔积液和气胸等。

2. 心源性呼吸困难 主要由左心和（或）右心功能衰竭引起，以左心衰竭引起的呼吸困难更常见且严重。

左心衰竭导致肺淤血和肺泡弹性降低，随后肺淤血使气体弥散功能降低；肺泡弹性减弱，肺活量减少；肺泡张力增高，刺激牵张感受器，通过迷走神经反射性兴奋呼吸中枢；肺循环压力升高对呼吸中枢的反射性刺激。其临床表现主要有三种形式：①劳力性呼吸困难：在活动时出现或加重，休息时减轻或缓解；②端坐呼吸：平卧时加重，端坐位时减轻，故被迫采取端坐位或半卧位以减轻呼吸困难；③夜间阵发性呼吸困难：急性左心衰竭时，夜间入睡后突感到胸闷气急而被憋醒，被迫坐起喘气和咳嗽，轻者数十分钟后症状逐渐消失，重者表现为高度气喘、面色青紫、大汗，咳浆液性粉红色泡沫样痰，两肺底较多湿罗音及哮鸣声，心率增快，可出现奔马律；此种呼吸又称为心源性哮喘（cardiac asthma），需与支气管哮喘相鉴别，见表3-1。

表3-1 心源性哮喘与支气管哮喘的鉴别

	心源性哮喘	支气管哮喘
病史	心脏病史	过敏史
年龄	中老年多见	青少年多见
诱因	劳累、激动、感染等	接触过敏源
症状	夜间突然发作，咳粉红色泡沫痰，坐起后症状可减轻	反复发作呼气性呼吸困难，春秋季多发
体征	心脏病体征，双肺底湿罗音及两肺哮鸣音，可有奔马律	双肺满布哮鸣音
X线	心脏增大、肺淤血	可有肺气肿征象或肺纹理增多
治疗	强心、利尿、扩血管	肾上腺糖皮质激素、支气管扩张剂

右心衰竭严重时可引起呼吸困难，程度较轻，主要是由于体循环淤血、肝脏肿大和胸、腹水使呼吸运动受限，右心房与上腔静脉压增高及酸性代谢产物增多，兴奋呼吸中枢所致。

3. 中毒性呼吸困难　不同原因中毒，对呼吸的影响机制不同，患者的呼吸困难表现亦各有差异。代谢性酸中毒时血中酸性代谢产物增多，强烈刺激呼吸中枢，出现深大而规则的呼吸，可伴有鼾声，称为库斯莫尔（Kussmaul）呼吸，亦称酸中毒大呼吸。吗啡、巴比妥类药物中毒引起呼吸中枢抑制，致呼吸减慢、变浅，伴呼吸节律异常，如潮式（Cheyne-Stokes）呼吸或间停（Biots）呼吸。急性感染引起高热时，由于机体代谢增加、酸性代谢产物刺激呼吸中枢使呼吸加深加快。

4. 血源性呼吸困难　由于红细胞携氧量减少，血氧含量降低所致。表现为呼吸急促，心率增快。

5. 神经精神性呼吸困难　重症颅脑疾病时，呼吸中枢受增高的颅内压和供血减少的刺激，使呼吸慢而深，常伴有呼吸节律的异常，如呼吸遏止（吸气突然停止）、双吸气（抽泣样呼吸）等。癔病患者由于心理因素的影响可有发作性呼吸困难，表现为呼吸频数而表浅，常因过度换气导致呼吸性碱中毒，出现口周、肢体麻木和手足搐搦，可伴有叹息样呼吸。

6.伴随症状

（1）伴发热　常见于肺炎、肺脓肿、肺结核、胸膜炎、急性心包炎等。

（2）伴发作性哮鸣音　常见于支气管哮喘、心源性哮喘、气管异物、大面积肺栓塞等。

（3）伴一侧胸痛　常见于肺炎球菌肺炎、急性渗出性胸膜炎、肺栓塞、自发性气胸、急性心肌梗死等。

（4）伴意识障碍　常见于糖尿病酮症酸中毒、尿毒症、肺性脑病、休克性肺炎等。

各种病因导致的呼吸困难，均可由于能量消耗增加及缺氧，出现活动耐力下降，日常生活活动受到不同程度的影响，严重者生活无法自理，甚至无法正常与他人交谈。

三、护理评估要点

1.病史与起病情况　有无与呼吸困难相关的疾病史及诱发因素，发病的缓急。急性起病者需特别注意有无相关药物、毒物摄入及外伤史。

2.临床特点　呼吸困难的特点、严重程度及对日常生活活动的影响。可根据完成日常生活活动情况评定呼吸困难的程度：①轻度：可在平地行走，登高及上楼时气促，中度或重度体力活动后出现呼吸困难；②中度：平地慢步行走需中途休息，轻体力活动时出现呼吸困难，完成日常生活活动需他人帮助；③重度：洗脸、穿衣，甚至休息时也感到呼吸困难，日常生活活动完全依赖他人帮助。

3.对人体功能性健康型态的影响　①有无发绀、日常生活活动能力受限等活动与运动型态的改变；②有无语言障碍、意识障碍等认知与感知型态的改变；③有无焦虑、恐惧等压力与应对型态的改变。

4.诊断、治疗及护理经过　是否使用氧疗，氧疗方式、浓度、流量及其疗效等。

四、相关护理问题

1.低效性呼吸型态　与上呼吸道梗阻有关；与心肺功能不全有关。

2.活动无耐力　与呼吸困难所致能量消耗增加和缺氧有关。

3.自理能力缺陷　与严重呼吸困难有关。

4.语言沟通障碍　与严重喘息有关；与辅助呼吸有关。

5.焦虑　与呼吸困难反复发作有关。

✎ **考纲摘要**

1. 吸气性呼吸困难特征表现为三凹征，见于喉、气管、主支气管的狭窄与梗阻。

2. 呼气性呼吸困难以双肺广泛呼气期哮鸣音为特征，常见于支气管哮喘、慢性阻塞性肺气肿、喘息型慢性支气管炎等。

3. 混合性呼吸困难主要是由于肺部呼吸面积减少导致换气功能障碍所致。

4. 心源性呼吸困难可表现为劳力性呼吸困难、端坐呼吸、夜间阵发性呼吸困难及心源性哮喘，多由左心功能衰竭导致。

复习思考

1. 急性喉炎的主要临床表现是（　　　）

    A. 体温升高　　　　　　　　B. 心率加快　　　　　　　C. 烦躁不安

    D. 饮水呛咳　　　　　　　　E. 吸气时出现"三凹征"

2. 支气管哮喘发作时的主要临床表现是（　　　）

    A. 胸闷、咳嗽　　　　　　　B. 出汗、轻度发绀　　　　C. 端坐呼吸

    D. 双肩耸起　　　　　　　　E. 呼气延长伴哮鸣音

3. 下列哪种疾病可引起呼气性呼吸困难（　　　）

    A. 白喉　　　　　　　　　　B. 喉水肿　　　　　　　　C. 气管异物

    D. 急性喉炎　　　　　　　　E. 支气管哮喘

4. 呼气性呼吸困难时下列哪项是错误的（　　　）

    A. 呼气时间延长　　　　　　B. 气流呼出不畅　　　　　C. 常见于肺气肿

    D. 呼吸时出现三凹征　　　　E. 常伴有哮鸣音

5. 引起混合性呼吸困难的疾病是哪种（　　　）

    A. 气胸　　　　　　　　　　B. 喉痉挛　　　　　　　　C. 气管异物

    D. 支气管哮喘　　　　　　　E. 慢性阻塞性肺气肿

6. 严重代谢性酸中毒时，出现深而快的呼吸称为（　　　）

    A. Cheyne-Stokes 呼吸　　　　B. Kussmaul 呼　　　　　　C. Biots 呼吸

    D. 吸气性呼吸困难　　　　　E. 呼气性呼吸困难

7. 某病人感呼吸困难、胸闷、气短，听诊发现两肺满布湿罗音，考虑病人已发生（　　　）

    A. 急性肺水肿　　　　　　　B. 支气管扩张　　　　　　C. 支气管哮喘

    D. 肺不张　　　　　　　　　E. 胸腔积液

项目六 发 绀

📖 **案例导入**

　　患儿，女，7 岁。自出生后就体弱多病，体重及身高均明显低于同龄儿童，精神差，不喜运动，稍做活动即需坐下休息，严重时嘴唇及面颊呈青紫色。

　　思考：

　　1. 该患儿出现的发绀，最可能属于哪种类型，病因是什么？

　　2. 对该患儿，可以做出哪些护理诊断？

　　发绀（cyanosis）亦称紫绀，是指血液中脱氧血红蛋白增多，使皮肤与黏膜呈青紫色的表现。血液中含有异常血红蛋白衍化物也可导致发绀。发绀在皮肤较薄、色素较少和毛细血管丰富的部位较易观察到，如口唇、鼻尖、颊部、甲床等处。

一、发生机制

　　1. 血液中脱氧血红蛋白增多　当毛细血管血液中的脱氧血红蛋白量超过 50g/L，皮肤黏膜即可出现发绀，此时动脉血氧含量下降，机体处于缺氧状态。但是，若病人血红蛋白总量出现明显改变，如在真性红细胞增多症时，虽不缺氧，亦会有发绀出现；相反，在重度贫血（血红蛋白 <60g/L）患者，即使血氧含量明显降低，亦难发现发绀。可见临床所见发绀，并不能完全反映缺氧状态。

　　2. 血液中含有异常血红蛋白衍生物　当血液中高铁血红蛋白含量达 30g/L 或硫化血红蛋白含量达 5g/L 时，即可出现发绀。

二、病因与临床表现

　　1. 血液中脱氧血红蛋白增多

　　（1）中心性发绀　心、肺疾病导致全身动脉血氧饱和度降低所致。一般可分为：①肺性发绀：其机制是由于心、肺疾病引起肺通气或换气功能障碍，肺氧合作用不足，致循环血液中脱氧血红蛋白含量增多而出现发绀，常见于左心功能衰竭与各种严重呼吸系统疾病；②心性混合性发绀：由于心及大血管之间存在异常通道，使部分静脉血未通过肺氧合作用而混入体循环动脉血中，致血液中脱氧血红蛋白含量增多而引起发绀，见于发绀型先天性心脏病，如法洛四联症。中心性发绀的特点为全身性，受累部位皮肤温暖，通过氧疗可得到缓解。

（2）周围性发绀 是由于周围循环血流障碍所致。可分为：①淤血性周围性发绀：如右心衰竭、缩窄性心包炎、局部静脉病变等，其机制为体循环静脉淤血、血流缓慢，氧在组织中消耗过多所致；②缺血性周围性发绀：常见于严重休克及局部动脉病变，如血栓闭塞性脉管炎、雷诺（Raynaud）病、寒冷等，由于周围循环动脉供血不足，组织缺氧，致皮肤黏膜呈青紫色。周围性发绀的特点为局部性，常见于肢体末梢与下垂部位，如肢端、耳垂与鼻尖等，皮温降低，给予加温或按摩，发绀可消退。

（3）混合性发绀 是指中心性发绀与周围性发绀并存，多见于全心衰竭。

2. 血液中含有异常血红蛋白衍生物

（1）高铁血红蛋白血症 多见于亚硝酸盐、苯胺、磺胺类等中毒，如食用含有大量亚硝酸盐的变质蔬菜或腌菜。当血中高铁血红蛋白含量达 30g/L 时，即可出现发绀。发绀特点为急骤出现，经过氧疗青紫不减，静脉注射亚甲蓝溶液或大剂量维生素 C 可使青紫消退，分光镜检查可证明血中高铁血红蛋白的存在。

（2）硫化血红蛋白血症 有引起高铁血红蛋白血症的药物或化学物质存在，同时有便秘或服用含硫药物在肠内形成大量硫化氢，而生成硫化血红蛋白，当血中含量达 5g/L 时，即可出现发绀。其特点为持续时间长，可达数月以上，患者血液呈蓝褐色，分光镜检查可确定硫化血红蛋白的存在。

3. 伴随症状

（1）伴呼吸困难 常见于心、肺功能不全及急性呼吸道梗阻、气胸等。

（2）伴杵状指（趾） 提示病程较长，主要见于发绀型先天性心脏病及某些慢性阻塞性肺部疾病。

（3）伴意识障碍 常见于某些药物或化学物质急性中毒、休克、急性心功能不全等。

三、护理评估要点

1. 病史与起病情况 有无与发绀相关的疾病史或相关药物、化学物品、变质蔬菜摄入史。

2. 临床特点 发绀的部位、皮肤温度及严重程度。

3. 对人体功能性健康型态的影响 ①有无呼吸困难、日常生活活动能力受限等活动与运动型态的改变；②有无焦虑、恐惧等压力与应对型态的改变。

4. 诊断、治疗及护理经过 是否使用氧疗及其效果。

四、相关护理问题

1. 活动无耐力 与心肺功能不全所致机体缺氧有关。

2. 气体交换受损 与心肺功能不全所致肺淤血有关。

3. **低效性呼吸型态** 与肺泡通气、换气、弥散功能障碍有关。

4. **焦虑/恐惧** 与缺氧所致呼吸费力有关。

考纲摘要

1. 中心性发绀多见于心、肺疾病，特点为全身性，皮肤温暖，可通过氧疗缓解。

2. 周围性发绀是由于周围循环血流障碍所致，常见于肢体末梢与下垂部位，皮温降低，给予加温或按摩，发绀可消退。

3. 混合性发绀多见于全心衰竭。

复习思考

1. 发绀的发生，是由于（　　　）

    A. 血液中还原血红蛋白的量增多   B. 血液中还原血红蛋白的量减少

    C. 红细胞破坏增多   D. 红细胞生成减少

    E. 毛细血管破裂

2. 下列哪种疾病出现的发绀不属于周围性发绀（　　　）

    A. 心包炎   B. 右心衰竭

    C. 严重休克   D. 血栓闭塞性脉管炎

    E. 弥漫性肺间质纤维化

3. 周围性发绀的形成是由于（　　　）

    A. 动脉血氧饱和度不足   B. 周围循环血流障碍

    C. 体循环静脉血与动脉血混合   D. 肺氧合作用不足

    E. 上述原因都不是

4. 周围性发绀，不具备下列条件（　　　）

    A. 常出现在肢端   B. 身体皮肤温度降低

    C. 可见于动脉缺血时   D. 由动脉血氧饱和度降低引起

    E. 通过局部按摩加温可以缓解

5. 有关中心性发绀，以下哪项是错误的（　　　）

    A. 动脉血氧饱和度降低   B. 全身性分布

    C. 皮肤暖和   D. 可见于右心衰竭

    E. 分为肺性发绀和心性混血性发绀

项目七　水　肿

📚 **案例导入**

患者，男，11 岁，发现晨起眼睑、颜面部水肿 3 天入院。患者于 1 周前出现感冒，有发热、咽痛，3 天来眼睑、颜面部水肿，尿色呈洗肉水样，遂来医院就诊。

思考：

1. 该患儿水肿的特点是什么？

2. 该患儿可能是什么原因的水肿？

人体组织间隙中有过多的液体积聚而使组织出现肿胀称为水肿（edema）。过多的液体积聚在体腔内称为积液，如胸腔积液（胸水）、腹腔积液（腹水）、心包积液。水肿按部位分为全身性水肿和局部性水肿；按性质分为凹陷性水肿和非凹陷性水肿。液体积聚在局部组织间隙时呈局部水肿。

一、病因与发生机制

（一）病因

1. 全身性水肿　心源性水肿常见于右心衰竭。肾源性水肿见于肾小球肾炎、肾病综合征等。肝源性水肿常见于肝硬化。营养不良性水肿见于慢性消耗性疾病、营养不良等。其他如特发性水肿、黏液性水肿、药物性水肿等。

2. 局部性水肿　静脉阻塞性水肿见于上腔静脉阻塞综合征、静脉血栓形成等。炎症性水肿见于疖、痈、蜂窝织炎等。淋巴性水肿见于淋巴管炎、丝虫病等。血管神经性水肿见于变态反应性疾病等。

（二）发生机制

正常人体组织间液量保持相对稳定是通过机体内外和血管内外液体交换的平衡来维持的。其中毛细血管内静水压、血浆胶渗压、组织压和组织液的胶体渗透压是维持液体交换平衡的主要因素。当平衡发生障碍时，将导致组织液生成过多或再吸收减少，形成水肿。

二、临床表现

（一）全身性水肿

1. 心源性水肿　首先出现在身体的下垂部位，多位于下肢，经常卧床者以腰骶部为明显。水肿为对称性、凹陷性。常伴有颈静脉怒张、肝肿大、静脉压升高等，严重者出现胸水、腹水及心包积液。

2. **肾源性水肿** 水肿特点是首先出现于结缔组织最疏松处，如晨起眼睑与颜面水肿，逐渐发展为全身水肿。常有尿改变、高血压、肾功能损害的表现。肾源性水肿与心源性水肿的鉴别见表3-2。

表3-2 肾源性水肿与心源性水肿的鉴别

鉴别点	心源性水肿	肾源性水肿
病因	见于右心衰竭	见于各种肾炎、肾病综合征
首发部位	身体低垂部位	眼睑、颜面
发生速度	比较缓慢	发展常迅速
水肿性质	凹陷性，移动性较小	凹陷性，软而移动性较大
伴随病征	伴心功能不全病征如心脏增大、肝颈静脉回流征阳性等	伴肾脏疾病病征如高血压、蛋白尿、管型尿等

3. **肝源性水肿** 肝硬化失代偿期主要表现为腹水，也可出现下肢或全身水肿。特点是发展缓慢，起于脚踝，逐渐向上发展，以腹水为主，头面及上肢常无水肿。

4. **营养不良性水肿** 水肿发生前有消瘦、体重减轻的表现，以后出现水肿，水肿多从脚踝开始蔓延至全身。

5. **其他原因的全身性水肿** 如黏液性水肿，特点是非凹陷性水肿，以颜面及下肢胫前明显。主要见于甲状腺功能减退症。

（二）局部性水肿

1. **静脉阻塞性水肿** 如上腔静脉受阻时，水肿出现在头颈部、两上肢及上胸部，常伴有颈静脉怒张；下腔静脉受阻时，水肿以下肢和会阴部明显，伴有腹壁及下肢静脉曲张或腹水，可有肝脏、脾脏肿大。

2. **炎症性水肿** 如疖、痈、蜂窝织炎，患处常有红、肿、热、痛及功能障碍等表现。

3. **淋巴性水肿** 如丝虫病，可表现为象皮肿，皮肤粗糙、增厚等。

4. **血管神经性水肿** 特点是突然发生、无痛、硬而有弹性，多见于面部、舌、唇部，声门水肿可危及生命。

（三）伴随症状

（1）水肿伴有肝肿大、颈静脉怒张 见于右心功能不全。

（2）水肿伴肝肿大、腹水 多见于肝硬化。

（3）水肿伴有重度蛋白尿 多见于肾病综合征。

（4）水肿伴有呼吸困难、发绀 常见于心脏病、上腔静脉阻塞综合征。

三、护理评估要点

1.**相关病史** 询问心脏、肝脏、肾脏等病史，营养与进食情况，女性患者的月经史，水肿减轻与加重的因素，水肿与体位、活动、尿量的关系等。

2.**水肿发生的部位与特点** 观察水肿是发生在全身还是在局部。如果是对称性全身性，根据水肿特点的不同，区分心源性、肝源性、肾源性或营养不良性水肿。如果是局部水肿，根据具体情况查找出原因。

3.**水肿的程度** 水肿可分为轻、中、重三度。轻度水肿仅见于眼睑、眶下软组织、胫骨前、踝部皮下组织，指压后可出现组织轻度下陷，恢复较快；中度水肿时，全身组织明显水肿，指压后可出现明显的较深的组织下陷，恢复较慢；重度水肿全身组织肿胀，身体较低部位皮肤紧张发亮，可伴有液体渗出。

4.**对功能性健康型态的影响** 注意有无尿量减少等排泄型态的改变，此时应详细记录24小时液体出入量；有无活动障碍和营养与代谢失调。

5.**诊断、治疗及护理经过** 了解患者自发病以来诊疗经过。是否做过相关的检查及结果如何，是否经过治疗及相关护理，效果如何。

四、相关护理诊断

1.**体液过多** 与右心衰竭有关；与肾脏疾病所致水、钠潴留有关。

2.**有皮肤完整性受损的危险** 与水肿所致组织、细胞营养不良有关。

3.**活动无耐力** 与胸水、腹水所致呼吸困难有关。

4.**潜在并发症** 急性肺水肿。

考纲摘要

1.心源性水肿起始于身体低垂部位，傍晚重，伴有心功能不全的表现。

2.肾源性水肿起始于眼睑颜面部，晨起重，多伴有血尿、蛋白尿、管型尿、高血压。

3.肝源性水肿腹水突出。

复习思考

1.肾源性水肿的特点是（　　　）

　A.先消瘦，后水肿　　　　　　　B.颈静脉怒张　　　　　　　　C.肝脏肿大

　D.伴有蛋白尿　　　　　　　　　E.首先出现于身体的下垂部位

2. 心源性水肿最常见的病因是（　　　　）

　　A. 左心衰竭　　　　　　　　B. 右心衰竭　　　　　　C. 渗出性心包炎

　　D. 心律失常　　　　　　　　E. 心绞痛

3. 肾源性水肿者，其水肿常先出现于（　　　　）

　　A. 下肢　　　　　　　　　　B. 全身　　　　　　　　C. 眼睑

　　D. 胸腔　　　　　　　　　　E. 腹腔

4. 心源性水肿者，其水肿常先出现于（　　　　）

　　A. 腹腔　　　　　　　　　　B. 眼睑　　　　　　　　C. 全身

　　D. 胸腔　　　　　　　　　　E. 人体的最低部位

5. 水肿的产生机理不包括（　　　　）

　　A. 钠、水潴留　　　　　　　B. 毛细血管滤过压升高

　　C. 毛细血管通透性增高　　　D. 血浆胶体渗透压增高

　　E. 淋巴液或静脉回流受阻

6. 下列哪项可引起局部水肿（　　　　）

　　A. 右心衰竭　　　　　　　　B. 丝虫病　　　　　　　C. 营养不良

　　D. 肾病综合征　　　　　　　E. 肝硬化

项目八　恶心与呕吐

案例导入

　　患者，男，28岁。于两天前突然全腹痛，以右下腹明显，多次呕吐，开始呕吐物为黄绿色，后呕吐物呈粪臭味，伴恶心。两天来未进食，肛门停止排便排气。曾做过阑尾切除术。查体：神志清楚，体温38.5℃，脉搏125次/分，血压110/70mmHg。心肺正常，腹膨隆，全腹柔软，未触及肿块，肠鸣音高亢，有气过水音。腹部X线检查示多个液气平面。诊断为肠梗阻。

　　思考：

　　1. 该患者呕吐的特点是什么？

　　2. 该患者首要的护理诊断是什么？

　　恶心（nausea）是一种紧迫欲吐的胃内不适感，常为呕吐的先兆。呕吐（vomiting）是胃内容物或部分小肠内容物经食管、口腔排出体外的现象。

一、病因与发生机制

（一）病因

1. 反射性呕吐　胃肠疾病如急慢性胃肠炎、消化性溃疡等；肝、胆、胰疾病如胆囊炎、肝硬化等；腹膜及肠系膜疾病如急性腹膜炎等。

2. 中枢性呕吐　中枢神经系统疾病，如脑膜炎、脑出血、脑肿瘤等使颅内压增高所致；药物或化学毒物，如洋地黄、有机磷杀虫药、抗癌药等。

3. 神经性呕吐　如神经性厌食、癔症、胃肠神经症等。

4. 前庭功能障碍　如梅尼埃病（Meniere 病）、晕动病等。

（二）发病机制

恶心是人体一种精神活动，多种因素可引起恶心，如内脏器官疼痛、颅内高压、迷路刺激、某些精神因素等。恶心发生时胃蠕动减弱或消失、排空延缓，十二指肠及近端空肠紧张性增加，出现逆蠕动，导致十二指肠内容物反流至胃内。恶心常是呕吐的前奏。呕吐是一种复杂的病理生理反射过程，其过程分为恶心、干呕、呕吐三个阶段。呕吐中枢位于延髓，有神经反射中枢（即呕吐中枢）和化学感受器触发带。化学感受器触发带接受刺激引发冲动，传至呕吐中枢，呕吐中枢支配呕吐动作。

二、临床表现

（一）临床特点

1. 呕吐的性质　中枢性呕吐常无恶心先兆，呈喷射状，较顽固，吐后不感轻松；周围性呕吐常有恶心先兆，呈非喷射状；胃源性呕吐患者，吐后即感轻松。

2. 呕吐的时间　妊娠呕吐多发生在清晨；幽门梗阻呕吐常发生在晚上或夜间多餐以后。

3. 呕吐与进食的关系　近期呕吐，特别是集体发病者多由食物中毒所致；餐后即刻呕吐见于神经症；餐后 1 小时以上呕吐，提示胃张力下降或胃排空延迟；餐后较久或数餐后呕吐，见于幽门梗阻。

4. 呕吐物的性质　呕吐大量酸性宿食见于幽门梗阻；带粪臭味提示低位小肠梗阻；伴有胆汁提示高位肠梗阻；米泔水样呕吐物见于霍乱；有蒜臭味见于有机磷中毒。

（二）伴随症状

1. 呕吐伴腹痛、腹泻　见于急性胃肠炎、细菌性食物中毒及各种急性中毒。

2. 伴右上腹痛及发热、寒战或有黄疸　见于胆囊炎、胆石症。

3. 伴剧烈头痛、意识障碍　见于中枢神经系统疾病。

4. 伴眩晕、耳鸣、眼球震颤　见于前庭功能障碍。

三、护理评估要点

1. 相关病史 有无消化系统疾病、泌尿及生殖系统疾病、中枢神经系统疾病、内分泌代谢疾病病史；不洁饮食及服药史。

2. 恶心、呕吐的特点 恶心呕吐的时间、频率，以及与体位、进食、用药、运动的关系；呕吐物的量、气味、颜色和内容物。

3. 对功能性健康型态的影响 主要包括有无水、电解质、酸碱平衡紊乱及营养不良等表现；老人及意识障碍患者发生呕吐时，应注意其呼吸道是否通畅、有无呛咳等表现。防止窒息的发生。

4. 诊断、治疗和护理经过 是否做过呕吐物分析；血、电解质及酸碱平衡的检测结果如何；是否已做胃镜、腹部 B 超、X 线钡餐等辅助检查；是否使用药物，剂量如何，是否有效果；已采取的护理措施有哪些。

四、相关护理诊断

1. 舒适改变 与恶心、呕吐的各种原因通过神经反射或直接刺激延髓呕吐中枢使其兴奋性增高有关。

2. 体液不足或有体液不足的危险 与呕吐引起体液丢失过多有关。

3. 营养失调 低于机体需要量，与长期呕吐和摄入不足有关。

4. 潜在并发症 窒息。

考纲摘要

1. 中枢性呕吐多呈喷射状，吐后症状不减轻。

2. 幽门梗阻呕吐常发生在晚上或夜间多餐以后，呕吐物为大量酸性宿食；带粪臭味提示低位小肠梗阻。

3. 大量呕吐患者首优的护理诊断是体液不足或有体液不足的危险。

复习思考

1. 下列属于中枢性呕吐特点的是（　　　）

　A. 呕吐呈喷射状　　　　　　B. 有恶心先兆

　C. 呕吐后感觉减轻　　　　　D. 进食后即吐，吐后可再进食

　E. 常不伴有头痛

2. 患者男，45 岁。患十二指肠球部溃疡 5 年，近日原疼痛节律消失，变为持续上腹痛，伴频繁呕吐隔夜酸性宿食。最可能的并发症是（　　　）

    A. 上消化道出血　　　　　　B. 溃疡穿孔　　　　　　C. 幽门梗阻

    D. 溃疡癌变　　　　　　　　E. 复合性溃疡

项目九　腹泻与便秘

📚 案例导入

    患者，男，35 岁，司机，经常在外就餐。入院前 24 小时无诱因出现高热，体温达 39.5℃，伴寒战，左下腹疼痛，伴腹泻，排便 1 天 10 次，开始为稀便，后发展为黏液脓血便。

    思考：

    1. 该患者的突出症状是什么？

    2. 该患者所患腹泻从病理生理角度看属于哪个类型？

    3. 该患者的主要护理诊断有哪些？

    腹泻（diarrhea）是指大便次数增多，粪质稀薄，常带黏液、脓血或未消化的食物。可分为急性和慢性，超过两个月为慢性腹泻。便秘（astriction）是指大便次数减少，一般每周少于 3 次，排便困难，粪便干结。

一、病因与发生机制

（一）腹泻

1. 病因

（1）急性腹泻　各种急性肠炎、肠痉挛，急性食物中毒或化学药物中毒，全身性感染如败血症、伤寒或副伤寒，变态反应性肠炎等。

（2）慢性腹泻　慢性胃炎、肠炎，慢性胰腺疾病，全身性疾病如甲亢、尿毒症，胃肠神经功能紊乱等。

2. 发生机制

（1）分泌性腹泻　由胃黏膜分泌过多的液体而引起。霍乱弧菌外毒素引起的大量水样腹泻即属于典型的分泌性腹泻，大便呈米泔水样。

（2）渗透性腹泻　是肠内容物渗透压增高，阻碍肠内水分与电解质的吸收而引起，如乳糖酶缺乏，乳糖不能水解即形成肠内高渗，或因服盐类泻药或甘露醇等引起的腹泻。

（3）渗出性腹泻　是因黏膜炎症、溃疡、浸润性病变致血浆、黏液、脓血渗出，见于各种肠道炎症，如细菌性痢疾、溃疡性结肠炎等，排黏液脓血便。

（4）吸收不良性腹泻　由肠黏膜的吸收面积减少或吸收障碍所引起，如小肠大部分切除，吸收不良综合征等。

（5）动力性腹泻　肠蠕动亢进致肠内食糜停留时间少，未被充分吸收所致的腹泻，如肠炎、胃肠功能紊乱及甲状腺功能亢进症等。

（二）便秘

（1）原发性便秘　发生原因有因工作紧张、生活习惯改变、精神因素等忽视或抑制便意；进食量少或食物缺乏纤维素；腹肌或盆腔肌肉张力不足，排便动力缺乏；滥用泻药产生对泻药的依赖；年老体弱活动少；结肠冗长。

（2）继发性便秘　发生原因有直肠与肛门病变引起肛门括约肌痉挛，排便疼痛造成恐惧，如肛裂、痔疮、肛周脓肿等；盆腔或盆腔内肿块压迫；结肠肿瘤、各种原因肠梗阻、肠粘连等；用吗啡、抗胆碱能药、钙通道阻滞剂，使肠肌松弛引起便秘。

二、临床表现

（一）腹泻

1. 起病与病程　急性腹泻起病急，病程短，多为感染或食物中毒所致。慢性腹泻起病缓慢，病程较长，多见于慢性感染、非特异性炎症或神经功能紊乱等。长期腹泻可导致营养障碍、体重减轻。

2. 腹泻次数与粪便性质　急性感染性腹泻，每天排便次数可达 10 次以上，可因大量消化液丢失而出现水、电解质紊乱。如为细菌性感染，常有黏液血便或脓血便。阿米巴痢疾的粪便呈暗红色或果酱样。慢性腹泻，可为稀便，多见于慢性痢疾、炎症性肠病及结肠癌、直肠癌等。

3. 腹泻与腹痛的关系　急性腹泻常有腹痛，尤以感染性腹泻为明显。小肠疾病的腹泻疼痛常在脐周，便后腹痛缓解不明显，而结肠疾病则疼痛多在下腹，且便后疼痛常可缓解。分泌腹泻疼痛不明显。

4. 伴随症状

（1）伴发热　伴高热多见于急性感染性腹泻，伴低热多见于慢性感染性疾病。

（2）伴明显消瘦　多见于小肠病变，如肠结核、吸收不良综合征、胃肠恶性肿瘤等。

（3）伴恶心呕吐　进食后数小时内发生恶心、呕吐，常见于食物中毒等。

（4）伴里急后重　见于结肠、直肠病变为主者如急性菌痢、直肠炎等。

（二）便秘

便秘的表现是排便次数减少，排便困难，排出粪便坚硬如羊粪，排便时可有左下腹或下腹部痉挛性疼痛与下坠感，常在左下腹可触及痉挛的乙状结肠。便秘严重者可加重或诱发痔疮及肛裂出血。急性便秘可有原发病的表现，患者多有腹痛、腹胀、恶心、呕吐，多见于各种原因的肠梗阻。

三、护理评估要点

（一）腹泻

1.腹泻的起病　有无不洁食物、旅行、聚餐病史，腹泻是否与脂餐厚味摄入有关，或与紧张焦虑等有关。腹泻的次数多少，大便的量如何等。

2.大便的性状及臭味　大便的性状及臭味对判断腹泻的类型亦十分有利，配合大便常规检查，区分腹泻的类型。

3.腹泻伴随症状　发热、腹痛、里急后重、贫血、水肿、营养不良等对判断病因有帮助。

4.对人体功能性健康型态的影响　严重腹泻患者要注意有无口渴、心悸等症状，以及脱水、电解质紊乱、代谢性酸中毒所引起的症状和体征，慢性腹泻应注意有无营养不良、消瘦等方面的评估。

5.诊断、治疗及护理经过等。

（二）便秘

1.确定是否便秘及排便状况　询问患者排便习惯，排便的频度、排便量及粪便性状、是否费力，排便时有无肛裂、出血等。

2.便秘的病因及诱因　饮食习惯包括种类和饮水量等，是否存在食物中缺乏纤维素及饮水量不足；有无影响排便习惯的因素存在；有无长期卧床、腹部手术等。

3.对人体功能性健康型态的影响　了解患者有无失眠、头痛、头晕、乏力等。长期便秘可使患者产生紧张恐惧、抑郁和焦虑的心理反应。

4.诊断、治疗及护理经过　了解患者自发病以来诊疗经过。是否做过相关的检查及结果如何，是否经过治疗及相关护理，效果如何。

四、相关护理诊断

（一）腹泻

1.体液不足或有体液不足的危险　与腹泻导致体液丢失过多有关。

2.营养失调　低于机体需要量，与长期腹泻有关。

3.焦虑　与慢性腹泻迁延不愈有关。

4.有皮肤完整性受损的危险　与排泄物刺激肛周皮肤有关。

5.潜在并发症　休克。

（二）便秘

1. 便秘　与纤维素摄入过少有关；与长期卧床有关；与肠梗阻有关。

2. 有皮肤完整性受损的危险　与粪便坚硬有关。

3. 疼痛　与机械性肠梗阻有关；与排便困难所致肠痉挛有关。

考纲摘要

1. 慢性腹泻病程超过两个月。

2. 细菌性痢疾为渗出性腹泻，大便多为黏液脓血样。

3. 霍乱引起的腹泻为分泌性腹泻，大便为米泔水样。

复习思考

1. 慢性腹泻的病程至少应在多少以上（　　　）

　A. 1 个月　　　　　　　　B. 2 个月　　　　　　　C. 3 个月

　D. 4 个月　　　　　　　　E. 5 个月

2. 下列哪种疾病所致腹泻可伴重度脱水（　　　）

　A. 霍乱　　　　　　　　　B. 溃疡性结肠炎　　　　C. 肠结核

　D. 慢性细菌性痢疾　　　　E. 吸收不良综合征

3. 属于典型分泌性腹泻的是（　　　）

　A. 服用硫酸镁　　　　　　B. 甲状腺功能亢进症　　C. 霍乱

　D. 溃疡性结肠炎　　　　　E. 吸收不良综合征

4. 哪种疾病所致的腹泻不属于渗出性腹泻（　　　）

　A. 肠结核　　　　　　　　B. Crohn 病　　　　　　C. 服用泻药

　D. 细菌性痢疾　　　　　　E. 溃疡性结肠炎

5. 腹泻粪便中含大量黏液而无病理成分，多见于（　　　）

　A. 肠易激综合征　　　　　B. 阿米巴痢疾　　　　　C. 急性肠炎

　D. 细菌性痢疾　　　　　　E. 肠伤寒

6. 霍乱患者大便特点是（　　　）

　A. 柏油样便　　　　　　　B. 果酱样粪便　　　　　C. 黏液脓血便

　D. 洗肉水样粪便　　　　　E. 米泔水样便

7. 急性细菌性痢疾患者大便特点是（　　　）

　A. 柏油样便　　　　　　　B. 果酱样粪便　　　　　C. 黏液脓血便

D.洗肉水样粪便　　　　E.米泔水样便

8.功能性便秘的病因应除外（　　　）

A.进食、饮水过少　　　　B.生活习惯改变　　　　C.滥用泻药产生依赖

D.长期卧床、活动少　　　　E.进食纤维素过多

项目十　呕血与便血

案例导入

　　患者，男，67岁。十余年前开始无明显诱因出现间断上腹胀痛，餐后半小时明显，持续2～3小时，可自行缓解。两周来腹痛症状加重，食欲不振。6小时前突发上腹部疼痛、恶心、头晕，先后两次解柏油样便，共约700g，并呕吐咖啡样胃内容物1次，约200mL，伴心悸、头晕、出冷汗。查体：体温36.7℃，脉搏108次/分，呼吸22次/分，血压90/70mmHg，神清，四肢湿冷，肠鸣音10次/分。

　　思考：

　　1.什么是呕血、便血？

　　2.该患者首要的护理诊断是什么？

　　呕血（hematemesis）是指上消化道疾病（指曲氏韧带以上的消化器官，包括食管、胃、十二指肠、肝、胆、胰等疾病）或全身性疾病所致的急性上消化道出血，出血经口腔呕出。便血（hematochezia）是指消化道出血，血液由肛门排出。便血一般提示下消化道出血，便血颜色可因出血部位和速度不同而呈鲜红、暗红或黑色。

一、病因

（一）上消化道疾病

1.食管疾病　　食管炎、食管癌、食管异物、食管憩室炎等。

2.胃、十二指肠疾病　　消化性溃疡、急性胃黏膜炎症、胃癌等。

3.肝、胆、胰等疾病　　食管胃底静脉曲张、胆石症、胰腺癌等。

（二）下消化道疾病

下消化道疾病引起呕血者少见，主要引起便血，具体疾病如下：

1.直肠及肛管疾病　　直肠癌、直肠息肉、痔疮、肛裂等。

2.结肠疾病　　结肠癌、结肠息肉、细菌性痢疾、溃疡性结肠炎等。

3. 小肠疾病　肠结核、伤寒、急性出血坏死性肠炎、肠套叠等。

（三）全身性疾病

尿毒症、系统性红斑狼疮、血友病、血小板减少性紫癜、白血病、流行性出血热等。

二、临床表现

1. 呕血和黑便　呕血和黑便是提示上消化道出血的直接证据。呕血前先有上腹部不适、恶心，随后呕出血性胃内容物。呕出血液的颜色取决于出血量及血液在胃内停留的时间。若出血量大，在胃内停留的时间短，则呕出的血液颜色呈鲜红色或暗红色。若在胃内停留的时间长，则为咖啡色或棕褐色。呕血者说明胃内潴留血量至少达 250 ~ 300mL。呕血患者还要注意与咯血的鉴别（表 3-3）。呕血可伴有黑便，而黑便不一定伴有呕血。呕血和黑便主要取决于出血部位及出血量的多少，黑便者出血量至少在 50 ~ 70mL 以上。上消化道及小肠出血，如血液在肠内停留时间较长，血红蛋白可与肠道硫化物结合形成硫化亚铁，使粪便呈黑色，表面附有黏液而发光，似柏油，称柏油样便（tarry stool）。上消化道大出血，既有呕血，也可有黑便，而小量出血只有黑便。下消化道出血可仅有黑便而无呕血。出血量较小时粪便外观可无异常，须通过大便潜血实验加以鉴别，每日出血量达 5mL 以上，大便潜血实验即呈阳性。

表 3-3　咯血与呕血的鉴别

鉴别点	咯血	呕血
病史	呼吸系统或心血管病	消化系统疾病
先兆症状	喉部痒、胸闷	上腹部不适、恶心、呕吐
出血方式	咯出	呕出
出血颜色	鲜红	暗红色、咖啡色、偶有鲜红色
血中混合物	泡沫、痰液	食物残渣、胃液
酸碱反应	碱性	酸性
黑便	无（咽下血液时可有）	有，可为柏油样便。呕血停止后持续数日
出血后痰性状	痰中带血	无痰

2. 便血　便血的颜色、性状，因病因、出血部位、出血速度、出血量及血液在肠道停留的时间长短而异。下消化道出血如出血速度快、量多、血液在肠道停留的时间短则呈鲜红色，反之则呈暗红色。血色鲜红，仅黏附于粪便表面或于排便后有鲜血滴或喷射出，提示肛门或肛管疾病出血。阿米巴痢疾多为暗红色果酱样脓血便。急性细菌性痢疾多为黏液脓性鲜血便。急性出血坏死性肠炎可排出洗肉水样血便，伴特殊的腥臭味。

3. **失血的表现**　出血量达 10%～15% 血容量时，即可出现明显的全身症状，如头晕、出汗、心悸等表现；达 20% 以上血容量时，出现软弱无力、面色苍白、脉搏增快、四肢厥冷等表现；达 30% 以上血容量时，出现脉搏细速、血压下降、尿量减少、呼吸急促等急性循环衰竭的表现。

4. **发热**　大出血后可出现发热，多在出血后 24 小时内出现，体温一般不超过 38.5℃，持续 3～5 天。

5. **血液学改变**　早期不明显，后期可出现贫血表现。

6. **伴随症状**

（1）呕血伴有蜘蛛痣、肝掌、肝脾肿大　多提示肝硬化所致食管胃底静脉曲张破裂出血。

（2）呕血伴有黄疸、发热、右上腹绞痛　多是肝胆疾病所引起。

（3）呕血伴有上腹部疼痛　呕血患者有慢性、周期性与节律性的上腹部疼痛，多为消化性溃疡。如为中老年人，慢性上腹痛，疼痛无明显规律性并有厌食及消瘦，要警惕胃癌。

（4）便血伴里急后重　里急后重（肛门坠胀感，排便频繁，但每次排便量少，排便后未感轻松，犹觉排便未尽）提示肛门、直肠疾病，如细菌性痢疾、直肠癌等。

（5）便血伴发热　常见于急性细菌性痢疾、肠伤寒、流行性出血热等。

三、护理评估要点

1. **确定是否消化道出血**　应排除口腔、鼻咽部出血和咯血；黑便应与其他原因导致的粪便发黑相鉴别，如食用动物的血液、肝脏，服用铁剂、铋剂或中药等所致粪便发黑进行鉴别。

2. **相关病史**　包括有无消化性溃疡、肝炎、肝硬化、溃疡性结肠炎、痢疾、痔疮、肛裂、服用肾上腺糖皮质激素、大酗酒、进食硬或刺激食物、劳累或精神紧张等。

3. **呕血和便血的特点**　呕血和便血的次数、量、颜色及其变化，尤其要重视对出血量的判断。同时应确定是否为呕血。并排除食物或药物引起的黑便。

4. **出血是否停止**　可通过呕血或便血的次数与量是否减少或停止、临床表现是否好转或消失、实验室检查是否逐渐恢复等来进行综合判断。

5. **对人体功能性健康型态的影响**　有无乏力、头晕、面色苍白、活动后心悸气促等改变；有无紧张、焦虑、恐惧等心理反应。

6. **诊断、治疗及护理经过**　了解患者自发病以来诊疗经过。是否做过相关的检查及结果如何，是否经过治疗及相关护理，效果如何。

四、相关护理诊断

1. 组织灌注不足 与上消化道出血所致的血容量不足有关。

2. 恐惧 与急性上消化道大出血有关。

3. 活动无耐力 与出血所致的贫血有关。

4. 有皮肤完整性受损的危险 与排泄物刺激肛周皮肤有关。

5. 潜在并发症 休克。

考纲摘要

1. 引起上消化道出血常见疾病是消化性溃疡、急性胃黏膜病变、食管胃底静脉曲张、胃癌。

2. 上消化道出血典型表现为呕血和黑便。胃内积血达 250～300mL 可出现呕血，黑便者出血量至少在 50～70mL 以上，每日出血量达 5mL 以上，大便潜血实验即呈阳性。

复习思考

1. 引起呕血最常见的疾病是（　　　）
   A. 消化性溃疡　　　　　　　　B. 食管胃底静脉曲张破裂出血
   C. 胃癌　　　　　　　　　　　D. 急性胃黏膜病变
   E. 慢性胃炎

2. 患者男性，25 岁，大量饮用白酒后呕吐咖啡色液体，最有可能的原因是（　　　）
   A. 急性胰腺炎　　　　　　　　B. 食管胃底静脉曲张破裂出血
   C. 消化性溃疡　　　　　　　　D. 急性胃黏膜病变
   E. 胆囊炎

3. 中老年患者，慢性上腹痛，无明显规律性，伴消瘦、呕血，应警惕（　　　）
   A. 慢性胃炎　　　　B. 消化性溃疡　　　　C. 胃癌
   D. 肝硬化　　　　　E. 胆囊炎

4. 黏液脓血便伴里急后重可见于（　　　）
   A. 消化性溃疡　　　　B. 急性细菌性痢疾　　　　C. 肠结核
   D. 小肠血管畸形　　　E. 结肠癌

5. 黑便并蜘蛛痣和肝掌可见于（　　　）
   A. 直肠癌　　　　　　B. 胃癌　　　　　　C. 溃疡性结肠炎

D. 肝硬化门脉高压症　　　　　　E. 胆管癌

6. 便血、血色鲜红，不与粪便混合，仅黏附于粪便表面，提示（　　　）

　　A. 上消化道出血　　　　　　B. 肛门或肛管疾病出血　　　　　　C. 小肠出血

　　D. 食管出血　　　　　　E. 十二指肠出血

7. 上消化道出血病人，出血量超过 1500mL 时出现的临床表现，下列哪项是错误的（　　　）

　　A. 端坐呼吸　　　　　　B. 脉搏 > 120 次 / 分　　　　　　C. 少尿

　　D. 皮肤湿冷　　　　　　E. 休克

8. 出现黑便提示出血量在（　　　）

　　A. 10 ～ 30mL　　　　　　B. 20 ～ 40mL　　　　　　C. > 5mL

　　D. 50 ～ 70mL　　　　　　E. 250 ～ 300mL

9. 下列哪项对鉴别咯血和呕血最有意义（　　　）

　　A. 前驱症状　　　　　　B. 血内混有物　　　　　　C. 血量

　　D. 粪便的颜色　　　　　　E. 出血的颜色

项目十一　黄　疸

📚 案例导入

　　患者，男，50 岁。黄疸，皮肤瘙痒。体格检查：皮肤、巩膜明显黄染，血清总胆红素及结合胆红素明显增高，非结合胆红素正常，尿胆红素阳性，大便颜色呈灰白色，尿液颜色加深。

　　思考：

　　1. 该患者的黄疸类型和诊断依据是什么？

　　2. 该患者的主要护理诊断有哪些？

　　黄疸（jaundice）是由于血清中胆红素浓度升高（超过 34.2μmol/L）而使皮肤、黏膜、巩膜发黄的症状和体征。正常血清胆红素浓度为 1.7 ～ 17.1μmol/L，超过 34.2μmol/L 即出现黄疸。当血清胆红素浓度达到 17.1 ～ 34.2μmol/L 时，虽然超过了正常范围，但皮肤、黏膜、巩膜无黄染，称为隐性黄疸。

一、病因与发生机制

　　体内的胆红素主要来源于血红蛋白。正常人体内的红细胞寿命约 120 天，衰老的红细胞经单核 - 吞噬细胞系统破坏形成游离的胆红素，又称非结合胆红素（unconjugated bilirubin，UCB）。UCB 经血循环运输至肝脏时，被肝细胞摄取，并在肝细胞内经葡萄糖醛酸转移酶的作用与葡萄糖醛酸相结合，形成结合胆红素（conjugated bilirubin，CB）。CB 为水溶性，可通过肾小球滤过从尿中排出，其主动排泌进入毛细胆管，随胆汁经胆道进入肠道，在肠道内细菌的作用下，被还原为无色的尿胆原（又称粪胆原）。大部分尿胆原自粪便排出，遇空气氧化为粪胆素，这是粪便呈黄褐色的原因。小部分尿胆原在肠内被重吸收入血液，经门静脉带回肝脏。大部分回肝的尿胆原在肝细胞内再变成结合胆红素，形成所谓的"胆红素的肝肠循环"。小部分回肝的尿胆原则经体循环由肾脏排出，遇到空气被氧化为尿胆素，这是尿液呈浅黄色的原因之一（图 3-7）。

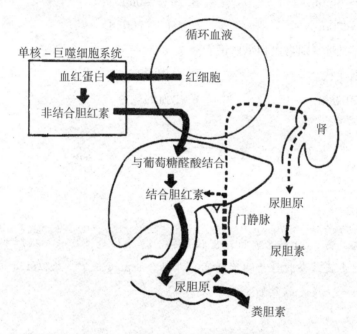

图 3-7 胆红素正常代谢示意图

临床上将黄疸分为溶血性黄疸、肝细胞性黄疸和胆汁淤积性黄疸 3 种类型，还有一种临床少见的黄疸——先天性非溶血性黄疸，大多为家族遗传性。

1. 溶血性黄疸 凡能引起溶血的疾病都可产生溶血性黄疸。临床上多见于蚕豆病、自身免疫性溶血性贫血、新生儿溶血、不同血型输血后的溶血、蛇毒等。由于大量红细胞的破坏，形成大量的 UCB，超过肝细胞的摄取、结合、排泌能力，使 UCB 在血液中浓度增高，而出现黄疸（图 3-8）。

2. 肝细胞性黄疸 各种使肝细胞广泛损害的疾病可发生黄疸。如病毒性肝炎、肝硬化、中毒性肝炎、败血症等。由于肝细胞的损伤，使其对胆红素的摄取、结合及排泄功能发生障碍，引起血中的 UCB 增加；而经未受损的肝细胞所转变的 CB 的一部分，可因肝细胞的肿胀、坏死及胆管内胆栓形成等反流入血致使血中 CB 亦增高。以上机制引起血液 UDB 和 CB 均升高，从而引起黄疸（图3-9）。

3. 胆汁淤积性黄疸　是指各种原因导致胆汁淤积，胆管内压力增高，毛细胆管、小胆管破裂，胆汁中的 CB 反流入血而引起血中 CB 增高所致的黄疸（图3-10）。胆汁淤积可分为肝内胆管淤积与肝外胆管淤积。

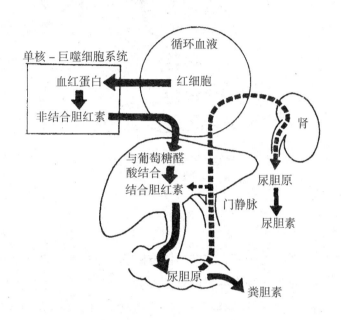

图3-8　溶血性黄疸发生机制示意图

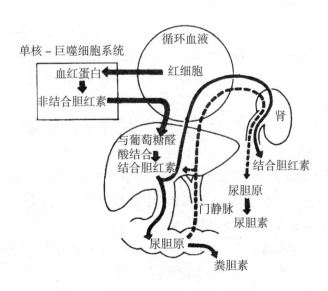

图3-9　肝细胞性黄疸发生机制示意图

61

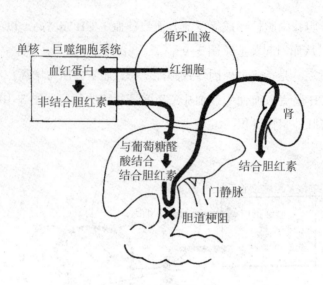

图 3-10　胆汁淤积性黄疸发生机制示意图

二、临床表现

（一）临床特点

1.溶血性黄疸　黄疸一般较轻，皮肤呈浅柠檬色。急性溶血时可伴有寒战、高热、头痛、呕吐、四肢疼痛，同时出现血红蛋白尿，尿色呈酱油色或浓茶色。实验室检查出现总胆红素升高，以 UCB 为主，尿胆原增高，粪胆原随之增加，粪便颜色加深。

2.肝细胞性黄疸　黄疸程度不等，皮肤、黏膜浅黄至深黄色，疲乏、食欲减退，肝区疼痛，尿色加深。实验室检查 UCB 和 CB 均增高，尿胆红素与尿胆原也增高，粪便颜色不变或变浅。

3.胆汁淤积性黄疸　黄疸程度一般较重，皮肤呈暗黄色，完全阻塞者可呈黄绿色。并有皮肤瘙痒、心动过速、尿色深如浓茶，粪便颜色变浅或呈白陶土色。实验室检查出现总胆红素升高，以 CB 为主，尿胆红素强阳性，尿胆原减少或消失。

（二）伴随症状

1.黄疸伴发热　见于急性胆管炎、肝脓肿、败血症、大叶性肺炎。病毒性肝炎或急性溶血可先有发热而后出现黄疸。

2.黄疸伴上腹剧烈疼痛　可见于胆道结石、肝脓肿或胆道蛔虫病；右上腹剧烈疼痛、寒战高热和黄疸为 Charcot 三联征，提示急性化脓性胆管炎。持续性右上腹钝痛或胀痛可见于病毒性肝炎、肝脓肿或原发性肝癌。

3.黄疸伴肝大　若轻度至中度肿大，质地软或中等硬度且表面光滑，见于病毒性肝炎急性胆道感染或胆道阻塞。明显肿大，质地坚硬，表面凸凹不平有结节，见于原发性或继发性肝癌。肝肿大不明显而质地较硬，边缘不整表面有小结节者见于肝硬化。

三、护理评估要点

1. 确定有无黄疸、了解相关病史和病因　　了解有无引起黄疸的相关病因病史，注意有无进食过多胡萝卜、南瓜、橘子等可导致皮肤黏膜黄染的食品，此黄染以手掌、足底、前额及鼻部等处明显。长期服用米帕林、呋喃类等含黄色素的药物也可引起皮肤、黏膜黄染，其巩膜黄染的特点是近角膜边缘明显。

2. 黄疸的特点　　根据黄疸发生的缓急、皮肤色泽的深浅、粪尿颜色的改变，以及是否伴有皮肤瘙痒及其程度判断黄疸的轻重等。一般黄疸越深，病情越重；梗阻越完全，皮肤瘙痒越严重，粪色越浅。皮肤瘙痒减轻提示病情好转。

3. 对人体功能性健康型态的影响　　注意评估有无因皮肤瘙痒所致的睡眠－休息型态的改变；有无皮肤、黏膜及巩膜黄染引起的自我概念形态的改变；有无因原发病及面临的检查所引起的焦虑、恐惧、自卑等压力与应对型态的改变。

4. 诊断、治疗及护理经过　　重点为是否做过与黄疸有关的实验室检查及其结果；是否做过创伤性的病因学检查；是否采取相应的治疗及护理措施，效果如何。

四、相关护理诊断

1. 舒适度减弱　　皮肤瘙痒与胆红素排泄障碍、血液中胆盐过高刺激皮肤有关。

2. 自我形象紊乱　　与黄疸所致皮肤、黏膜和巩膜黄染有关。

3. 睡眠形态紊乱　　与胆汁淤积性黄疸所致的皮肤瘙痒有关。

4. 有皮肤完整性受损的危险　　与皮肤瘙痒有关。

5. 焦虑　　与皮肤严重黄染影响自我形象有关；与病因不明、创伤性检查有关。

✎ 考纲摘要

1. 黄疸根据病因分为溶血性黄疸、肝细胞性黄疸、胆汁淤积性黄疸。

2. 观察黄疸最常用的部位是巩膜。

3. 溶血性黄疸患者皮肤呈浅柠檬色，急性溶血患者可有发热、寒战、腰背酸痛、血红蛋白尿；胆汁淤积性黄疸患者大便变浅或白陶土样。

复习思考

1. 观察黄疸最常用的部位是（　　　　）

　A. 手掌　　　　　　　　　　　B. 足底　　　　　　　　　　　C. 前额

D. 巩膜 　　　　　　　　　　E. 口唇

2. 下列哪种疾病可引起肝细胞性黄疸（　　　）

A. 蚕豆病 　　　　　　　B. 原发性胆汁性肝硬化 　　　C. 胆道蛔虫病

D. 胆总管结石 　　　　　E. 中毒性肝炎

3. 全身黄疸，粪便呈白陶土色，可见于（　　　）

A. 胆总管结石 　　　　　B. 溶血性贫血 　　　　　　　C. 钩端螺旋体病

D. 肝硬化 　　　　　　　E. 重症肝炎

4. 血总胆红素、非结合胆红素增高，结合胆红素下降，尿液浓茶色，粪便颜色加深，
提示（　　　）

A. 溶血性黄疸 　　　　　　　　B. 肝细胞性黄疸

C. 胆汁淤积性黄疸 　　　　　　D. Roter 综合征

E. 核黄疸

5. 下列哪项有助于鉴别肝细胞性黄疸和胆汁淤积性黄疸（　　　）

A. 尿胆原定性和定量检查 　　　B. 有无血红蛋白尿

C. 血中结合胆红素增高 　　　　D. 皮肤黏膜颜色

E. 尿胆红素阳性

项目十二　意识障碍

案例导入

患者，女，55 岁。在家做家务时突然出现头痛、呕吐、左侧肢体不能活动，数分钟后昏迷，6 小时后入院。体格检查：浅昏迷，血压 180/120mmHg，双侧瞳孔直径 2mm，对光反射正常，左鼻唇沟变浅。左侧上下肢无自主运动，左侧病理反射阳性。

思考：

1. 该患者突出的症状是什么？

2. 意识障碍是如何分度的？

3. 该患者主要的护理诊断是什么？

意识障碍（disturbance of sciousness）是指人对周围环境及自身状态的识别和觉察能力出现障碍的一种状态。多由于高级神经中枢功能活动受损引起，可表现为嗜睡、意识模糊、昏睡、昏迷和谵妄。

一、病因与发生机制

（一）病因

1. **感染性疾病**　颅内感染性疾病如脑炎、脑膜炎等；全身性严重感染如败血症、肺炎、伤寒、严重胆道感染等。

2. **非感染性疾病**　脑血管疾病如脑出血、脑栓塞、蛛网膜下腔出血等；脑占位性病变如脑肿瘤；颅脑损伤如脑震荡、脑挫裂伤等；内分泌与代谢障碍如尿毒症、肝性脑病、肺性脑病等；心血管疾病如心律失常引起的阿－斯（Adams-Stokes）综合征等；中毒如有机磷农药中毒、急性酒精中毒、一氧化碳中毒等；其他如电击、中暑、淹溺等。

（二）发生机制

意识有两个组成部分，即意识内容及其"开关"系统。意识内容是大脑皮质功能活动，包括记忆、思维、定向力、情感、知觉和理解等精神活动，意识的"开关"系统即意识觉醒状态，由脑干网状结构功能的正常激活大脑皮质并维持大脑皮质一定水平的兴奋性，使机体处于觉醒状态，从而在此基础上产生意识内容。意识状态的正常有赖于大脑皮质和皮质下的网状结构功能的正常。任何导致大脑皮质弥漫性损害或脑干网状上行系统的损害，均可产生意识障碍。

二、临床表现

（一）临床特点

1. **嗜睡**　为最轻的意识障碍，患者处于一种病理性睡眠状态，可以被轻度刺激所唤醒，并能正确回答问题和做出各种反应，但当刺激去除后很快又入睡。

2. **意识模糊**　意识水平轻度下降，较嗜睡为深的一种意识障碍。患者能保持简单的精神活动，但对时间、地点、人物的定向能力障碍。

3. **昏睡**　患者处于病理性熟睡状态，不易唤醒，但在强烈刺激下如压眶、摇动身体、大声呼喊等可被唤醒；醒时答语模糊或答非所问，当刺激去除后很快又入睡。

4. **昏迷**　是最严重的意识障碍，表现为意识持续的中断或完全丧失；按程度不同又分为以下三种。

（1）**浅昏迷**　意识大部分丧失，无自主运动，对声、光刺激无反应，对疼痛刺激尚可做出反应。角膜反射、瞳孔对光反射、吞咽反射、眼球运动、腱反射等生理反射存在，血压、呼吸、脉搏等生命体征稳定。

（2）**中度昏迷**　对各种刺激无反应，对剧烈刺激可有防御反应。角膜反射、瞳孔对光反射迟钝，眼球无转动，血压、呼吸、脉搏可有变化。

（3）**深昏迷**　意识完全丧失，对各种刺激均无反应，所有深、浅反射都消失，生命体征不稳定，血压下降，呼吸不规则。

5.谵妄 以兴奋性增高为主的高级神经中枢急性活动失调状态，称为谵妄。临床上表现为意识模糊、定向力丧失、思维与语言不连贯，可有错觉、幻觉、躁动不安、胡言乱语或精神错乱等。谵妄可见于急性感染高热期、肝性脑病、中枢神经系统疾病和某些药物中毒等。

（二）伴随症状

1.伴发热 先发热后有意识障碍见于重症感染性疾病，先有意识障碍然后发热见于脑出血、蛛网膜下腔出血、巴比妥类药物中毒等。

2.伴瞳孔改变 伴瞳孔散大见于颠茄类、酒精、氰化物等中毒，伴瞳孔缩小可见于吗啡类、巴比妥类、有机磷农药等中毒。

3.伴血压改变 伴高血压可见于高血压脑病、脑血管意外、肾炎等，伴有血压降低可见于各种原因所致的休克。

4.伴皮肤出血 伴皮肤瘀点、瘀斑和紫癜等可见于严重感染和出血性疾病。

5.伴口唇樱桃红色 提示一氧化碳中毒等。

三、护理评估要点

1.起病情况 询问发病前后的情况、有无诱因等。

2.意识障碍的程度 通过与患者的交谈，了解其思维反应、定向力及对语言信号的理解能力，并根据生理反射的检查结果，判断意识障碍的程度。

3.昏迷与晕厥相鉴别 晕厥是各种原因引起的急性脑缺血、缺氧为主的临床综合征，是一种短暂的意识丧失。其特点是意识丧失但很快恢复，很少留后遗症。

4.对人体功能性健康型态的影响 患者是否有呼吸、血压、脉搏的异常，是否有头痛、头晕、心悸、乏力，患者可有焦虑恐惧自卑心理。

5.诊断、治疗及护理经过 了解患者自发病以来诊疗经过。是否做过相关的检查及结果如何，是否经过治疗及相关护理，效果如何。

四、相关护理诊断

1.急性意识障碍 与脑出血有关；与肝性脑病有关等。

2.清理呼吸道无效 与意识障碍致咳嗽反射减弱或消失有关。

3.有误吸的危险 与意识丧失致咳嗽和吞咽反射减弱或消失有关。

4.有外伤的危险 与意识障碍有关。

5.营养失调 低于机体需要量，与意识障碍，不能正常进食有关。

6.有皮肤完整性受损的危险 与意识障碍、长期卧床和（或）与排泄物刺激有关。

7.**有感染的危险**　与意识丧失、咳嗽和吞咽反射减弱或消失有关；或与留置导尿管有关。

8.**完全性尿失禁**　与意识障碍所致的排尿失控有关。

9.**排便失禁**　与意识障碍所致排便失控有关。

📝 考纲摘要

1.嗜睡能被唤醒，醒后能正确回答问题；昏睡不易唤醒，强烈刺激可唤醒，醒后答非所问。

2.浅昏迷不能唤醒，对声、光刺激无反应，对疼痛刺激可做出反应，生理反射存在，生命体征稳定。

3.中度昏迷对剧烈刺激可有防御反应，生理反射迟钝，生命体征有变化。

4.深昏迷意识完全丧失，对各种刺激均无反应，所有深、浅反射都消失，生命体征不稳定，血压下降，呼吸不规则。

5.谵妄表现为兴奋性意识障碍。

复习思考

1.接近于人事不省的意识状态，患者处于熟睡状态，不易唤醒，在强烈刺激下可被唤醒，醒后答非所问，不刺激很快又再入睡，称为（　　　）

 A.嗜睡   B.意识模糊   C.昏睡

 D.浅昏迷   E.深昏迷

2.患者处于熟睡状态，能被唤醒，醒后正确回答问题，不刺激很快又再入睡，称为（　　　）

 A.嗜睡   B.意识模糊   C.昏睡

 D.浅昏迷   E.深昏迷

3.患者躁动不安，意识模糊，该患者属于（　　　）

 A.嗜睡   B.谵妄   C.昏睡

 D.浅昏迷   E.深昏迷

4.患者意识丧失，对各种刺激均无反应，眼球固定，生理反射消失，称为（　　　）

 A.嗜睡   B.意识模糊   C.昏睡

 D.浅昏迷   E.深昏迷

5.符合浅昏迷的临床表现是（　　　）

 A.对疼痛刺激有反应   B.可以唤醒   C.生理反射消失

D. 四肢腱反射消失　　　　　　　E. 生命体征不平稳

6. 男性，76 岁，吸烟者，有慢性支气管炎病史 40 年，近 3 天来因受凉后再发伴烦躁，在小区内静脉点滴"头孢类抗生素"（具体药物不详）和"氨茶碱"2 天，口服"安定"2 片（具体不详）。今晨发现唤之不醒而急诊。查体：体温 39℃，血压 160/90mmHg。意识不清，角膜反射减弱、瞳孔大小正常、对光反射迟钝。双肺布满干湿罗音，脑膜刺激征阴性，未引出病理反射。该患者意识障碍的程度属于（　　　　）

　　A. 嗜睡　　　　　　　　　　B. 意识模糊　　　　　　　　C. 昏睡

　　D. 轻度昏迷　　　　　　　　E. 中度昏迷

7. 病人需用很强的刺激方法唤醒，但不能正确回答问题，各种生理反射存在，此为（　　　　）

　　A. 深昏迷　　　　　　　　　B. 浅昏迷　　　　　　　　　C. 嗜睡

　　D. 昏睡　　　　　　　　　　E. 意识模糊

扫一扫，知答案

扫一扫，看课件

模 块 四

身体评估

【学习目标】

1. 掌握身体评估的方法。
2. 熟悉身体评估的内容和临床意义。
3. 了解身体评估的原理。

项目一　一般状态评估

案例导入

　　患者，男，66岁，因"肢体不自主抖动伴动作迟缓5年"就诊。门诊以"帕金森病"收入住院治疗。

　　思考：

　　如何对患者进行一般状态评估？

　　一般状态评估是身体评估的第一步，是对被评估者的全身状况进行的概括性观察。评估方法主要是视诊，同时辅以触诊和听诊。评估内容主要包括性别、年龄、生命体征、意识状态、发育和体型、营养状态、面容和表情、体位及步态。

一、性别

　　性别（sex）通常以性征区别，正常成人的男女性征明显，容易判断。性征的正常发育常与性激素的水平有关。评估中应注意：①某些疾病对性征的影响，如肾上腺皮质肿瘤可导致男性女性化。②某些药物对性征的影响，如长期应用雌激素或雄激素引起性征的改

69

变。③性染色体异常对性征的影响，如性染色体数目和结构异常导致的两性畸形。④性别与某些疾病的发病率的关系，如系统性红斑狼疮和甲状腺疾病以女性多见，胃癌及食管癌以男性多见。

二、年龄

年龄（age）一般可通过问诊获知，但在某些情况下，如昏迷或故意隐瞒年龄时则需要通过观察来判定。观察时应注意皮肤黏膜的弹性与光泽、肌肉状态、毛发的颜色及分布情况、牙齿状态等。儿童重点观察生长发育情况，青少年重点观察性征的发育，老年人重点观察老化情况。评估时注意年龄与健康状况及疾病发生、发展和预后等的关系。如佝偻病、麻疹、白喉多见于幼儿与儿童，结核病、风湿热多见于青少年，冠心病、恶性肿瘤多见于中老年人。

三、生命体征

生命体征（vital sign）是评价生命活动是否存在及其质量的重要指标，包括体温（temperature，T）、脉搏（pulse，P）、呼吸（respiration，R）、血压（blood pressure，BP）。生命体征的测量方法详见《护理学基础》相关章节。

（一）体温

腋测法为最常用的体温测定方法，正常值为 36～37℃，该法简便、安全，且不易发生交叉感染。体温的测定结果，应按时记录于体温记录单上，描绘出体温曲线。体温高于正常为发热，具体内容见模块三"发热"。体温低于正常称为体温过低，主要见于休克、严重营养不良、甲状腺功能减退及在低温环境下暴露过久。

（二）脉搏

脉搏评估主要通过触诊桡动脉获得。通常用并拢的食指、中指和环指的指腹进行评估。评估时注意脉搏的频率、节律、强弱、波形变化。

1. 脉率　指每分钟脉搏的次数。正常成人为 60～100 次 / 分，超过 100 次 / 分为脉率增快，低于 60 次 / 分为脉率减慢。生理情况下脉率增快常见于剧烈运动、情绪激动等；脉率减慢常见于老年人和运动员。病理情况下脉率增快主要见于甲状腺功能亢进症、贫血、发热、心力衰竭、快速性心律失常以及休克；脉率减慢主要见于颅内压增高、阻塞性黄疸及缓慢性心律失常。正常人脉率与心率一致。若脉率慢于心率，称脉搏短绌，多见于心房颤动或频发期前收缩时。

2. 脉律　指脉搏的节律，反映心脏跳动的节律。正常人脉律整齐。心律失常时脉律不规则，因此触诊脉搏的时间至少需要 1 分钟。

3. 强弱　脉搏的强弱与心输出量、脉压、外周血管阻力大小有关。病理状态可以导致脉搏强度增加，如高热、甲状腺功能亢进症、主动脉瓣关闭不全等；而休克、心力衰竭、主动脉瓣狭窄等可以导致脉搏强度减弱。

4. 波形　指脉搏的形态变化，可通过触诊或脉搏示波器描记得知。几种常见的异常脉搏波形有：

（1）水冲脉　即脉搏骤起骤落，就像潮水涨落一样，急促而有力，是脉压增大的重要体征。常见于甲状腺功能亢进、主动脉瓣关闭不全等疾病。评估时评估者紧握被评估者的手腕掌面，将其手臂高举过头，感觉更明显。

（2）奇脉　指平静吸气时脉搏明显减弱或消失，因此又称吸停脉。常见于心包积液和缩窄性心包炎，是心包填塞的重要体征之一，主要是由于吸气时心室舒张受限，体循环血液向右心回流量受限，肺静脉向左心回流量也减少，左心室排血量锐减，脉搏减弱。

（3）交替脉　指节律整齐但是脉搏一强一弱交替出现，是由于左心室强弱交替收缩所致，因此是左心衰竭的重要体征之一，见于高血压性心脏病、心肌炎、心肌梗死等。

（三）呼吸

评估时应注意呼吸运动、呼吸频率、呼吸节律和深度。

1. 呼吸运动　呼吸运动是通过膈肌和肋间肌的收缩和松弛完成。正常情况下吸气为主动运动，呼气为被动运动。呼吸运动类型包括胸式呼吸和腹式呼吸两种类型。正常男性和儿童以膈肌运动为主，形成腹式呼吸。女性以肋间肌运动为主，形成胸式呼吸。某些疾病可使呼吸类型发生改变，肺、胸膜或胸壁疾病如肺炎、肺水肿、胸膜炎或肋骨骨折时，胸式呼吸减弱，腹式呼吸增强；大量腹水、肝脾极度肿大、腹腔巨大肿瘤和妊娠晚期，腹式呼吸减弱，胸式呼吸增强。

2. 呼吸频率　静息时正常成年人呼吸频率为每分钟 16 ～ 20 次，呼吸频率与脉率之比为 1 ∶ 4。体温每升高 1℃，呼吸频率约增加 4 次 / 分。呼吸过快是指呼吸频率超过 24 次 / 分，见于剧烈运动、发热、肺及胸膜病变、心脏严重病变、严重贫血、甲状腺功能亢进症等。呼吸过慢是指呼吸频率少于 12 次 / 分，见于呼吸中枢抑制（如镇静剂、麻醉剂使用过量）、颅内压升高等。呼吸深快可见于剧烈运动、情绪激动、过度紧张等，糖尿病酮症酸中毒、尿毒症酸中毒可出现深长而快的呼吸，又称库斯莫尔（Kussmaul）呼吸。

3. 呼吸节律　正常人静息状态下呼吸节律整齐。病理状态可导致呼吸节律发生改变，常见的有：①潮式呼吸：又称陈 - 施呼吸（Cheyne-Stokes），呼吸由浅慢逐渐转为深快，直至最大强度，再由深快变为浅慢，继之呼吸暂停，持续时间从数秒至几十秒不等，随后又重复出现上述节律；②间停呼吸：又称比奥呼吸（Biots），有间断的规律呼吸，表现为呼吸几次后，暂停数秒钟后又开始呼吸。以上两种呼吸是因呼吸中枢兴奋性降低所致，常见于中枢神经系统疾病，如颅内高压、脑炎、脑膜炎及某些中毒。间停呼吸更为严重，是病情危急的征象，常于呼吸停止前出现（图 4-1）。

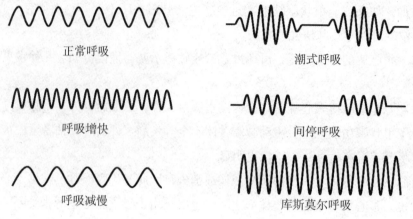

图 4-1　常见呼吸频率、节律和深度的改变

（四）血压

1. **成人血压标准**　正常成人血压标准的制定经历了多次改变，主要根据大规模流行病学资料分析获得。根据中国高血压防治指南（2005 年修订版）的标准，规定见表 4-1。

表 4-1　成人血压标准及高血压分类

分类	收缩压（mmHg）	舒张压（mmHg）
正常血压	< 120	< 80
正常高值	120 ～ 139	80 ～ 89
高血压		
1 级高血压（轻度）	140 ～ 159	90 ～ 99
2 级高血压（中度）	160 ～ 179	100 ～ 109
3 级高血压（重度）	≥ 180	≥ 110
单纯收缩期高血压	≥ 140	< 90

注：收缩压和舒张压不在同一个水平时，按较高级别分类。

2. **血压变化的临床意义**

（1）**高血压**　是指收缩压 ≥ 140mmHg 和（或）舒张压 ≥ 90mmHg；持久的血压升高主要见于原发性高血压，病因不明，少数为继发性高血压，如肾脏疾病引起的肾性高血压；情绪激动、剧烈疼痛、缺氧、身处寒冷环境等情况可引起短暂的血压升高。

（2）**低血压**　指血压 < 90/60mmHg，多见于严重病症，如休克、心肌梗死、急性心脏压塞等。

（3）**脉压改变**　脉压是指收缩压与舒张压之差，正常为 30 ～ 40mmHg。脉压增大见于主动脉瓣关闭不全、甲状腺功能亢进、严重贫血等；脉压减小见于主动脉瓣狭窄、心力衰竭、低血压、心包积液等。

四、意识状态

意识（consciousness）是大脑功能活动的综合表现，即对环境的知觉状态。正常人意识清晰、思维敏捷、语言流畅、表达自如、反应灵敏。意识状态的检查主要以交谈方式进行，通过对被评估者的思维、语言、定向力、计算力等指标进行判定，较为严重者还需进行痛觉实验、腱反射、瞳孔对光反射等检查。凡影响大脑功能活动的疾病均能引起不同程度的意识改变，称为意识障碍。根据意识障碍的程度可分为嗜睡、意识模糊、昏睡、昏迷。可参见模块三项目十二"意识障碍"。

五、发育和体型

（一）发育

发育（development）通常是以年龄、智力和体格成长状态（身高、体重、第二性征）之间的关系来判断发育是否正常。发育异常一般与内分泌功能异常和营养状况有关。在发育成熟前，如出现垂体前叶功能亢进可致体格异常高大，称为巨人症；如发生垂体功能减退可致体格异常矮小，称为垂体性侏儒症。小儿甲状腺功能减退可致体格矮小和智力低下，称为呆小病。性激素分泌异常时可引起第二性征改变，男性患者出现"阉人"征，表现为骨盆宽大，上、下肢过长，无须，毛发减少，皮下脂肪丰满，外生殖器发育不良，发音女声；女性患者出现体格男性化、多毛、闭经、乳房发育不良、皮下脂肪减少、发音男声。

（二）体型

体型（habitus）是指身体各部分发育的比例及外观表现，包括骨骼、肌肉的生长与脂肪分布的状态。成年人的体型分为三种，见表4-2。

表4-2　成年人体型的分类及特点

体型种类	体型特点
无力型（瘦长型）	体高肌瘦、颈细长、肩窄下垂、胸廓扁平、腹上角小于90°
正力型（匀称型）	体形匀称适中，腹上角90°左右，正常人多属此型
超力型（矮胖型）	体矮粗壮、颈粗短、肩宽、胸廓宽厚、腹上角大于90°

六、营养状态

根据皮肤、毛发、皮下脂肪、肌肉发育情况、体重变化等方面综合评估营养状态。具体指标包括：①皮下脂肪厚度：为最简便的方法，主要观察和测量前臂屈侧或上臂背侧下

1/3 处。②标准体重：简易计算公式为标准体重（kg）=［身高（cm）−100］×0.9（男性）或 0.85（女性）。③体重质量指数（body mass index，BMI）= 体重（kg）/［身高的平方（m²）］，BMI 正常范围为 18.5 ～ 23.9kg/m²。

（一）营养状态分级

临床上常分为营养良好、营养中等及营养不良三个等级，见表 4-3。

表 4-3　营养状态分级

分级	皮肤黏膜	皮下脂肪	肌肉	毛发、指甲	其他
良好	光泽、红润	丰满、有弹性	结实	润泽	肋间隙及锁骨上窝平坦，肩胛部和股部肌肉丰满
中等			介于二者之间		
不良	干燥、弹性差	菲薄	松弛无力	毛发稀疏、指甲粗糙无光泽	肋间隙及锁骨上窝凹陷，肩胛骨和髂骨突出

（二）营养状态异常

1.营养过度　体内中性脂肪积聚过多，主要表现为超重和肥胖。当实际体重超过标准体重的 20% 以上（或 BMI 男性 > 27，女性 > 25）称为肥胖。按其病因可分为外源性肥胖和内源性肥胖两种。前者最常见，主要为摄入过多热量所致，也与遗传、运动、生活方式和精神因素有关；后者多由某些内分泌与代谢性疾病所致，如肾上腺皮质功能亢进等，多数伴有性功能障碍。

2.营养不良　由于长期摄入不足或消耗过多引起，多见于长期或严重疾病，如慢性胃肠道疾病、神经性厌食、甲状腺功能亢进症、糖尿病、恶性肿瘤等。当实际体重低于标准体重的 10%（或 BMI < 18.5）称为消瘦，极度消瘦称为恶病质。

七、面容和表情

面容（facial features）是指面部呈现的状态；表情（expression）是面部情感的表现。正常人面色红润、表情自然，神态安怡。疾病可使人出现痛苦、忧虑或疲惫的面容和表情，称为病态面容。某些特征性的病态面容对评估患者的健康状况有一定临床意义，见表 4-4、图 4-2。

表4-4　常见病态面容特点及临床意义

病容	病容特点	临床意义
急性病容	面颊潮红，表情痛苦，鼻翼扇动，结膜充血	急性感染性疾病，如肺炎球菌肺炎、疟疾
慢性病容	面容憔悴，面色灰白或灰暗，双目无神	慢性消耗性疾病，如严重结核病、恶性肿瘤
病危面容	面容枯槁，面色发绀或苍白，表情淡漠，目光无神，眼眶凹陷，皮肤湿冷，甚至大汗淋漓	严重脱水、大出血、休克等病危患者
甲亢面容	面容惊愕，眼球突出，眼裂增宽，目光炯炯有神	甲状腺功能亢进症
黏液性水肿面容	面色苍黄，颜面水肿，睑厚面宽，目光呆滞，反应迟钝，眉毛及头发稀疏，舌色淡且肥大	甲状腺功能减退症
满月面容	面圆如满月，皮肤发红，常伴胡须和痤疮，水牛背（向心性肥胖）	Cushing综合征和长期应用糖皮质激素者
肝病面容	面色黝黑，额部、鼻部、双颊有褐色色素沉着	慢性肝病
肾病面容	面色苍白，眼睑、颜面水肿，舌色淡、舌缘有齿痕	慢性肾病
二尖瓣面容	面色晦暗，双颊暗红，口唇发绀	风心病二尖瓣狭窄
肢端肥大症面容	头大，面长，眉弓与两颧隆起，下颌增大前突，耳鼻增大，唇舌肥厚	肢端肥大症
苦笑面容	面肌痉挛，牙关紧闭，呈苦笑状	破伤风

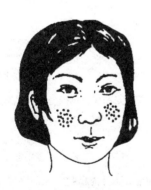　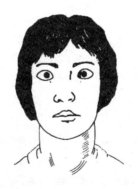　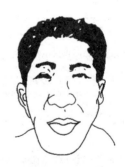

二尖瓣面容　　　　　甲亢面容　　　　　肢端肥大症面容

图4-2　某些异常面容

八、体位

体位（position）是指被评估者身体所处的状态。常见的体位及临床意义如下。

（一）自主体位

身体各部分活动自如，不受限制，见于健康人、轻症及疾病早期患者。

（二）被动体位

患者不能自己调整或变换体位，见于意识丧失、极度衰弱或瘫痪的患者。

（三）强迫体位

因病痛所迫而采取某种特殊体位。一些强迫体位具有特定的临床意义，具体见表4-5。

表4-5 常见强迫体位及临床意义

种类	临床意义
强迫仰卧位	急性腹膜炎
强迫侧卧位（患侧卧位）	一侧胸膜炎或一侧大量胸腔积液
强迫俯卧位	脊柱疾病
强迫蹲位	发绀型先天性心脏病
强迫端坐位（端坐呼吸）	心、肺功能不全
强迫停立位	心绞痛发作期
角弓反张位	破伤风、小儿脑膜炎

九、步态

步态（gait）即行走时所表现的姿态。正常人躯干端正、步态稳健协调。而某些疾病可使步态发生改变，并具有一定特征性，见表4-6。

表4-6 常见异常步态的特点及临床意义

异常步态	特点	临床意义
慌张步态	起步后小步急行，身体前倾，有难以止步之势	帕金森病
偏瘫步态	行走时患侧上肢屈曲、内收、前旋，下肢伸直、外旋、足跖屈，步行中下肢向外划圆圈	偏瘫（脑血管病）
醉酒步态	走路时躯干重心不稳，步态紊乱、不准确，如醉酒状	小脑疾病、乙醇或巴比妥中毒
跨阈步态	由于踝部肌肉、肌腱弛缓，病足下垂，行走时必须抬高下肢才能起步	腓总神经麻痹
共济失调步态	起步时一脚高抬，骤然垂落，且双目向下注视，两脚间距很宽，以防身体倾斜；闭目时则不能保持平衡	脊髓、小脑疾病
剪刀步态	由于双下肢肌张力增高，尤以伸肌和内收肌张力增高明显，移步时下肢内收过度，两腿交叉呈剪刀状	脑性瘫痪或截瘫患者
蹒跚步态（鸭步）	行走时身体左右摇摆如鸭行	佝偻病、大骨节病、先天性双侧髋关节脱位

考纲摘要

1. 一般状态评估包括性别、年龄、生命体征、意识状态、营养状态、发育与体型、面容与表情、体位及步态等的评估。

2. 评估时以视诊为主，需在自然光线下进行。重点在于生命体征的评估、常见病态面容的临床意义、常见强迫体位的临床意义、常见异常步态的临床意义。

复习思考

1. 脉搏骤起骤落，犹如潮水涨落，此种脉搏称为（　　　）

    A. 细脉　　　　　　　　　B. 水冲脉　　　　　　　　　C. 交替脉

    D. 奇脉　　　　　　　　　E. 迟脉

2. 护士半夜巡视病房时，发现傍晚平车入院的患者正坐在床沿上，下肢下垂，两手扶持床边，其体位是（　　　）

    A. 自主体位　　　　　　　B. 被动体位　　　　　　　　C. 强迫体位

    D. 辗转体位　　　　　　　E. 角弓反张位

3. 患者，女性，50 岁，畏寒、浮肿、便秘、嗜睡、行动迟缓 1 年。查体：颜面浮肿，睑厚面宽，毛发稀疏，目光呆滞，反应迟钝。其面容为（　　　）

    A. 慢性面容　　　　　　　B. 肝病面容　　　　　　　　C. 甲亢面容

    D. 肾病面容　　　　　　　E. 黏液性水肿面容

4. 患者，男性，45 岁，车祸后 1 小时入院。其呼吸呈由浅慢逐渐加深加快，又由深快逐渐变为浅慢，继之暂停 30 秒再度出现前述状态，该患者的呼吸是（　　　）

    A. 鼾声呼吸　　　　　　　B. 潮式呼吸　　　　　　　　C. 呼吸困难

    D. 间停呼吸　　　　　　　E. 比奥呼吸

5. 患者，男性，57 岁，起步时一脚高抬，骤然垂落，双目下视，两脚间距很宽，摇晃不稳，为（　　　）

    A. 酒醉步态　　　　　　　B. 共济失调步态　　　　　　C. 跨阈步态

    D. 剪刀步态　　　　　　　E. 蹒跚步态

6. 患者，女性，20 岁，右侧大量胸腔积液，该采取的体位为（　　　）

    A. 仰卧位　　　　　　　　B. 左侧卧位　　　　　　　　C. 俯卧位

    D. 右侧卧位　　　　　　　E. 中凹卧位

项目二 皮肤黏膜及浅表淋巴结评估

案例导入

患者，男，40岁。因"反复转氨酶异常7年，再发2个月伴皮肤巩膜黄染1周"求诊，门诊以"肝硬化"收入住院治疗。

思考：患者进行皮肤评估时可能会出现哪些异常表现？

一、皮肤评估

皮肤的异常改变，可以是皮肤本身的疾病，也可以是内脏或全身性疾病在体表的表现。皮肤的评估主要通过视诊，必要时可配合触诊。检查应在自然光线下进行，评估内容包括颜色、湿度、弹性、皮疹、皮下出血、蜘蛛痣、肝掌、水肿及压疮。

（一）颜色

皮肤颜色（skin color）与种族、毛细血管的分布、血液的充盈度、色素量的多少以及皮下脂肪的厚薄等因素有关。

1. 发红（redness） 多因局部毛细血管扩张、血流加速、红细胞增多所致。生理情况下见于情绪激动、运动及饮酒后；病理情况下见于发热性疾病、某些中毒（如阿托品、一氧化碳）、库欣综合征及真性红细胞增多症。

2. 苍白（pallor） 可由血红蛋白及红细胞减少、末梢血液循环不良引起，以口唇、甲床、睑结膜等部位最明显。生理情况下见于寒冷、受惊等；病理情况下常见于贫血、主动脉瓣关闭不全、出血、休克、虚脱等。

3. 发绀（cyanosis） 由于血液中还原血红蛋白增多（ > 50g/L）或出现异常血红蛋白，导致皮肤黏膜呈青紫色，以口唇、耳郭、面颊、肢端等部位较明显。见于发绀型先天性心脏病、心肺功能不全、亚硝酸盐或氰化物中毒等。

4. 黄染（stained yellow） 皮肤黏膜呈黄色。引起的原因有：①黄疸：为最常见病因，是因严重肝病、溶血和胆汁淤积等致血液中胆红素浓度升高，先于巩膜出现的黄染，特点为近角膜处黄染轻、远角膜处黄染重，严重时才出现皮肤黄染；②胡萝卜素增高：过量食用胡萝卜、南瓜、橘子汁等食物，可使血清胡萝卜素水平增高，引起皮肤发黄，但仅限于手掌、足底、前额及鼻部皮肤，但无巩膜黄染，若停食上述食物，黄染会自行消退；③长期服用含有黄色素的药物：如呋喃类、阿的平等，首先于皮肤出现黄染，重者会出现巩膜黄染，但近角膜缘重、远角膜缘轻，以此可与黄疸鉴别。

5. 色素沉着（pigmentation） 由于表皮基底层黑色素增多，以致部分或全身皮肤颜色加深，称色素沉着。妇女妊娠期面颊部、前额部出现对称性棕褐色斑，称妊娠斑。老年人面部或全身皮肤有散在的色素沉着，称老年斑。全身性色素沉着见于肾上腺皮质功能减退症、肝硬化、晚期肝癌等疾病及长期服用某些药物者。

6. 色素脱失 由于体内黑色素合成减少，皮肤丧失原有色素，形成面积大小不等的脱色斑片称色素脱失。主要表现形式：①白化症：表现为全身皮肤、毛发色素脱失呈白色，为遗传所致；②白斑：多为圆形或椭圆形色素脱失斑片，常出现在口腔黏膜及女性外阴部，有发生癌变的可能；③白癜（风）：全身皮肤多形性大小不等的色素脱失斑片，可逐渐扩大，但进展缓慢，无自觉症状及功能改变。

（二）湿度

皮肤湿度（moisture）与出汗多少有关。病理性出汗增多常见于结核病、风湿热、甲状腺功能亢进等，其中结核病可表现为盗汗，即夜间熟睡后出汗；出汗伴有四肢皮肤厥冷，称为冷汗，又称虚汗，见于休克和虚脱患者；病理性出汗减少或无汗可见于维生素 A 缺乏、黏液性水肿、硬皮病等。

（三）弹性

皮肤弹性（elasticity）与年龄、营养状态、皮下脂肪厚度及组织间隙所含液体量多少有关。评估时，常选择手背或上臂内侧部位，以拇指、食指捏起皮肤，松手后若皮肤皱褶迅速平复为弹性正常。皱褶平复缓慢为弹性减弱，常见于老年人、营养不良和严重脱水者。

（四）皮疹

皮疹（skin eruption）多为全身性疾病征象之一，常见于传染病、过敏性疾病和皮肤病。评估时，应注意皮疹的部位、出现与消失的时间、发展顺序、形态大小、颜色、是否隆起、压之是否褪色及有无瘙痒脱屑，见表4-7。

表4-7 常见皮疹特征及其临床意义

皮疹种类	临床特征	临床意义
斑疹	局部皮肤颜色发红，不隆起	斑疹伤寒、丹毒、风湿性多形性红斑
丘疹	局部皮肤发红伴隆起	麻疹、药疹、湿疹
斑丘疹	丘疹周围有皮肤发红的底盘	风疹、药疹、猩红热
玫瑰疹	圆形的鲜红色斑疹，直径 2～3mm，多见于胸腹部	伤寒、副伤寒
荨麻疹	局部皮肤苍白色伴隆起或红色、大小不等的水肿性皮疹，常伴瘙痒	异体蛋白性食物和药物过敏等皮肤过敏反应

（五）皮下出血

皮下出血（subcutaneous hemorrhage）为血管性皮肤损害。出血点直径＜2mm 称瘀点；直径 3～5mm 称紫癜；直径 > 5mm 称瘀斑；大片出血伴皮肤隆起称血肿。皮下出血常见病因有外伤、血液系统疾病、重症感染、某些血管损害性疾病、毒物或药物中毒等。

（六）水肿

水肿（edema）是由于过多液体潴留在皮下组织间隙所致的组织肿胀。

1.水肿的分类　若以手指按压局部组织，出现凹陷，称为凹陷性水肿，为大多数水肿的类型；指压后局部组织无凹陷，称为非凹陷性水肿，如黏液性水肿。根据病因和临床表现可分为全身水肿和局部水肿。全身水肿常见于心功能不全、肾脏疾病、肝硬化失代偿期、营养不良等；局部水肿常见于局部炎症，静脉、淋巴回流受阻等。

2.水肿的分度　根据程度又可将水肿分为轻、中、重三度。轻度指仅眼睑、眶下软组织、胫骨前、踝部等局部出现水肿，指压后仅有轻度下陷，平复较快；中度指全身组织出现明显水肿，指压后出现明显下陷，平复较慢；重度水肿指全身组织出现严重水肿，低垂部位皮肤紧绷发亮，甚至有液体渗出，浆膜腔可有积液。

（七）蜘蛛痣、肝掌

蜘蛛痣（spider angioma）是由于皮肤小动脉末端分支向外呈辐射状的扩张，形成的蜘蛛样血管痣（图 4-3）。评估时用棉签杆或大头针帽压迫血管痣中心，其辐射状小血管网随之消失，一旦压力解除，蜘蛛痣又出现。多发生在上腔静脉分布的皮肤区域内。肝掌（liver palms）是指手掌的大小鱼际处常发红，压之褪色。蜘蛛痣和肝掌的发生机制被认为与肝脏对体内雌激素灭活功能减弱有关，常见于慢性肝病如肝硬化等。

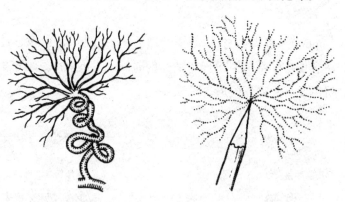

图 4-3　蜘蛛痣

（八）压疮

压疮（pressure sore），又称压力性溃疡，为局部组织长期受压，出现持续缺血、缺氧、营养不良所致的皮肤损害，易发生于枕部、耳郭、肩胛部、脊柱、肘部、髋部、骶尾部等身体受压较大的骨隆突部位。对已发生的压疮，应根据组织损伤的程度对其进行分期评估：①瘀血红润期：皮肤红、肿、热、麻木或有触痛；②炎性浸润期：红肿扩大，表面紫红，有硬结、水泡及痛感；③浅表溃疡期：水泡逐渐扩大、溃破，继发感染；④坏死溃疡期：坏死组织侵入真皮下层和肌肉层，感染向深部扩展，可破坏深筋膜，甚至破坏骨膜及骨质。

二、浅表淋巴结评估

（一）浅表淋巴结分布

淋巴结分布全身，一般只评估浅表淋巴结。浅表淋巴结呈组群分布，一个组群的淋巴结收集一定区域淋巴液。耳后、乳突淋巴结收集头皮范围内的淋巴液；颌下淋巴结收集口底、颊黏膜、牙龈等处的淋巴液；颏下淋巴结收集颏下三角区内组织、唇、舌部的淋巴结；颈深淋巴结上群收集鼻咽部淋巴液，下群收集咽喉、气管、甲状腺等处的淋巴液；左侧锁骨上淋巴结收集食管、胃等器官的淋巴液，右侧锁骨上淋巴结收集气管、胸膜和肺的淋巴液；腋窝淋巴结收集乳房、前后胸壁及臂部淋巴液；腹股沟淋巴结收集会阴部及下肢的淋巴液。

正常情况下浅表淋巴结不肿大，一般直径小于 0.5cm，故不易触及，偶可触及颈部、颌下或腹股沟淋巴结，但表面光滑、质软、无压痛，可活动，不与周围组织粘连。

（二）评估方法

评估时以触诊为主，辅以视诊；被评估者取适宜体位或姿势，待查局部皮肤及肌肉松弛，评估者由浅及深进行滑动触诊。一般按以下顺序进行：耳前、耳后、枕部、颏下、颈部、锁骨上窝、腋窝、滑车上、腹股沟、腘窝淋巴结，避免遗漏。

发现淋巴结肿大时，应注意其部位、大小、数目、硬度、活动度，有无压痛、粘连，局部皮肤有无红肿、瘢痕、瘘管等及可能的原发病灶。

（三）临床意义

浅表淋巴结肿大可分为局限性和全身性淋巴结肿大。

1. 局限性淋巴结肿大

（1）非特异性淋巴结炎　触及淋巴结质软，无粘连，有压痛，见于局部的急、慢性炎症。

（2）恶性肿瘤淋巴结转移　淋巴结质地坚硬，或有橡皮样感，与周围组织粘连，不易推动，一般无压痛。肺癌多向右侧锁骨上窝淋巴结转移；胃癌、食管癌多向左侧锁骨上窝淋巴结转移；乳腺癌多向同侧腋窝淋巴结群转移；鼻咽癌多向颈部淋巴结转移。

（3）淋巴结结核　多发生在颈部，淋巴结质稍硬，大小不等，与周围组织粘连或相互粘连，易形成瘘管，晚期破溃后形成溃疡。

2. 全身淋巴结肿大　大小不等，遍及全身，无粘连，见于淋巴瘤、白血病、传染性单核细胞增多症等患者。

✎ **考纲摘要**

1. 皮肤黏膜评估包括颜色、弹性、湿度、皮疹、皮下出血、水肿、肝掌、蜘蛛痣等。以视诊为主配合触诊，重点在于皮肤黏膜颜色、皮疹及皮下出血的评估。

2. 浅表淋巴结评估采用浅部触诊法，按顺序评估，重点在于淋巴结肿大的临床意义（局部淋巴结肿大：非特异性炎症、淋巴结结核、恶性肿瘤转移；全身淋巴结肿大：淋巴瘤、白血病等）。

复习思考

1. 评估皮肤弹性常取下列哪个部位（　　　）

    A. 两颊　　　　　　　　　B. 腹部　　　　　　　　　C. 上臂外侧

    D. 手背或上臂内侧　　　　E. 前臂内侧

2. 患者，男性，35岁，饮酒后出现双上肢及背部局部皮肤暂时性的水肿性隆起，大小不等，形态不一，苍白或淡红，伴瘙痒，消退后不留痕迹，为（　　　）

    A. 斑疹　　　　　　　　　B. 玫瑰疹　　　　　　　　C. 丘疹

    D. 斑丘疹　　　　　　　　E. 荨麻疹

3. 患者，女性，60岁，有慢性肝炎病史8年，患肝硬化4年，体检发现肝掌和蜘蛛痣。患者出现蜘蛛痣的可能原因是（　　　）

    A. 体内雌激素灭活减少　　　B. 体内雌激素灭活增加

    C. 体内雌激素含量减少　　　D. 体内雄激素灭活减少

    E. 体内糖皮质激素灭活减少

4. 患者，男性，60岁，自己发现左锁骨上有一鸡蛋大小的无痛性肿块，质地坚硬。首先考虑（　　　）

    A. 乳癌　　　　　　　　　B. 肺癌　　　　　　　　　C. 胃癌

    D. 鼻咽癌　　　　　　　　E. 骨肉瘤

5. 紫癜与充血性皮疹鉴别要点是（　　　）

    A. 直径大小　　　　　　　B. 压之是否褪色　　　　　C. 颜色程度

    D. 皮肤隆起程度　　　　　E. 部位

6. 评估淋巴结时常用什么方法（　　　）

    A. 视诊　　　　　　　　　B. 浅部滑行触诊　　　　　C. 深压触诊

    D. 双手触诊　　　　　　　E. 叩诊

项目三 头部、面部和颈部评估

📖 **案例导入**

患者，女，28岁，近半年出现烦躁易怒、怕热多汗、多食易饥、体形消瘦、双眼球突出、眼裂增宽、目光炯炯。2天前来医院就诊。门诊医生以"甲状腺功能亢进症"收入住院治疗。

思考：

1. 对患者的甲状腺评估包括哪些内容？

2. 患者可能还存在哪些方面的异常表现？

头面颈部评估一般采用视诊与触诊相结合的方式进行，头部评估内容主要包括头发和头皮、头颅大小及形状、头部运动，面部评估主要包括眼、耳、鼻及口的评估，颈部评估主要是对颈部外形与运动、颈部血管、甲状腺以及气管进行评估。

一、头部评估

（一）头发和头皮

评估时注意观察头发的颜色、疏密度、分布、质地、有无脱发及脱发的类型和特点。头皮脂溢性皮炎、甲状腺功能减退、伤寒等疾病可致头发脱落；放射治疗和抗癌药物治疗也可引起脱发，停止治疗后头发可逐渐长出。头皮评估注意观察有无头皮屑、头癣、炎症、外伤及瘢痕等。

（二）头颅

1. 头颅大小及形状 通常用头围代表头颅大小，即用软尺自眉间绕到颅后经过枕骨粗隆一周所测得的长度，新生儿头围约34cm，成年人头围可达53cm或以上。常见的头颅畸形特点及临床意义见表4-8、图4-4。

表4-8 常见的头颅畸形及其临床意义

头颅畸形	形态特点	临床意义
巨颅	额、顶、颞、枕部突出膨大呈圆形，对比之下颜面很小，颈部静脉充盈。由于颅内压升高，使眼球受压，形成双目下视，巩膜外露的特殊表情，称为落日现象	脑积水
小颅	头颅小、畸形，常伴智力低下	囟门过早闭合（正常小儿囟门多在12～18个月内闭合）

头颅畸形	形态特点	临床意义
方颅	前额向左右突出，头顶平坦似方形	小儿佝偻病、先天性梅毒
尖颅（塔颅）	头顶尖突高起，与颜面比例失调（由于冠状缝与矢状缝闭合过早而引起）	先天性尖颅并指（趾）畸形（Apert综合征）

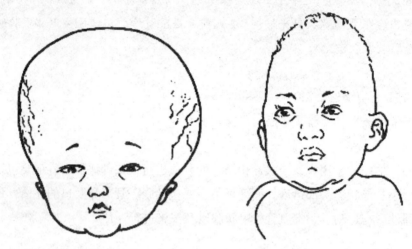

图 4-4 巨颅和尖颅

2. 头部活动 正常人头部活动自如。头部活动受限见于颈椎病；与颈动脉搏动一致的点头运动，见于重度主动脉瓣关闭不全；头部不随意颤动见于帕金森病。

二、面部评估

面部评估一般按照眼、耳、鼻、口的顺序依次进行。

（一）眼

1. 眼睑 评估时应注意观察有无眼睑水肿、上睑下垂、睑内翻、眼睑闭合障碍。眼睑水肿提示肾炎、慢性肝病、贫血、营养不良、血管神经性水肿等。单侧上睑下垂提示动眼神经麻痹，因脑炎、外伤、脑脓肿、蛛网膜下腔出血等所致；双侧眼睑下垂多见于重症肌无力。睑内翻见于沙眼。单侧眼睑闭合障碍提示面神经麻痹；双侧眼睑闭合障碍提示甲状腺功能亢进。

2. 结膜 结膜分为穹隆结膜、球结膜和睑结膜，正常结膜均红润。结膜苍白提示贫血；结膜充血提示结膜炎；结膜出血见于亚急性感染性心内膜炎（Roth点）、败血症；结膜颗粒与滤泡提示沙眼。

3. 巩膜 正常巩膜为不透明瓷白色。出现大小不一的黄色斑块多因脂肪沉着而致，巩膜黄染是黄疸最早、最明显的体征。

4. 角膜　评估角膜应注意观察角膜透明度，即有无白斑、云翳、溃疡、软化及新生血管。老年人因类脂质沉着可在角膜边缘出现灰白色混浊环，又称老年环；角膜边缘出现黄色或棕褐色的色素环，环的外缘较清晰，内缘较模糊，称为 Kayser-Fleischer 环，是铜代谢障碍的结果，见于肝豆状核变性（Wilson 病）；白斑和云翳发生在瞳孔部位可影响视力；角膜软化见于维生素 A 缺乏；角膜周围血管增生见于严重沙眼。

5. 眼球

（1）外形　正常人眼睛近似球形，位于眼眶内。单侧眼球突出多见于眶内占位性病变或局部炎症；双侧眼球突出见于甲状腺功能亢进症。单侧眼球下陷见于眼球萎缩和 Horner（霍纳）综合征；双侧眼球下陷见于严重脱水。

（2）眼球运动　眼球运动受动眼、滑车、外展神经支配，当上述神经损伤时，可导致眼球运动障碍并伴复视。眼球震颤是指眼球有节律的快速往返运动，其评估方法为：嘱被评估者头部固定，眼球随评估者手指所示方向（水平和垂直）运动数次，观察有无震颤。自发性眼球震颤见于耳源性眩晕、小脑疾病等。

6. 瞳孔　要注意瞳孔的大小和形状，双侧是否等大、等圆，对光反射、调节及集合反射是否正常。

（1）大小和形状　正常人瞳孔呈圆形，双侧等大等圆，直径 3～4mm。生理情况下，婴幼儿、老年人以及在光亮处瞳孔较小，青少年、精神兴奋或在暗处瞳孔扩大。病理情况下，瞳孔缩小见于虹膜炎症、有机磷农药及毒蕈中毒，或吗啡、氯丙嗪等药物反应；瞳孔扩大见于外伤、青光眼，或阿托品、可卡因等药物反应；双侧瞳孔大小不等，提示颅内病变，如脑疝、脑外伤、脑肿瘤等；双侧瞳孔散大伴对光反射消失，为濒死的表现。瞳孔呈椭圆形见于青光眼或眼内肿瘤，瞳孔形状不规则见于虹膜粘连。

（2）对光反射　评估时嘱被评估者注视正前方，用手电筒直接照射一侧瞳孔，被照瞳孔因光线刺激立即缩小，移开光源后瞳孔迅速复原，称直接对光反射；用一手隔开两眼，光照一侧瞳孔，另一侧瞳孔也同时缩小，称间接对光反射。正常人对光反射灵敏；对光反射迟钝，见于浅昏迷患者；对光反射完全消失，见于深昏迷患者。

（3）调节与集合反射　评估时嘱被评估者注视 1 米外的目标物（通常用评估者竖立的食指），然后逐渐将目标物移向被评估者眼球，至距离眼球约 20cm 处停止，期间注意观察瞳孔变化。正常人瞳孔逐渐缩小，为调节反射；同时双侧眼球向内聚合，称为集合反射（也称辐辏反射）。集合反射减弱，见于甲状腺功能亢进；调节反射和集合反射均消失，见于动眼神经功能受损。

7. 视力　常采用国际标准视力表进行检查，包括远视力检查和近视力检查。

（二）耳

1.耳郭与乳突部检查 注意耳郭外形及有无畸形、结节、疤痕、瘘管，痛风患者可在耳郭上触及小而硬的白色痛性结节，为尿酸钠沉淀的结果。注意乳突有无红肿、压痛。因乳突内腔与中耳相连，当化脓性中耳炎引流不畅时，会向内蔓延引起乳突炎，就会出现明显压痛。

2.外耳道检查 观察外耳道有无红肿、分泌物及出血。外耳道有浆液性分泌物并有痒痛者为外耳道炎；外耳道局部红、肿、疼痛，伴耳郭牵拉痛为疖肿；外耳道有脓性分泌物为中耳炎；外伤后外耳道内有血液或脑脊液流出，提示颅底骨折。

3.鼓膜检查 观察鼓膜有无穿孔及穿孔的位置。

4.听力 听力检查包括粗测法和精确法两种。临床上常采用粗测法，即在安静的室内，嘱被评估者闭目静坐，用手指堵塞一侧耳道，评估者手持手表或用捻指声自1米以外逐渐移向被评估者耳部，直至被评估者听到声音为止，测量并记录距离，用同样的方法检查另一耳。约在1米处听到滴答声或是捻指声为正常听力。听力减退见于外耳道耵聍或异物、听神经损害、动脉硬化等。

（三）鼻

1.鼻外观 评估时注意鼻的外形和颜色，常见鼻外形异常见表4-9。吸气时鼻孔开大，呼气时回缩，称鼻翼扇动，见于严重呼吸困难或高热患者。

表4-9　几种常见的鼻外形改变

鼻外形改变	形态特点	临床意义
酒渣鼻	鼻尖和鼻翼皮肤发红，伴毛细血管扩张和组织肥厚	螨虫感染
蛙状鼻	鼻腔完全阻塞，鼻翼扩大，鼻梁宽平似蛙状	鼻息肉
马鞍鼻	鼻梁塌陷，呈马鞍状	先天性梅毒或鼻骨骨折
蝶形红斑	鼻梁部出现红色水肿斑块，并向两侧面颊扩展呈蝴蝶状	系统性红斑狼疮

2.鼻腔 评估时注意鼻腔是否通畅、有无分泌物及出血，鼻中隔有无偏曲。鼻腔不畅引起的呼吸不畅见于鼻息肉、鼻中隔重度偏曲、鼻炎。鼻炎时分泌物增多，清稀无色的分泌物提示卡他性炎症；黏稠发黄的脓性分泌物则提示鼻或鼻窦化脓性炎症。鼻出血常见于出血性疾病、外伤、高血压、流行性出血热、伤寒等。鼻中隔偏曲多为慢性鼻炎或外伤所致。

3.鼻窦 为鼻腔周围含气的骨质空腔，共有四对，即上颌窦、筛窦、额窦和蝶窦（图4-5）。检查时，评估者将双手四指固定于被评估者两侧耳后，两拇指分别置于左右颧部向后按压以检查上颌窦，若两拇指分别置于鼻根部与眼内眦之间向后方按压，则检查的是筛窦；检查额窦时，一手扶持被评估者枕部，另一手拇指或食指置于眼眶上缘内侧向后上方按压；由于蝶窦解剖位置比较深，不能在体表评估。评估时注意有无压痛，正常人鼻窦均有窦口与鼻腔相通，若引流不畅时易发生鼻窦炎，可出现鼻窦压痛。

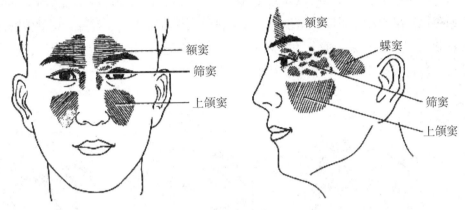

图 4-5　鼻窦

（四）口

1. 口唇　注意口唇颜色，有无口角糜烂、疱疹及歪斜。正常人口唇红润光泽。口唇苍白见于贫血、虚脱等；口唇发绀见于心肺功能不全引起的缺氧；口唇颜色深红见于高热；口唇呈樱桃红色见于一氧化碳中毒。口唇干燥伴皲裂见于严重脱水。口角糜烂见于核黄素缺乏症；口唇疱疹见于大叶性肺炎、流行性脑脊髓膜炎等，多由单纯疱疹病毒感染引起；口角歪斜见于面神经麻痹。

2. 口腔黏膜　注意口腔黏膜颜色、有无溃疡、黏膜斑、鹅口疮等。正常人口腔黏膜光洁呈粉红色。出现蓝黑色色素沉着斑片多见于肾上腺皮质功能减退；黏膜溃疡多见于慢性复发性口疮；在第二磨牙相对的颊黏膜上出现针尖大小的白色斑点，周围有红晕，称麻疹黏膜斑（Koplik 斑），对麻疹早期诊断有特征性价值；口腔黏膜真菌感染导致红色黏膜上出现白色凝乳块状物，称雪口病（鹅口疮），见于长期使用广谱抗生素或衰弱重病者。

3. 牙齿和齿龈　注意牙齿颜色，有无龋齿、义齿或残根。正常牙齿呈瓷白色。黄褐色牙称斑釉牙，为长期饮用含氟量较高的水所致。牙齿疾患应按要求标明所在部位。评估牙龈时注意牙龈颜色，有无肿胀、溢脓、溃疡及出血。正常牙龈呈粉红色。牙龈游离缘有蓝黑色点线状称铅线，是慢性铅中毒的体征；牙龈肿胀、溢脓见于慢性牙周炎。

4. 舌　注意观察舌质、舌苔及舌的活动情况。正常人舌质淡红，表面湿润，覆有薄白苔，伸出居中，活动自如无震颤。舌乳头萎缩，舌体变小，舌面光滑呈粉红色或红色称镜面舌，见于贫血或营养不良；舌鲜红伴舌乳头肿胀凸起状如草莓称草莓舌，见于猩红热或长期发热患者；伸舌时偏向一侧见于舌下神经麻痹；舌震颤见于甲状腺功能亢进。

5. 咽及扁桃体　嘱被评估者取坐位，头略后仰，张大口发"啊"的长音，评估者站在被评估者的正前方，右手持压舌板将患者的舌前 2/3 与后 1/3 交界处迅速下压，左手持手电筒照明，即可观察咽部及扁桃体。评估时注意咽部颜色，有无充血、肿胀、分泌物及扁桃体大小。急性咽炎时可见咽部黏膜充血、发红、分泌物增多；慢性咽炎时咽部黏膜充血、表面粗糙、淋巴滤泡呈簇状增生；急性扁桃体炎时腺体增大、红肿，扁桃体隐窝内有脓性分泌物。扁桃体肿大一般分为三度（图 4-6）：不超过咽腭弓者为Ⅰ度，超过咽腭弓者为Ⅱ度，达到或超过咽后壁中线者为Ⅲ度。

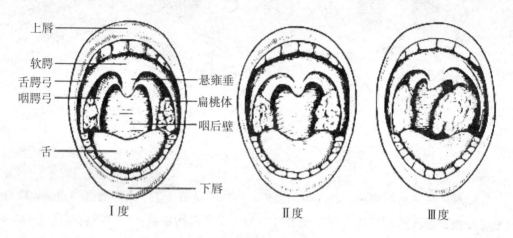

上唇
软腭
舌腭弓
咽腭弓
悬雍垂
扁桃体
咽后壁
舌
下唇

Ⅰ度　　　　Ⅱ度　　　　Ⅲ度

图 4-6　扁桃体位置及其肿大分度示意图

6. 腮腺　位于耳屏、下颌角、颧弓所构成的三角区内，正常看不到。腮腺导管开口于上颌第二磨牙相对的颊黏膜上。评估时注意导管口有无分泌物。腮腺肿大时出现以耳垂为中心的隆起，导管口红肿，见于急性腮腺炎。

7. 口腔气味　正常人口腔无特殊气味。口腔有烂苹果味见于糖尿病酮症酸中毒，大蒜味见于有机磷中毒。

三、颈部评估

（一）颈部外形与运动

正常人颈部直立，两侧对称，活动自如。颈部运动受限伴疼痛，见于软组织炎症、颈肌扭伤、颈椎结核或肿瘤等；颈项强直为脑膜刺激征之一，见于各种脑膜炎、蛛网膜下腔出血等。

（二）颈部血管

1. 颈静脉怒张　正常人颈外静脉（简称颈静脉）不易显露，平卧时可略见充盈，但充盈的水平仅限于锁骨上缘至下颌角距离的下 2/3 以内。若取 30°～45° 的半卧位时颈静脉充盈度超过正常水平，或坐位、立位时可见颈静脉充盈称为颈静脉怒张，提示上腔静脉回流障碍，见于右心衰竭、心包积液、缩窄性心包炎等。

2. 颈动脉搏动 正常人静息状态下看不到颈动脉搏动，但在剧烈运动后可见很微弱的搏动。如静息状态下看到明显的颈动脉搏动，则提示脉压增大，见于主动脉瓣关闭不全、严重贫血、甲状腺功能亢进症等。

（三）甲状腺

甲状腺位于甲状软骨下方及环状软骨两侧。正常甲状腺表面光滑柔软，但看不到也不易触及。

1. 评估方法 甲状腺评估可采取视诊、触诊和听诊，其中触诊是甲状腺评估的基本方法。触诊时，评估者可站于被评估者前面，一手拇指施压于被评估者一侧甲状软骨，将气管推向对侧，另一手食、中指在对侧胸锁乳突肌后缘向前推挤甲状腺侧叶，用拇指在胸锁乳突肌前缘触摸被推挤的甲状腺侧叶，并让被评估者吞咽，可感受甲状腺在手指下滑动；也可站于被评估者后面，一手食指、中指、无名指在一侧甲状软骨施压，将气管推向对侧，另一手拇指在对侧胸锁乳突肌后缘向前推挤甲状腺，食指、中指、无名指在其前缘触及甲状腺。触及甲状腺肿大时，以钟型听诊器置于甲状腺上听有无血管杂音。检查时注意甲状腺的大小、质地、是否对称，有无结节、压痛、震颤等。

2. 甲状腺肿大的分度及临床意义 Ⅰ度肿大，看不到肿大但能触及者；Ⅱ度肿大，能触及且能看到，但在胸锁乳突肌以内者；Ⅲ度肿大，能触及且能看到，超过胸锁乳突肌外缘者。甲状腺肿大常见于单纯甲状腺肿、甲状腺功能亢进症、甲状腺肿瘤和慢性淋巴性甲状腺炎等。

（四）气管

正常人气管位于颈前中部。被评估者取坐位或仰卧位，评估者将右手食指与无名指分别置于其两侧胸锁关节上，然后将中指置于气管上，观察中指是否在食指和无名指之间，两侧间距相等说明气管居中，若两侧距离不等则提示有气管移位。气管移向健侧见于纵隔肿瘤、一侧大量胸腔积液或气胸以及单侧甲状腺肿大；气管移向患侧见于肺不张、肺纤维化、胸膜粘连。

📝 **考纲摘要**

1. 头面颈部评估以视诊为主，配合触诊及听诊。

2. 头部评估主要是常见头颅畸形的临床意义：巨颅见于脑积水、方颅见于佝偻病。

3. 面部评估包括眼（重点在于瞳孔评估）、耳、鼻、口（以口唇颜色、口腔黏膜及扁桃体评估最重要）。

4. 颈部评估重点在于颈静脉怒张的意义及甲状腺的评估（甲状腺肿大分三度）。

复习思考

1. 扁桃体超过咽腭弓而未达咽后壁中线者为（　　）

    A. Ⅰ度肿大 　　　　　　　B. Ⅱ度肿大 　　　　　　　C. Ⅲ度肿大

    D. Ⅳ度肿大 　　　　　　　E. 正常

2. 正常人坐位时颈静脉不显露，平卧时可稍充盈，其充盈水平限于（　　）

    A. 锁骨上缘至下颌角距离的上 2/3 内

    B. 锁骨上缘至下颌角距离的中 2/3 内

    C. 锁骨上缘至下颌角距离的上 1/3 内

    D. 锁骨上缘至下颌角距离的下 2/3 内

    E. 锁骨上缘至下颌角距离的下 1/3 内

3. 用视诊法评估甲状腺时，应嘱患者做什么动作，观察甲状腺（　　）

    A. 仰头 　　　　　　　　　B. 屈颈 　　　　　　　　　C. 吞咽

    D. 抱头 　　　　　　　　　E. 摇头

4. 小儿表现为"落日现象"提示（　　）

    A. 佝偻病 　　　　　　　　B. 先天性梅毒 　　　　　　C. 脑积水

    D. Apert 综合征 　　　　　E. 囟门过早闭合

5. 患者，女性，12 个月，1 天前发热、全身皮肤出现斑丘疹，并在第二磨牙相对的颊黏膜上出现针尖大小的白色斑点，周围有红晕。该口腔黏膜损害为（　　）

    A. 瘀斑 　　　　　　　　　B. 黏膜疹 　　　　　　　　C. Koplik 斑

    D. 鹅口疮 　　　　　　　　E. 铅线

项目四　胸部评估

【学习目标】

  1. 掌握肺和心脏的评估方法、正常状态及常见异常的临床意义。

  2. 熟悉胸部体表标志。

  3. 了解胸壁、胸廓、乳房和血管的评估。

案例导入

患者，男，65岁。慢性咳嗽、咳痰20余年，4年前开始出现呼吸困难，并逐渐加重。6天前因受凉后出现上述症状明显加重，痰液黏稠，无力咳出，并出现双下肢水肿，门诊遂收住入院。入院后行X线胸片检查，结果提示：慢性支气管炎、阻塞性肺气肿、肺源性心脏病。

思考：

1. 对该患者进行身体评估可能会出现哪些异常体征？

2. 该患者目前存在哪些主要护理问题？

胸部（chest）是指颈部以下、腹部以上的区域。胸部评估应在安静、温度适宜、光线充足的环境下进行，尽可能暴露全胸部，患者可采取坐位或卧位，按视、触、叩、听顺序进行，依次评估前胸部、侧胸部、背部，并左右对称部位进行对比。

一、胸部的体表标志

胸部的体表标志包括骨骼标志、人工划线、自然陷窝及分区，借以标记正常胸廓内脏器的轮廓及位置，异常体征的部位和范围。

（一）骨骼标志

1.胸骨角 又称Louis角。为胸骨柄与胸骨体的连接处向前突起而成。胸骨角两侧分别与左右第2肋软骨相连，为计数肋骨和肋间隙顺序的主要标志。它还标志气管分叉、心房上缘及上下纵隔交界，在背部与第4或第5胸椎相对应（图4-7）。

2.腹上角 又称胸骨下角，由两侧肋弓在胸骨下端汇合处所构成的夹角。正常为70º～110º，体型矮胖者角度较大（为钝角），瘦长者较小（为锐角）。

3.剑突 是胸骨体下端的突出部分，为三角形，其底部与胸骨体相连接。

4.肩胛下角 为肩胛骨的最下端。直立位两上肢自然下垂时，肩胛下角相当于第7或第8肋骨水平，常为胸腔积液穿刺时计数肋间隙的标志。

5.第7颈椎棘突 为后颈下部最突出的棘突。当低头时极易触及，为计数胸椎的标志（图4-8）。

6.肋脊角 为背部第12肋骨与脊柱构成的夹角。其前方为肾脏和输尿管上端所在的区域。

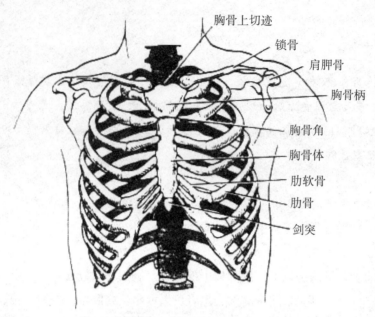

图 4-7　前胸壁的骨骼标志

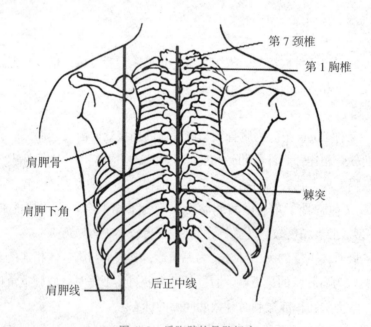

图 4-8　后胸壁的骨骼标志

（二）体表划线

1.前正中线　也称胸骨中线，即通过胸骨正中的垂直线（图 4-9）。

2.锁骨中线（左、右）　为通过锁骨的胸骨端与肩峰端两者中点的垂直线，即通过锁骨中点向下的垂直线（图 4-9）。

3. 腋前线（左、右） 为通过腋窝前皱襞沿前侧胸壁向下的垂直线（图 4-9）。

4. 腋中线（左、右） 为自腋窝顶端于腋前线与腋后线中点向下的垂直线（图 4-9）。

5. 腋后线（左、右） 为通过腋窝后皱襞沿后侧胸壁向下的垂直线（图 4-9）。

6. 后正中线 又称脊柱中线，为通过椎骨棘突的垂直线（图 4-9）。

7. 肩胛线（左、右） 为两臂自然下垂时，通过肩胛下角与后正中线平行的垂直线（图 4-9）。

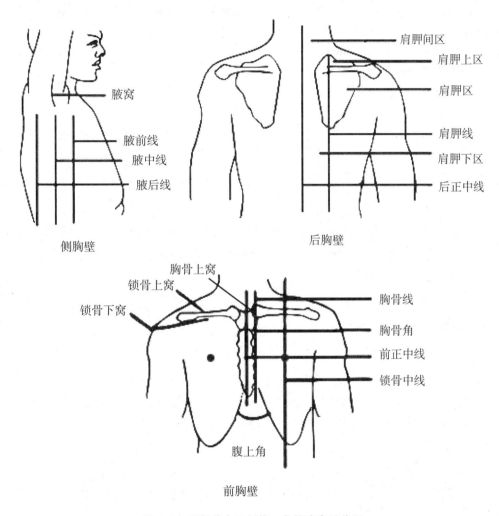

图 4-9 胸部的人工划线、自然陷窝及分区

（三）自然陷窝及分区

1. 胸骨上窝 为胸骨柄上方的凹陷处，正常时气管位于其后正中（图 4-9）。

2. 锁骨上窝（左、右） 为锁骨上方的凹陷处。相当于两肺上叶肺尖的上部（图 4-9）。

3. 锁骨下窝（左、右） 为锁骨下方的凹陷处，其下界为第 3 肋骨下缘。相当于两肺上叶肺尖的下部（图 4-9）。

4. 腋窝（左、右）　为上肢内侧与胸壁相连的凹陷处（图4-9）。

5. 肩胛上区（左、右）　为背部肩胛冈以上的区域。相当于两肺上叶肺尖的下部（图4-9）。

6. 肩胛下区（左、右）　为背部两肩胛下角连线至第12胸椎水平线之间的区域。后正中线将其分为左、右两部（图4-9）。

7. 肩胛间区（左、右）　为背部两肩胛骨内缘之间的区域。后正中线将其分为左、右两部（图4-9）。

二、胸壁、胸廓和乳房评估

（一）胸壁

评估胸壁时，除应注意营养状态、皮肤、淋巴结和骨骼肌发育情况外，还应重点评估下列各项：

1. 静脉　正常人胸壁无明显的静脉可见。当上腔静脉或下腔静脉回流受阻时，可见胸壁静脉充盈或曲张。

2. 胸壁压痛　正常人胸壁无压痛。胸壁局部压痛常见于肋间神经炎、肋软骨炎、带状疱疹、肋骨骨折等。骨髓异常增生者，常出现胸骨压痛和叩击痛，见于白血病患者。

3. 皮下气肿（subcutaneous emphysema）　当有气体积存于胸壁皮下组织时称皮下气肿。多因为气管、肺或胸膜受损后，气体从病变部位逸出，沿组织间隙积存于皮下所致。评估者触诊时可有捻发感或握雪感，听诊时可闻及捻发音。

（二）胸廓

正常人胸廓两侧大致对称，呈椭圆形。其大小和外形个体间有一些差异。成人胸廓的前后径较左右径为短，两者的比例约为1:1.5。小儿和老年人的胸廓前后径略小于左右径或几乎相等，呈圆柱形。常见的胸廓外形改变见图4-10。

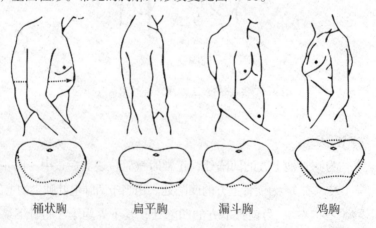

桶状胸　　扁平胸　　漏斗胸　　鸡胸

图4-10　常见胸廓外形改变

1. 扁平胸（flat chest） 胸廓扁平，其前后径常短于左右径的一半。见于瘦长体型者，也可见于慢性消耗性疾病，如肺结核、晚期肿瘤等。

2. 桶状胸（barrel chest） 胸廓呈圆桶状，其前后径增加，有时与左右径几乎相等，甚至超过左右径。肋骨上抬呈水平状，肋间隙增宽且饱满，腹上角增大。可见于老年人、矮胖体型者、严重慢性阻塞性肺疾病患者。

3. 佝偻病胸（rachitic chest） 为佝偻病所致，多见于儿童。包括：①鸡胸（pigeon chest）：胸廓前后径略长于左右径，其上下长度较短，胸骨下端常前突，胸廓前侧壁肋骨凹陷，形似鸡胸。②肋膈沟（harrison groove）：下胸部前面的肋骨常外翻，沿膈附着的部位其胸壁向内凹陷形成沟状带。③漏斗胸（funnel chest）：胸骨剑突处显著凹陷呈漏斗状。④佝偻病串珠（rachitic rosary）：沿胸骨两侧各肋软骨与肋骨交界处常隆起，形成串珠状。

4. 胸廓一侧或局部变形 胸廓一侧膨隆见于患侧大量胸腔积液、气胸或胸腔肿瘤。胸廓一侧凹陷或局限性凹陷见于肺不张、肺纤维化、广泛胸膜增厚和粘连等。胸廓局部隆起见于心脏明显增大、大量心包积液、主动脉瘤、胸壁或胸内肿瘤等。

5. 脊柱畸形所致胸廓改变 脊柱前凸、后凸、侧凸可致胸廓两侧不对称，肋间隙增宽或变窄。严重者可引起呼吸、循环功能障碍。常见于脊柱结核等（图4-11）。

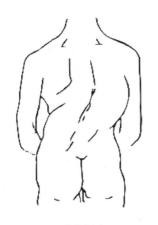 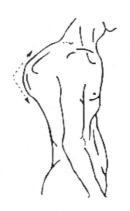

脊椎侧突　　　　　　　　　　　　脊椎后突

图4-11　常见脊柱畸形

（三）乳房

正常儿童及男性乳房一般不明显，乳头位置大约位于锁骨中线第4肋间隙。正常女性青春期乳房逐渐增大，呈半球形，乳头也逐渐增大呈圆柱形。评估时被评估者取坐位或仰卧位，充分暴露胸部。一般先评估健侧，后评估患侧，除评估乳房外，还应评估引流乳房部位的淋巴结。评估时先做视诊，然后再做触诊。

1. 视诊

（1）对称性　正常女性坐位时，两侧乳房基本对称。但也有轻度不对称者，是由于两侧乳房发育程度不完全一致所致。明显不对称者见于乳房发育不全、先天性畸形、囊肿、炎症或肿瘤等。

（2）乳房皮肤　注意乳房皮肤颜色，有无溃疡、瘢痕、色素沉着、水肿或有否局部下陷。乳房皮肤发红提示局部炎症或乳癌。前者常同时出现肿、热、痛，后者侵及皮肤淋巴管时，皮肤呈深红色，不伴疼痛，发展快，面积多超过一个象限，当它引起淋巴管堵塞致水肿时，局部皮肤呈"橘皮"或"猪皮"样。乳房皮肤回缩可由外伤或炎症引起，亦可能是乳癌所致，轻度的皮肤回缩常为早期乳癌的征象。

（3）乳头　应注意乳头的位置、大小、两侧是否对称、有无乳头内陷。乳头回缩若系自幼发生则为发育异常；若系近期发生则可能为乳癌或炎性病变。乳头出现分泌物提示乳腺导管有病变，分泌物可呈浆液性，黄色、绿色或血性。出血最常见于导管内乳头状瘤，也可见于乳癌及乳管炎，分泌物由清亮变为绿色或黄色常为慢性囊性乳腺炎。

（4）腋窝和锁骨上窝　完整的乳房视诊还应包括乳房淋巴引流的重要区域。必须仔细观察腋窝和锁骨上窝有无包块、红肿、溃疡、瘘管、瘢痕等。

2. 触诊　乳房的上界是第2或第3肋骨，下界是第6或第7肋骨，内界起自胸骨缘，外界止于腋前线。

触诊乳房时，被评估者采取坐位，先两臂下垂，然后两臂高举超过头部或双手叉腰再进行评估。为了便于记录病变部位，以乳头为中心做一条垂直线和水平线，可将乳房分为4个象限，分别为1（外上）、2（外下）、3（内下）、4（内上）象限（图4-12）。

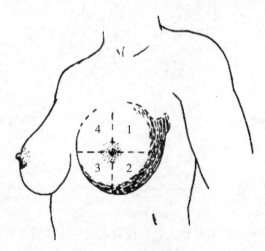

图4-12　乳房分区

触诊由健侧乳房开始，后评估患侧。评估者的手指和手掌平放在乳房上，用指腹轻施压力，以旋转或来回滑动的方式进行触诊。触诊时依次按外上、外下、内下、内上4个象限的顺序进行，最后触诊乳头。触诊时应注意乳房的弹性和硬度、有无压痛和包块等。

乳房触诊后还应仔细触诊腋窝、锁骨上窝、颈部的淋巴结有无肿大或其他异常。

三、肺和胸膜评估

肺与胸膜评估是胸部评估的重要内容之一。评估时，被评估者一般采取坐位或仰卧位，充分暴露胸部，环境要舒适温暖，按视、触、叩、听的顺序进行。

（一）视诊

1. 呼吸运动　呼吸运动是通过膈及肋间肌的收缩和松弛来完成的。健康人在静息状态下呼吸运动稳定而节律规则。女性的呼吸以肋间肌的运动为主，形成胸式呼吸；儿童和成年男性的呼吸以膈肌的运动为主，胸廓下部和上腹部的动度较大，形成腹式呼吸。实际上这两种呼吸运动均不同程度地同时存在。某些疾病可使呼吸运动发生改变，肺、胸膜或胸壁疾病如肺炎、胸膜炎、肋间神经痛等，均可使胸式呼吸减弱，而腹式呼吸增强。腹膜炎、大量腹水、腹腔巨大肿瘤等则腹式呼吸减弱，而胸式呼吸增强。

2. 呼吸频率与深度、节律　正常成人在静息状态下，呼吸运动稳定而有节律，深浅适度，频率12～20次/分，呼吸与脉搏之比为1：4。新生儿呼吸约为44次/分，随着年龄的增长而逐渐减慢。

（1）呼吸频率异常

1）呼吸过速：指呼吸频率超过20次/分，见于发热、疼痛、贫血、甲状腺功能亢进、心力衰竭等。

2）呼吸过缓：指呼吸频率低于12次/分，见于麻醉剂或镇静剂过量、颅内压增高等。

（2）呼吸深度异常

1）呼吸浅快：见于呼吸肌麻痹、严重鼓肠、腹水等，以及肺部疾病如肺炎、胸腔积液、气胸等。

2）呼吸深快：当严重代谢性酸中毒时，机体为排出过多的CO_2以调节细胞外液酸碱平衡，出现深而快的呼吸，见于糖尿病酮症酸中毒、尿毒症等，此种深长的呼吸又称之为库斯莫尔（Kussmaul）呼吸。

（3）呼吸节律异常

1）潮式呼吸：又称陈－施（Cheyne-Stokes）呼吸，表现为呼吸由浅慢逐渐变为深快，然后再由深快变为浅慢，随之出现5～30秒的呼吸暂停后，又重复上述变化的周期性呼吸（图4-13）。潮式呼吸周期可长达30秒～2分钟。

2）间停呼吸：又称比奥（Biots）呼吸，表现为有规律地呼吸几次后，突然停止一段时间，又开始呼吸，即周而复始的间停呼吸（图4-13）。

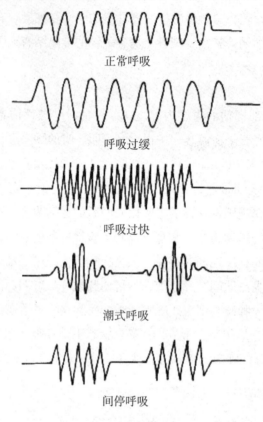

正常呼吸

呼吸过缓

呼吸过快

潮式呼吸

间停呼吸

图4-13 呼吸节律频率的变化

以上两种周期性呼吸节律变化均是由于呼吸中枢的兴奋性降低所致，多发生于中枢神经系统疾病，如脑炎、脑膜炎、颅内压增高及某些中毒如糖尿病酮症酸中毒、巴比妥中毒等。间停呼吸较潮式呼吸更为严重，常在临终前发生。部分老年人熟睡时，也可出现潮式呼吸，为脑动脉硬化的表现。

（二）触诊

1. 胸廓扩张度（thoracic expansion） 即呼吸时的胸廓动度，正常人胸廓扩张度两侧对称。在胸廓前下部较易获得，因此处胸廓呼吸时动度较大。评估前胸廓扩张度时，评估者两手置于胸廓下面的前侧部，左右拇指分别沿两侧肋缘指向剑突，拇指尖在前正中线两侧对称部位，手掌和其余手指伸展平放在前侧胸壁；进行后胸廓扩张度评估时，将两手平置于被评估者背部，约在第10肋骨水平，拇指与中线平行，并将两侧皮肤向中线轻推。嘱被评估者做深呼吸运动，观察比较两手的动度是否一致。若一侧胸廓扩张度受限，见于大量胸腔积液、气胸、肺不张、胸膜增厚等（图4-14）。

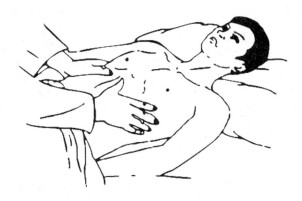

图 4-14 胸廓扩张度评估方法

2. 语音震颤（vocal fremitus） 被评估者发音时声带振动产生的声波，沿气管、支气管及肺泡传到胸壁时所引起的共鸣振动，可由评估者的手触及，又称为触觉震颤。

评估方法：评估者将双手掌或双手掌的尺侧缘轻轻平放于被评估者胸部两侧对称部位，嘱被评估者用同等的强度重复发长音"yi"，评估者两手从上至下，从内至外，先前胸后背部比较两侧相应部位的语音震颤是否一致（图 4-15）。注意有无单侧、局部增强或减弱。语音震颤的强弱与发音的强弱、音调的高低、胸壁的厚薄等多种因素有关，也与被评估的部位有关，正常成人、男性、消瘦者较儿童、女性、肥胖者强，前胸上部较下部强，右胸上部较左胸上部强。

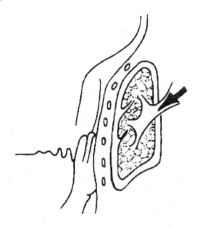

图 4-15 语音震颤评估方法

语音震颤病理性变化的临床意义：

（1）语音震颤减弱或消失 主要见于：①肺泡内含气量过多，如慢性阻塞性肺疾病。②支气管阻塞，如阻塞性肺不张。③大量胸腔积液或气胸。④胸膜明显增厚粘连。⑤胸壁皮下气肿。

（2）语音震颤增强　主要见于：①肺组织实变，如大叶性肺炎实变期、大片肺梗死等。②肺组织内有大空腔且接近胸壁，如空洞型肺结核、肺脓肿等。

3. 胸膜摩擦感（pleural friction fremitus）　急性胸膜炎时，胸膜上有纤维蛋白沉着而变得粗糙，在呼吸时脏层和壁层胸膜相互摩擦，可由评估者的手感觉到，故称为胸膜摩擦感。通常在呼、吸两相均可触及，但有时只能在吸气相末触及，触诊时有皮革相互摩擦的感觉。常在呼吸时胸廓动度最大的下前侧部触及。

（三）叩诊

1. 叩诊方法　胸部叩诊的方法可分为直接叩诊法和间接叩诊法，以间接叩诊法常用。直接叩诊法主要用于大面积的病变。被评估者可取坐位或仰卧位，平静呼吸，叩诊前胸时，胸部稍向前挺；叩诊侧胸时，举起上臂置于头部；叩诊背部时，头稍向前低，双手交叉抱肘，上半身略向前倾。叩诊时评估者的板指平贴于肋间隙并与肋骨平行（叩诊肩胛间区时，板指可与脊柱平行）。注意叩击力量要均等，轻重要适宜。叩诊顺序由上向下，先前胸，再侧胸，最后叩诊背部。注意上下、左右对称部位进行对比。

2. 正常胸部叩诊音　正常胸部叩诊音为清音。生理情况下，由于多种因素的影响，存在一定的差异。前胸上部较下部稍浊，右肺上部较左肺上部稍浊，背部较前胸部稍浊，右侧腋下部因受肝脏的影响叩诊音稍浊，左侧腋前线下方有胃泡的存在，叩诊呈鼓音（图4-16），又称Traube鼓音区。

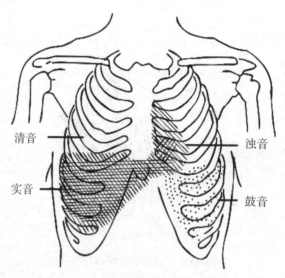

清音　　　　　　　　　　浊音

实音　　　　　　　　　　鼓音

图4-16　正常胸部叩诊音

3. 肺界的叩诊

（1）肺上界　即肺尖的上界，内侧为颈肌，外侧为肩胛带。从斜方肌前缘中央部开始叩诊为清音，逐渐叩向外侧，当由清音变为浊音时，即为肺上界的外侧终点。然后再由上述中央部往内侧叩，当清音变为浊音时，即为肺上界的内侧终点。该清音带的宽度即为肺尖的宽度，正常为 4 ～ 6cm，又称 Kronig 峡（图 4-17）。肺上界变窄常见于肺结核所致的肺尖浸润、纤维性变及萎缩。肺上界增宽常见于慢性阻塞性肺疾病。

（2）肺前界　正常的肺前界相当于心脏的绝对浊音界。

（3）肺下界　两侧肺下界基本一致。正常人平静呼吸时，肺下界位于锁骨中线第 6 肋间隙上，腋中线第 8 肋间隙上，肩胛线第 10 肋间隙上。肺下界受体型、发育的影响，矮胖者可上升 1 肋间隙，瘦长者可下降 1 肋间隙。病理情况下，肺下界降低常见于慢性阻塞性肺疾病、腹腔脏器下垂。肺下界上升见于肺不张、胸腔积液及腹内压升高的疾病。

（4）肺下界移动范围　相当于呼吸时膈肌的移动范围。评估时，先于平静呼吸时在肩胛线上叩出肺下界的位置，然后嘱被评估者深吸气后屏住呼吸的同时，沿该线继续向下叩，当由清音变为浊音时，即为肩胛线上肺下界的最低点。待被评估者恢复平静呼吸后，再在肩胛线上叩出平静呼吸时的肺下界，再做深呼气后屏住呼吸，由下至上叩诊，直至浊音变为清音时，即为肩胛线上肺下界的最高点，最高点至最低点之间的距离即为肺下界的移动范围，正常为 6 ～ 8cm（图 4-17）。肺下界移动度减弱，见于慢性阻塞性肺疾病、肺不张、肺炎、肺水肿等。大量胸腔积液、积气或广泛胸膜增厚粘连时，不能叩出肺下界及其移动度。

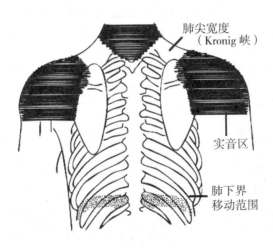

图 4-17　正常肺尖宽度与肺下界移动范围

4.胸部异常叩诊音　在正常肺脏清音区范围内，如出现过清音、鼓音、浊音或实音，则为异常叩诊音，提示肺、胸膜或胸壁有病理性变化。异常叩诊音的类型与病变的性质、范围及病变部位的深浅有关。一般距体表 5cm 以上的深部病灶、直径小于 3cm 的小病灶或少量胸腔积液，常不能发现叩诊音的改变。

（1）过清音　发生在肺张力减弱而含气量增多时，如慢性阻塞性肺疾病等。

（2）鼓音　①肺内空腔性病变，空腔直径大于 3 ～ 4cm，且靠近胸壁时，如空洞型肺结核、液化了的肺脓肿。②气胸。

（3）浊音和实音　①肺部大面积含气量减少：如肺炎、肺水肿、肺梗死等。②肺内不含气的占位病变：如肺肿瘤、未液化的肺脓肿等。③胸腔积液、胸膜增厚。

（四）听诊

听诊时，被评估者可取坐位或卧位，微张口做均匀的呼吸，必要时可做较深的呼吸或咳嗽数声后立即听诊。听诊顺序一般由肺尖开始，自上而下，从前胸到侧胸，最后背部，注意上下、左右对称部位进行对比。

1. 正常呼吸音（normal breath sound）　有以下 3 种。

（1）支气管呼吸音（bronchial breath sound）　为吸入的空气在声门、气管、主支气管形成湍流所产生的声音。该音颇似抬舌后经口腔呼气时所发出的"ha"音，呼气相较吸气相长，且音响强而高调（图 4-18）。正常人在喉部，胸骨上窝，背部第 6、7 颈椎及第 1、2 胸椎附近均可听到支气管呼吸音。

（2）支气管肺泡呼吸音（bronchovesicular breath sound）　又称混合性呼吸音，兼有支气管呼吸音和肺泡呼吸音的特点。吸气音的性质与正常肺泡呼吸音相似，但音调较高，音响较强；呼气音的性质与支气管呼吸音相似，但音调稍低，强度稍弱。支气管肺泡呼吸音的吸气相与呼气相大致相等。正常人在胸骨两侧第 1、2 肋间隙，肩胛间区第 3、4 胸椎水平及肺尖前后部可听到支气管肺泡呼吸音。

（3）肺泡呼吸音（vesicular breath sound）　是由于空气在细支气管和肺泡内进出移动的结果。吸气时气流经支气管进入肺泡，冲击肺泡壁，使其由松弛变为紧张，呼气时又由紧张变为松弛，这种肺泡弹性的变化和气流的振动所形成的声音即为肺泡呼吸音。该音为一种叹息样的或柔和吹风样的"fu-fu"声，其音响强度较弱，音调较低。吸气时音响较强、音调较高、时相较长，而呼气时音响较弱、音调较低、时相较短（图 4-18）。除支气管呼吸音与支气管肺泡呼吸音以外的大部分肺野内均可听到肺泡呼吸音。其中乳房下部、肩胛下部肺泡呼吸音最强，其次为腋窝下部，而肺尖及肺下缘区域较弱。肺泡呼吸音还与性别、年龄、体型等因素有关，儿童较老年人强，瘦长者较矮胖者强，男性较女性强。

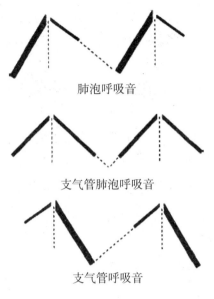

肺泡呼吸音

支气管肺泡呼吸音

支气管呼吸音

图 4-18　正常呼吸音示意图

三种正常呼吸音特征的比较见表 4-10。

表 4-10　三种正常呼吸音特征的比较

特征	支气管呼吸音	支气管肺泡呼吸音	肺泡呼吸音
强度	响亮	中等	柔和
音调	高	中等	低
吸：呼	1：3	1：1	3：1
性质	管样	沙沙声，但管样	轻柔的沙沙声
正常听诊区域	喉部，胸骨上窝，背部第6、7颈椎及第1、2胸椎附近	胸骨角附近、肩胛间区第3、4胸椎水平及肺尖前后部	除支气管呼吸音及支气管肺泡呼吸音以外的大部分肺野

2. 异常呼吸音（abnormal breath sound）

（1）异常肺泡呼吸音

1）肺泡呼吸音减弱或消失：由于肺泡内的空气流量减少或进入肺内的空气流速减慢或呼吸音传导障碍所致。肺泡呼吸音减弱可发生在局部、单侧或双肺。常见的原因有：①胸廓活动受限，如胸痛、肋骨切除等。②呼吸肌疾病，如重症肌无力、膈肌麻痹等。③支气管阻塞，如慢性阻塞性肺疾病、支气管狭窄等。④压迫性肺膨胀不全，如胸腔积液或气胸等。⑤腹部疾病，如大量腹水、巨大肿瘤等。

2）肺泡呼吸音增强：双侧增强，是由于呼吸运动及通气功能增强，使进入肺泡的空气流量增多或进入肺内的空气流速加快。可见于运动、发热、贫血、甲状腺功能亢进、代谢性酸中毒等。一侧增强见于一侧肺胸病变引起肺泡呼吸音减弱，而健侧肺发生代偿性肺泡呼吸音增强。

3）呼气音延长：①下呼吸道部分阻塞、痉挛或狭窄，如支气管哮喘。②肺组织弹性减退，致呼气的驱动力减弱，如慢性阻塞性肺疾病等。

4）粗糙性呼吸音：由于支气管黏膜轻度水肿或炎症浸润致管壁不光滑或狭窄，使气流进出不畅所致。见于支气管或肺部炎症的早期。

（2）异常支气管呼吸音　如在正常肺泡呼吸音部位听到支气管呼吸音，则为异常的支气管呼吸音，又称管样呼吸音，见于：①肺组织实变，如大叶性肺炎实变期。②肺内大空腔，如肺脓肿或空洞型肺结核。③压迫性肺不张，在胸腔积液区上方可听到支气管呼吸音。

（3）异常支气管肺泡呼吸音　为在正常肺泡呼吸音分布的区域内听到支气管肺泡呼吸音。见于肺内散在的较小的实变区与正常的肺组织混合存在或部位较深的实变区被正常的肺组织所覆盖时，如支气管肺炎、肺结核、大叶性肺炎初期。

3. 罗音（rales）　为呼吸音以外的附加音。按性质的不同分为湿罗音和干罗音两种。

（1）湿罗音（moist rale）　是由于吸气时气体通过呼吸道内的分泌物如渗出液、痰液、黏液、脓液、血液等，形成的水泡破裂所产生的声音，故又称水泡音。或由于小支气管壁因分泌物黏着而陷闭，当吸气时突然张开重新充气所产生的爆裂音。

1）听诊特点：①断续而短暂，一次常连续多个出现。②于吸气时或吸气终末较为明显。③部位较恒定，性质不易变。④中、小湿罗音可同时存在，咳嗽后可减轻或消失。

2）分类：按呼吸道腔径大小和腔内渗出物的多少分粗、中、细湿罗音和捻发音。①粗湿罗音又称大水泡音，发生于气管、主支气管或空洞部位，多出现在吸气早期。②中湿罗音又称中水泡音，发生于中等大小的支气管，多出现在吸气的中期。③细湿罗音又称小水泡音，发生于小支气管，多出现在吸气后期。④捻发音是一种极细而均匀一致的湿罗音，多出现在吸气终末，颇似在耳边用手指捻搓一束头发时所发出的声音（图4-19）。

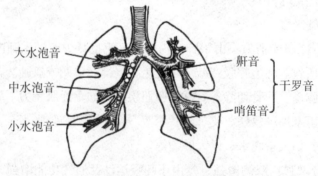

图4-19　罗音发生机制

3）临床意义：肺部局限性湿罗音提示局部有病变，如肺炎、支气管扩张、肺结核等。两侧肺底湿罗音多见于心力衰竭所致的肺淤血、支气管肺炎。两肺野满布湿罗音提示急性肺水肿或重症支气管肺炎。捻发音多见于肺淤血、肺炎早期和肺泡炎等。正常老年人或长期卧床者，于肺底亦可闻及捻发音，但在数次深呼吸或咳嗽后可消失，一般无临床意义。

（2）干罗音（rhonchi） 是由于气管、支气管或细支气管狭窄或部分阻塞，空气吸入或呼出时形成湍流所产生的声音。产生干罗音的病理基础为：①气管、支气管的炎症引起管壁黏膜充血水肿。②管腔内附着黏稠的分泌物。③支气管平滑肌痉挛使管腔口径缩小。④管腔内肿瘤或异物阻塞。⑤管壁外肿大的淋巴结或纵隔肿瘤压迫（图4-20）。

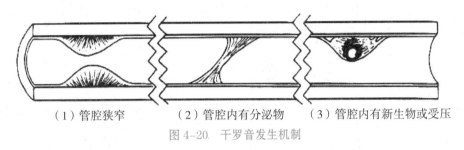

（1）管腔狭窄　　　　（2）管腔内有分泌物　　（3）管腔内有新生物或受压

图 4-20 干罗音发生机制

1）听诊特点：①持续时间较长，音调较高，带乐音性质。②易变性大，罗音的部位、性质、强度均易发生变化，在短时间内可显著减少或消失。③吸气与呼气均可听到，但呼气时更为明显。

2）分类：根据音调的高低可分为：①高调干罗音：又称哨笛音。音调高，多发生于较小的支气管或细支气管。根据其性质常被描述为哮鸣音、飞箭音等。②低调干罗音：又称鼾音。音调低，呈呻吟声或鼾声，多发生于气管或主支气管（图4-19）。

3）临床意义：双侧肺部散在的干罗音见于支气管哮喘、慢性喘息性支气管炎和心源性哮喘等。局限性干罗音是由于局部支气管狭窄，常见于支气管内膜结核或肿瘤等。

4. 语音共振（vocal resonance） 发生机制与语音震颤基本相同。嘱被评估者用一般的声音强度重复发 "yi" 长音，喉部发音产生的振动经气管、支气管、肺泡传至胸壁，评估者用听诊器可以听到柔和、含糊不清的声音，即为语音共振。其临床意义同语音震颤。

5. 胸膜摩擦音（pleural friction rub） 正常胸膜表面光滑，胸膜腔内有少量液体起润滑作用。当胸膜因炎症、纤维素渗出而变得粗糙时，随呼吸脏层和壁层胸膜相互摩擦可产生胸膜摩擦音。其特征颇似用一手掩耳，以另一手指在其手背上摩擦时所听到的声音；通常于吸、呼两相均可听到，但在吸气末或呼气初较明显，屏气时消失；最常听到的部位是前下侧胸壁；可随体位的变动而消失或复现。胸膜摩擦音常发生于纤维素性胸膜炎、胸膜肿瘤、肺梗死、尿毒症等。

（五）呼吸系统常见疾病的体征

见表 4-11。

表 4-11　呼吸系统常见疾病的体征

| 疾病 | 视诊 | | 触诊 | | 叩诊 | | 听诊 |
	胸廓	呼吸动度	气管位置	语音震颤	叩诊音	罗音	呼吸音
肺实变	对称	患侧减弱	居中	病侧增强	浊音或实音	湿罗音	管样呼吸音
肺气肿	桶状	两侧减弱	居中	两侧减弱	过清音	多无	双侧减弱
哮喘	饱满	双侧减弱	居中	两侧减弱	过清音	哮鸣音	减弱
胸腔积液	患侧饱满	患侧减弱	移向健侧	减弱或消失	实音	无	减弱或消失
气胸	患侧饱满	患侧减弱	移向健侧	减弱或消失	鼓音	无	减弱或消失
肺不张	患侧凹陷	患侧减弱	移向患侧	减弱或消失	浊音	无	减弱或消失
肺水肿	对称	双侧减弱	居中	正常或减弱	正常或浊音	湿罗音	减弱

四、心脏评估

心脏评估对于初步判断有无心脏疾病，以及了解心脏疾病的病因、性质、部位与程度都有非常重要的意义。心脏评估时宜在安静、温暖、光线充足的环境中进行，被评估者可取仰卧位或坐位，充分暴露胸部，按视诊、触诊、叩诊、听诊的顺序进行。

（一）视诊

被评估者尽可能取卧位，必要时评估者可将视线与被评估者胸廓同高，光线最好源于左侧，以便更好地了解有无心前区隆起和异常搏动等。

1. 心前区隆起　正常人心前区与右侧相应部位对称。心前区隆起见于：①心脏增大，多见于先天性心脏病，如法洛四联症、肺动脉瓣狭窄等引起的右心室肥大；少数情况见于儿童期风湿性心瓣膜病的二尖瓣狭窄所致的右心室肥大。②伴有大量渗出液的儿童期慢性心包炎。

2. 心尖搏动（apical impulse）　主要由于心室收缩时心脏摆动，心尖向前冲击前胸壁相应部位而形成。正常成人心尖搏动位于第 5 肋间左锁骨中线内侧 0.5 ～ 1.0cm，搏动范围直径为 2.0 ～ 2.5cm。

（1）心尖搏动移位　心尖搏动位置的改变可受多种生理性和病理性因素的影响。

1）生理性因素：正常仰卧时心尖搏动略上移；左侧卧位时心尖搏动向左移 2.0 ～ 3.0cm；右侧卧位可向右移 1.0 ～ 2.5cm。肥胖体型者、小儿、妊娠时，横膈位置较高，使心脏呈横位，心尖搏动向上外移，可达第 4 肋间左锁骨中线外；体型瘦长者横膈下移，心脏呈垂位，心尖搏动移向内下，可达第 6 肋间。

2）病理性因素：有心脏本身因素或心脏以外的因素（表 4-12）。

表 4-12 心尖搏动移位的病理性因素

因素	心尖搏动移位	临床常见疾病
心脏因素		
左心室增大	向左下移位	主动脉瓣关闭不全等
右心室增大	向左侧移位	二尖瓣狭窄等
左、右心室增大	向左下移位，伴心浊音界向两侧扩大	扩张型心肌病等
右位心	位于右侧胸壁	先天性右位心
心外因素		
纵隔移位	向患侧移位	一侧胸膜增厚或肺不张等
	向健侧移位	一侧胸腔积液或气胸等
横膈移位	向左外侧移位	大量腹水等
	移向内下	严重肺气肿等

（2）心尖搏动强度与范围的改变　生理情况下，胸壁肥厚、乳房悬垂、肋间隙狭窄时心尖搏动较弱，搏动范围也缩小；胸壁薄或肋间隙增宽时心尖搏动相应增强，范围也较大。另外，剧烈运动与情绪激动时，心尖搏动也随之增强。

病理情况下，心肌收缩力增加也可使心尖搏动增强，如高热、重度贫血、甲状腺功能亢进或左心室肥厚心功能代偿期等。心肌收缩力下降可使心尖搏动减弱，如扩张型心肌病、急性心肌梗死等。其他造成心尖搏动减弱的心脏因素有心包积液、缩窄性心包炎；心脏以外的病理性影响因素有肺气肿、左侧大量胸腔积液或气胸等。

（3）负性心尖搏动　心脏收缩时，心尖搏动内陷，称负性心尖搏动。见于粘连性心包炎或心包与周围组织广泛粘连。另外，因重度右心室肥大所致心脏顺钟向转位，而使左心室向后移位也可引起负性心尖搏动。

3. 心前区搏动

（1）胸骨左缘第 3～4 肋间搏动　多见于先天性心脏病所致的右心室肥厚。

（2）剑突下搏动　见于肺源性心脏病右心室肥大或腹主动脉瘤。

（3）胸骨左缘第 2 肋间收缩期搏动　多见于肺动脉扩张或肺动脉高压，也可见于少数正常青年人。

（4）胸骨右缘第 2 肋间收缩期搏动　多见于主动脉弓动脉瘤或升主动脉扩张。

（二）触诊

心脏触诊的方法是评估者先用右手全手掌开始评估，置于心前区，然后逐渐缩小到用手掌尺侧（小鱼际）或食指、中指和环指指腹并拢同时触诊，必要时也可用单指指腹触诊。

1.心尖搏动及心前区搏动　触诊除可进一步确定心尖搏动的位置外，尚可判断心尖或心前区的抬举性搏动。心尖区抬举性搏动是指心尖区徐缓、有力的搏动，可使手指尖端抬起且持续至第二心音开始，与此同时心尖搏动范围也增大，为左心室肥厚的体征。而胸骨左下缘收缩期抬举性搏动是右心室肥厚的可靠指征。对视诊所发现的心前区其他异常搏动也可运用触诊进一步确定或鉴别。触诊心尖搏动可以帮助确定震颤、心音、杂音出现的时期。

2.震颤　震颤为触诊时用手掌尺侧或手指指腹感到的一种细小震动感，与在猫喉部摸到的呼吸震颤类似，又称猫喘。震颤的发生机制与杂音相同，系血液流经狭窄的口径或循异常的方向流动形成涡流造成瓣膜、血管壁或心腔壁振动传至胸壁所致。发现震颤后需首先确定部位和来源（瓣膜、大血管或间隔缺损），其次确定其处于心动周期中的时相（收缩期、舒张期或连续性），最后分析其临床意义。

一般情况下，震颤见于某些先天性心血管病或狭窄性瓣膜病变。临床上凡触及震颤均可认为心脏有器质性病变。触诊有震颤者，多数也可听到响亮的杂音。不同部位与时相震颤的常见相关病变见表4-13。

表4-13　心前区震颤的临床意义

部位	时相	常见病变
胸骨右缘第2肋间	收缩期	主动脉瓣狭窄
胸骨左缘第2肋间	收缩期	肺动脉瓣狭窄
胸骨左缘第3、4肋间	收缩期	室间隔缺损
胸骨左缘第2肋间	连续性	动脉导管未闭
心尖区	舒张期	二尖瓣狭窄

3.心包摩擦感　是由于急性心包炎时，心包膜纤维素渗出致表面粗糙，心脏收缩时脏层与壁层心包摩擦产生的震动传至胸壁所致。可在心前区或胸骨左缘第3、4肋间触及，多呈收缩期和舒张期双相的粗糙摩擦感，以收缩、前倾体位和呼气末更为明显。随渗液的增多，心包脏层与壁层分离，摩擦感消失。

（三）叩诊

叩诊用于确定心界大小及其形状。心浊音界包括相对浊音界和绝对浊音界两部分。心脏左右缘被肺遮盖的部分，叩诊呈相对浊音；不被肺遮盖的部分则叩诊呈实音，又称绝对浊音（图4-21）。通常心脏相对浊音界反映心脏的实际大小。

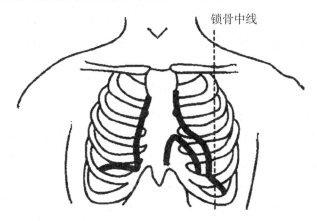

图 4-21　心脏相对浊音界及绝对浊音界

1. 叩诊方法和顺序　通常采用间接叩诊法，被评估者取平卧位时，以左手中指作为叩诊板指，板指与肋间平行放置；取坐位时，板指可与肋间垂直。由外向内逐渐移动板指，以听到声音由清变浊来确定心浊音界。

叩诊顺序为先叩左界，后叩右界。左侧从心尖搏动外2～3cm处开始，由外向内，逐个肋间向上，直至第2肋间。右界叩诊先叩出肝上界，然后于其上一肋间由外向内，逐一肋间向上叩诊，直至第2肋间。对各肋间叩得的浊音界逐一做出标记，并测量其与前正中线间的垂直距离。

2. 正常心浊音界　正常心脏左界自第2肋间起向外逐渐形成一外凸弧形，直至第5肋间；右界各肋间几乎与胸骨右缘一致，仅第4肋间稍超过胸骨右缘。以前正中线至心浊音界线的垂直距离（cm）表示正常成人的心脏相对浊音界，并标出前正中线与左锁骨中线的间距。一般正常成人的心界见表4-14。

表4-14　正常成人心脏相对浊音界

右界（cm）	肋间	左界（cm）
2～3	Ⅱ	2～3
2～3	Ⅲ	3.5～4.5
3～4	Ⅳ	5～6
	Ⅴ	7～9

注：左锁骨中线距前正中线为8～10cm。

3. 心浊音界改变及其临床意义

（1）心脏本身因素

1）左心室增大：心浊音界向左下增大，心腰部明显下陷而近似直角，心浊音界外形呈"靴形"。常见于主动脉瓣关闭不全，故又称"主动脉型心"（图4-22），也见于高血压性心脏病。

2）右心室增大：轻度增大时，仅心脏绝对浊音界增大；显著增大时，相对浊音界向左右两侧扩大，以向左侧扩大更显著。常见于肺源性心脏病等。

3）左、右心室增大：心浊音界向两侧增大呈普大型心，常见于扩张型心肌病等。

4）左心房增大合并肺动脉段扩大：胸骨左缘第2、3肋间心界增大，心腰部饱满或膨出，心浊音界外形呈"梨形"。常见于二尖瓣狭窄，故又称"二尖瓣型心"（图4-23）。

5）心包积液：心浊音界向两侧扩大，相对浊音界与绝对浊音界几乎相同，并随体位而改变，坐位时心界呈三角形烧瓶样，卧位时心底部浊音界增宽（图4-24）。

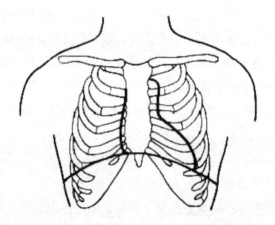

图4-22 主动脉瓣关闭不全的心浊音界（靴形心）

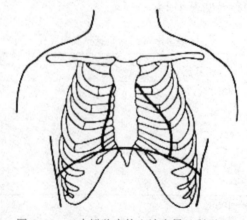

图4-23 二尖瓣狭窄的心浊音界（梨形心）

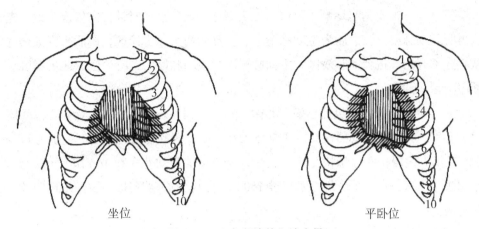

坐位　　　　　　　　　　平卧位

图 4-24　心包积液的心浊音界

（2）心外因素　一侧大量胸腔积液或气胸，患侧心界叩不出，健侧心界则向外移位。一侧胸膜粘连、增厚与肺不张，心界移向患侧。肺气肿时心浊音界缩小或叩不出。大量腹腔积液或腹腔巨大肿瘤，使横膈抬高、心脏呈横位，以致心浊音界向左增大。

（四）听诊

听诊是心脏评估最重要的方法。听诊时，被评估者多取卧位或坐位。为了更好地辨别心音或杂音，有时需要被评估者改变体位或在深呼气末屏气等。

1. 心脏瓣膜听诊区　心脏各瓣膜开放与关闭时所产生的声音，沿血流方向传导至体表不同部位，于体表听诊最清楚处即为该瓣膜听诊区，与其解剖部位不完全一致。常用的瓣膜听诊区为 5 个：①二尖瓣区：位于心尖搏动最强点，又称心尖部。②肺动脉瓣区：在胸骨左缘第 2 肋间。③主动脉瓣区：在胸骨右缘第 2 肋间。④主动脉瓣第二听诊区：位于胸骨左缘第 3 肋间，又称 Erb 区。⑤三尖瓣区：在胸骨下端左缘，即胸骨左缘第 4、5 肋间（图 4-25）。

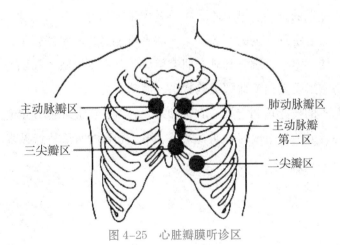

主动脉瓣区　　　　　　　　肺动脉瓣区

三尖瓣区　　　　　　　　　主动脉瓣
　　　　　　　　　　　　　第二区

　　　　　　　　　　　　　二尖瓣区

图 4-25　心脏瓣膜听诊区

111

2. 听诊顺序　通常的听诊顺序可以从二尖瓣区开始，沿逆时针方向依次听诊：先听二尖瓣区再听肺动脉瓣区，然后为主动脉瓣区、主动脉瓣第二听诊区，最后听三尖瓣区。也可以从心底部开始，按肺动脉瓣区、主动脉瓣区、主动脉瓣第二听诊区、二尖瓣区、三尖瓣区顺序听诊。

3. 听诊内容　听诊内容包括心率、心律、心音、额外心音、心脏杂音和心包摩擦音。

（1）心率　指每分钟心搏次数。正常成人在安静、清醒的情况下心率范围为 60～100 次／分，老年人偏慢，女性稍快，儿童较快，＜ 3 岁的婴幼儿多在 100 次／分以上。凡成人心率超过 100 次／分，婴幼儿心率超过 150 次／分称为心动过速。心率低于 60 次／分称为心动过缓。

（2）心律　指心脏跳动的节律。正常人心律基本规则，部分青年人可出现随呼吸改变的心律，吸气时心率增快，呼气时减慢，称窦性心律不齐，一般无临床意义。听诊所能发现的心律失常最常见的有期前收缩（premature beat）和心房颤动（atrial fibrillation）。

1）期前收缩：指在规则心律基础上，突然提前出现一次心跳，其后有一较长间歇。如果期前收缩规律出现，可形成联律。如连续每一次窦性搏动后出现一次期前收缩，称为二联律；每两次窦性搏动后出现一次期前收缩，称为三联律，以此类推。

2）心房颤动：其听诊特点为：①心律绝对不规则。②第一心音强弱不等。③脉率少于心率，又称脉搏短绌或短绌脉。心房颤动常见于二尖瓣狭窄、冠心病、甲状腺功能亢进症等。

（3）心音　正常心音共有 4 个，按其在心动周期中出现的先后次序，依次命名为第一心音（S_1）、第二心音（S_2）、第三心音（S_3）和第四心音（S_4）。通常情况下，只能听到第一、第二心音。第三心音可在部分青少年中闻及。第四心音一般听不到，如听到属病理性。

第一心音主要是由于心室开始收缩时二尖瓣与三尖瓣关闭，瓣叶突然紧张产生振动所致，标志着心室收缩期的开始。第二心音主要是由于主动脉瓣和肺动脉瓣突然关闭引起瓣膜振动所致，标志着心室舒张期的开始。第三心音可能是在心室舒张早期心室快速充盈时血液冲击心室壁，使心室壁、腱索和乳头肌突然紧张、振动所致。第四心音一般认为其产生与心房收缩使房室瓣及其相关结构突然紧张、振动有关。

心脏听诊最基本的技能是判定第一心音和第二心音，由此才能判定心脏的收缩期和舒张期，确定额外心音或杂音出现的时期。第一、第二心音的听诊特点见表 4-15。

表4-15 第一心音与第二心音听诊特点

项目	第一心音	第二心音
音调	较低	较高
强度	较响	较 S_1 弱
性质	较钝	较 S_1 清脆
所占时间	较长，持续约0.1秒	较短，持续约0.08秒
与心尖搏动关系	同时出现	出现在心尖搏动之后
听诊部位	心尖部最响	心底部最响

（4）心音改变及其临床意义

1）心音强度改变：心音强度主要与心肌收缩力、心室充盈程度、瓣膜结构与活动性、瓣膜位置的高低等因素有关（表4-16）。

表4-16 心音强度变化及其临床意义

心音强度变化	临床意义
S_1 增强	二尖瓣狭窄（瓣膜尚未钙化僵硬时）、高热、贫血、甲状腺功能亢进等
S_1 减弱	二尖瓣关闭不全、心肌炎、心肌病、心肌梗死、心力衰竭等
S_1 强弱不等	心房颤动、完全性房室传导阻滞
A_2 增强	提示主动脉内压力增高，如高血压、主动脉粥样硬化
P_2 增强	提示肺动脉压力增高，如肺源性心脏病、二尖瓣狭窄伴肺动脉高压等
A_2 减弱	低血压、主动脉瓣关闭不全、主动脉瓣狭窄
P_2 减弱	肺动脉瓣狭窄、肺动脉瓣关闭不全
S_1、S_2 同时增强	运动、情绪激动、贫血、甲状腺功能亢进症
S_1、S_2 同时减弱	心肌严重受损的疾病如心肌炎、心肌病、心肌梗死等，左侧胸腔大量积液、肺气肿、心包积液、休克等

2）心音性质改变：心肌严重病变时，第一心音失去原有性质且明显减弱，第二心音也弱，S_1、S_2 极相似，形成"单音律"。当心率增快，收缩期与舒张期时限几乎相等时，听诊类似钟摆的"滴答"声，又称"钟摆律"或"胎心律"，提示病情严重，如大面积急性心肌梗死和重症心肌炎等。

3）心音分裂：正常情况下，心室收缩或舒张时两个房室瓣或两个半月瓣的关闭并非绝对同步，三尖瓣较二尖瓣延迟关闭 0.02 ～ 0.03 秒，肺动脉瓣较主动脉瓣延迟约 0.03 秒，上述时间差不能被人耳分辨，听诊为一个声音。当 S_1 或 S_2 的两个主要成分之间的时间间距延长，导致听诊闻及心音分裂成两个声音，称为心音分裂。

S_1分裂：左右心室收缩明显不同步时，S_1的两个成分相距 0.03 秒以上时，可出现 S_1分裂，在心尖部或胸骨左下缘可闻及 S_1分裂。常见于完全性右束支传导阻滞、肺动脉高压等。

S_2分裂：临床上较常见，在肺动脉瓣区明显。包括：①生理性分裂：多见于青少年，因深吸气时胸腔负压增加，右心回心血量增加，右室射血时间延长，使肺动脉瓣关闭明显迟于主动脉瓣而造成。②通常分裂：是临床上最常见的 S_2分裂，见于某些使右室排血时间延长的疾病，如二尖瓣狭窄伴肺动脉高压、肺动脉瓣狭窄等；也可见于使主动脉瓣关闭时间提前的疾病，如二尖瓣关闭不全、室间隔缺损等。③固定分裂：指 S_2分裂不受吸气、呼气的影响，S_2分裂的两个成分时距较固定，可见于先天性心脏病房间隔缺损。④反常分裂：又称逆分裂，指主动脉瓣关闭迟于肺动脉瓣，吸气时分裂变窄，呼气时变宽，见于完全性左束支传导阻滞。

（5）额外心音　指在正常的 S_1、S_2之外听到的病理性附加心音，与心脏杂音不同。大部分出现在舒张期，也可出现在收缩期，其中以舒张早期最常见。由于发生在舒张早期，出现在 S_2之后，当心率 > 100 次 / 分时，与原有的 S_1、S_2共同组成的节律，犹如马奔跑时的蹄声，故又称舒张早期奔马律。其发生是由于心室舒张期负荷过重，心肌张力减低，心室壁顺应性减退，在舒张早期心房血液快速注入心室时，引起过度充盈的心室壁振动所致。它提示有严重器质性心脏病，常见于心力衰竭、急性心肌梗死、重症心肌炎、扩张型心肌病等。

（6）心脏杂音　是指除心音与额外心音外，在心脏收缩或舒张过程中的异常声音，它可与心音完全分开或相连续，甚至完全遮盖心音。

1）杂音产生的机制：正常血流呈层流状态，当存在血流加速、瓣膜口狭窄或关闭不全、异常血流通道、心腔内漂浮物或血管管径异常改变等情况时，可使层流转变为湍流或漩涡而冲击心壁、大血管壁使之振动而在相应部位产生杂音（图 4-26）。

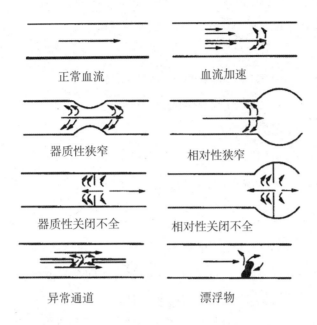

图 4-26　杂音产生机制示意图

2）杂音听诊要点：杂音的听诊难度较大，应根据以下要点进行仔细分析。

最响部位：杂音最响部位常与病变部位有关，如杂音在心尖部最响，提示二尖瓣病变；杂音在主动脉瓣区最响，提示主动脉瓣病变。

时期：发生在 S_1 和 S_2 之间的杂音称收缩期杂音（SM）；发生在 S_2 与下一心动周期的 S_1 之间的杂音称舒张期杂音（DM）。连续出现在收缩期和舒张期的杂音称连续性杂音（CM）。一般认为，舒张期杂音和连续性杂音为器质性杂音，收缩期杂音有功能性和器质性两种。

性质：指由于杂音的不同频率而表现出音调与音色的不同。杂音的音色常以吹风样、隆隆样、叹气样、喷射样、乐音样等形容。临床上常用于形容杂音音调的词为柔和、粗糙。功能性杂音较柔和，器质性杂音较粗糙。心尖区粗糙的吹风样全收缩期杂音提示二尖瓣关闭不全；心尖区舒张期隆隆样杂音是二尖瓣狭窄的特征；主动脉瓣第二听诊区舒张期叹气样杂音提示主动脉关闭不全。

强度：通常情况下瓣膜口狭窄越重、血流速度越快、瓣膜口两侧压力差越大、心肌收缩力越强，杂音越强。收缩期杂音的强度通常采用 Levine 6 级分级法（表 4-17）。杂音分级记录时，杂音级别为分子，6 为分母。如响度为 3 级，记录为 3/6 级杂音。2 级及以下的收缩期杂音多为生理性，3 级及以上则多为器质性。舒张期杂音的分级也可参照此标准，但亦有只分为轻、中、重度三级。

表4-17 杂音强度分级

级别	响度	听诊特点	震颤
1	很轻	很弱，易被初学者或缺少心脏听诊经验者所忽视	无
2	轻度	能被初学者或缺少心脏听诊经验者听到	无
3	中度	明显的杂音	无
4	中度	明显的杂音	有
5	响亮	响亮的杂音	明显
6	响亮	响亮的杂音，即使听诊器稍离开胸壁也能听到	明显

传导方向：杂音常沿着产生杂音的血流方向传导，因此根据杂音的最响部位及其传导方向，可判断杂音的来源。如二尖瓣关闭不全的杂音多向左腋下传导，主动脉瓣狭窄的杂音向颈部传导，而二尖瓣狭窄的隆隆样杂音则局限于心尖区。

体位、呼吸、运动对杂音的影响：①体位：改变体位可使某些杂音的强度发生变化，如左侧卧位可使二尖瓣狭窄的杂音更明显；前倾坐位可使主动脉瓣关闭不全的杂音更易闻及；仰卧位可使二尖瓣、三尖瓣与肺动脉瓣关闭不全的杂音更明显。②呼吸：呼吸可改变左、右心室的排血量及心脏的位置，从而影响杂音的强度。深吸气可使与右心相关的杂音增强；深呼气可使与左心相关的杂音增强。③运动：使心率增快，心搏增强，可使器质性杂音增强。

3）杂音的临床意义：杂音对判断心血管疾病有重要的意义，但不能单凭有无杂音来判断有无心脏病。

收缩期杂音：①二尖瓣区：功能性杂音常见于运动、发热、贫血、甲状腺功能亢进等，杂音性质柔和，强度一般在2/6级以下，时限短，较局限；相对性杂音是指具有心脏病理意义的功能性杂音，见于高血压性心脏病、冠心病、贫血性心脏病、扩张型心肌病等，杂音性质较粗糙、呈吹风样，强度（2～3）/6级，时限较长，可有一定的传导；器质性杂音主要见于风湿性心瓣膜病二尖瓣关闭不全等，杂音性质粗糙、呈吹风样、高调、强度≥3/6级，持续时间长，可占据整个收缩期，甚至掩盖S_1，向左腋下传导。②主动脉瓣区：以主动脉瓣狭窄引起的器质性杂音多见，杂音呈喷射性、响亮而粗糙、向颈部传导，常伴有震颤、A_2减弱。③肺动脉瓣区：以功能性多见，常见于健康儿童及青少年，听诊特点为柔和、吹风样，强度在（1～2）/6，时限较短。④三尖瓣区：大多由右心室扩大所致的相对性三尖瓣关闭不全引起，杂音为吹风样、柔和，吸气时增强，一般在3/6级以下。⑤其他部位：室间隔缺损时，在胸骨左缘第3、4肋间可闻及粗糙而响亮的收缩期杂音，常伴有震颤。

舒张期杂音：①二尖瓣区：功能性主要见于中、重度主脉瓣关闭不全引起的二尖瓣相对狭窄而产生，称 Austin Flint 杂音，杂音性质柔和，无震颤，无 S_1 亢进；器质性主要见于风湿性心瓣膜病二尖瓣狭窄，听诊特点为心尖 S_1 亢进，局限于心尖区的舒张中晚期低调、隆隆样、递增型杂音，左侧卧位易闻及，常伴震颤。②主动脉瓣区：主要见于各种原因的主动脉瓣关闭不全所致的器质性杂音，听诊特点为柔和、叹气样、舒张早期杂音，常向胸骨左缘及心尖传导，于主动脉瓣第二听诊区、前倾坐位、深呼气后暂停呼吸最清楚。③肺动脉瓣区：器质性病变引起者极少，多由肺动脉高压、肺动脉扩张所致的相对性关闭不全所产生，杂音柔和、较局限、吹风样，于吸气末增强，常合并 P_2 亢进，称 Graham Steell 杂音，常见于二尖瓣狭窄伴明显肺动脉高压。④三尖瓣区：局限于胸骨左缘第 4、5 肋间，低调隆隆样，深吸气末增强，见于三尖瓣狭窄，极为少见。

连续性杂音：常见于先天性心脏病动脉导管未闭，在胸骨左缘第 2 肋间稍外侧闻及粗糙、响亮似机器转动样杂音，持续于整个收缩期和舒张期，掩盖 S_2，常伴震颤。

（7）心包摩擦音　指脏层与壁层心包因生物性或理化因素致纤维蛋白沉积而变得粗糙，以致在心脏搏动时产生摩擦而产生的声音。其听诊特点为音质粗糙、呈搔抓样、高音调、比较表浅，类似纸张摩擦的声音，与心搏一致，屏气时摩擦音仍存在，可据此与胸膜摩擦音相鉴别。整个心前区均可闻及，但以胸骨左缘第 3、4 肋间最为明显，坐位前倾及呼气末更明显。见于各种心包炎。当心包腔有一定积液量后，摩擦音可消失。

五、血管评估

血管评估是心血管评估的重要组成部分，这里重点介绍周围血管评估，包括脉搏、血压、血管杂音、周围血管征。脉搏、血压评估见本模块项目一，下面介绍血管杂音及周围血管征评估。

（一）血管杂音

1. 静脉杂音　由于静脉压力低，不易出现涡流，杂音一般不明显。临床较有意义的为颈静脉营营声（无害性杂音），系颈静脉血液快速回流入上腔静脉所致，在颈根部近锁骨处，尤其是右侧出现低调、柔和、连续性杂音，坐位及站立时明显。用手指压迫颈静脉暂时中断血流，杂音可消失。另外，肝硬化门静脉高压引起腹壁静脉曲张时，可在脐周或上腹部闻及连续性静脉营营声。

2. 动脉杂音　多见于周围动脉、肺动脉及冠状动脉。常见的周围动脉杂音有：①甲状腺功能亢进症，在甲状腺侧叶可听到连续性杂音。②多发性大动脉炎，在狭窄病变部位可听到收缩期杂音。③肾动脉狭窄，在上腹部或腰背部可闻及收缩期杂音。④动静脉瘘，在病变部位可闻及连续性杂音。

（二）周围血管征

周围血管征指由于脉压增大所致的周围血管体征，包括水冲脉、毛细血管搏动征、枪击音、Duroziez双重杂音等，主要见于主动脉瓣重度关闭不全、甲状腺功能亢进和严重贫血等。

1. 毛细血管搏动征　用手指轻压被评估者指甲末端或以玻片轻压其口唇黏膜，使局部发白，当心脏收缩和舒张时，发白的局部边缘发生有规律的红、白交替改变即为毛细血管搏动征。

2. 枪击音　将听诊器膜型体件轻放于外周较大动脉表面（常选择股动脉），可听到与心跳一致短促如射枪的"Ta-Ta"声音，即为枪击音。

3. Duroziez双重杂音　将听诊器钟型体件稍加压力于股动脉，并使体件开口方向稍偏向近心端，可闻及收缩期与舒张期双期吹风祥杂音。

循环系统常见疾病的主要体征见表4-18。

表4-18　循环系统常见疾病的主要体征

疾病	视诊	触诊	叩诊	听诊
二尖瓣狭窄	二尖瓣面容	心尖部可触及舒张期震颤	中度以上心腰膨出，呈梨形心	心尖部舒张期隆隆样杂音，S_1亢进、可伴开瓣音，P_2亢进
主动脉瓣关闭不全	心尖搏动向左下移位，重度者Musset征	抬举性心尖搏动，出现水冲脉、毛细血管搏动征	心浊音界向左下扩大，心腰部凹陷，呈靴型心	主动脉瓣第二听诊区叹气样舒张期杂音，可有枪击音、Duroziez双重杂音
二尖瓣关闭不全	心尖搏动向左下移位	抬举性心尖搏动	心浊音界向左下扩大，后期可向两侧扩大	心尖部粗糙吹风样收缩期杂音，S_1减弱，P_2亢进
主动脉瓣狭窄	心尖搏动增强，向左下移位	抬举性心尖搏动，主动脉瓣区触及收缩期震颤	心浊音界向左下扩大	主动脉瓣区粗糙、喷射样收缩期杂音，A_2减弱
心包积液	心尖搏动减弱或消失	心尖搏动弱而不易触及，如能触及则在心浊音界之内侧	心浊音界向两侧扩大，并随体位改变而变化	炎症渗出早期闻及心包摩擦音，渗出液增多时心音遥远

复习思考

1. 气管移向患侧见于（　　　）

　　A. 单侧甲状腺肿大　　　　　　　　B. 气胸　　　　　　　　C. 胸腔积液

D. 纵隔肿瘤   E. 胸膜粘连

2. Ⅲ度扁桃体肿大是指（　　　）

 A. 不超过咽腭弓   B. 超过咽腭弓   C. 达到或超过咽后壁中线

 D. 扁桃体可见白色小点 E. 扁桃体充血肿大

3. 临床上用于计算前胸部肋间隙的标志是（　　　）

 A. 胸骨角   B. 肩胛下角   C. 腹上角

 D. 锁骨上窝   E. 第 7 颈椎

4. 语音震颤增强见于（　　　）

 A. 肺气肿   B. 阻塞性肺不张   C. 大量胸腔积液

 D. 气胸   E. 大叶性肺炎实变期

5. 气胸时不会出现的体征是（　　　）

 A. 病侧呼吸运动减弱   B. 气管移向健侧   C. 病侧语颤增强

 D. 病侧叩诊为鼓音   E. 病侧胸廓饱满

6. 正常人胸部叩诊不出现（　　　）

 A. 清音   B. 浊音   C. 实音

 D. 过清音   E. 鼓音

7. 正常人左胸下部胃泡区叩诊呈（　　　）

 A. 清音   B. 鼓音   C. 实音

 D. 浊音   E. 过清音

8. 正常情况下在乳房下部听诊时听到的应为（　　　）

 A. 肺泡呼吸音   B. 支气管呼吸音   C. 支气管肺泡呼吸音

 D. 干罗音   E. 湿罗音

9. 正常人通常可以听到的心音有（　　　）

 A. 1 个   B. 2 个   C. 3 个

 D. 4 个   E. 5 个

10. 心浊音界缩小，甚至叩不出见于（　　　）

 A. 肺实变   B. 胸腔积液   C. 肺气肿

 D. 心包积液   E. 气胸

11. 左心室肥大最可靠的体征是（　　　）

 A. 心尖傅动向左下移位   B 心浊音界向左下扩大

 C. 抬举样心尖搏动   D. 心尖区第一心音增强

 E. 心尖搏动向下移位

12. 肯定心脏有器质性病变的体征是（　　　）

    A. 心率加快　　　　　　B. 收缩期杂音　　　　C. 窦性心律不齐

    D. 触及震颤　　　　　　E. 心音增强

13. 心包摩擦音与胸膜摩擦音的主要不同是（　　　）

    A. 摩擦音的性质　　　　B. 摩擦音的部位　　　C. 屏气时摩擦音是否存在

    D. 病变的性质　　　　　E. 病变的程度

14. 主动脉瓣关闭不全最具特征性的体征是（　　　）

    A. 心尖搏动向左下移位　　　　B. 心浊音界向左下扩大

    C. 水冲脉　　　　　　　　　　D. 毛细血管搏动征

    E. 主动脉瓣第二听诊区叹气样舒张期杂音

15. 70岁，男性，慢性支气管炎病史30年，慢性阻塞性肺气肿病史8年，其肺部叩诊音为（　　　）

    A. 清音　　　　　　　　B. 浊音　　　　　　　C. 鼓音

    D. 实音　　　　　　　　E. 过清音

项目五　腹部评估

案例导入

    患者，男，55岁，右上腹疼痛50余天，呈持续性钝痛，以夜间明显，疼痛不向肩背部放射，不伴有发热及恶心、呕吐等表现。门诊查甲胎蛋白明显升高，B超发现肝脏有占位性病变，CT检查考虑肝癌，遂以原发性肝癌收入院。

    思考：

    1. 如何对患者进行肝脏触诊？

    2. 患者在肝脏触诊中可能会出现哪些阳性体征？

    腹部主要由腹壁、腹腔和腹腔内脏器组成。腹部的范围上起横膈，下至骨盆，体表上以两侧肋弓下缘和剑突与胸部为界，下至两侧腹股沟韧带和耻骨联合，前面及侧面为腹壁，后面为脊柱及腰肌。腹部评估仍用视诊、触诊、叩诊、听诊等基本检查法，但以触诊为重要，需要反复实践才能掌握。但还需借助实验室、影像学和内镜等检查。

一、腹部的体表标志与分区

要正确对腹部进行评估，准确记录腹部症状和体征出现的部位，首先须熟悉腹部脏器的部位及其在体表的投影。为了准确描写和记录脏器病变的位置，常需要借助一些腹部脏器的体表标志及对腹部进行适当的分区。

（一）常用腹部体表标志（图 4-27）

1.**肋弓下缘**　由 8 ～ 10 肋软骨构成肋弓，其下缘为体表腹部的上界，常用于腹部分区、肝脾测量和胆囊定位。

2.**脐**　为腹部中心，平对 3 ～ 4 腰椎间隙，为腹部四区法的标志。此处易发生脐疝。

3.**髂前上棘**　髂嵴前方的突出点，为腹部九区法的标志和骨髓穿刺的部位。

4.**腹直肌外缘**　常为手术切口和胆囊点的定位。

5.**腹中线（腹白线）**　为前正中线的延续，为腹部四区法的垂直线，此处发生的疝称为白线疝。

6.**耻骨联合**　是两侧耻骨间的纤维软骨连接，共同构成腹部体表下界。

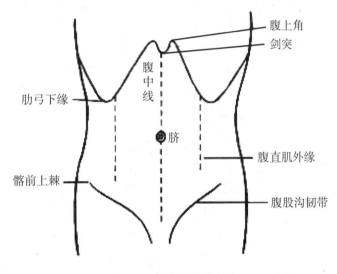

图 4-27　腹部的体表标志

（二）腹部分区

1.**四区法**　通过脐引一水平线和一垂直线，将腹部分为右上腹、右下腹、左上腹和左下腹四个区域（图 4-28）。

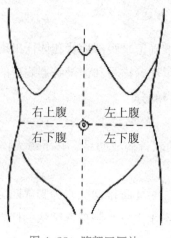

图 4-28　腹部四区法

2.九区法　两侧肋弓下缘连线和两侧髂前上棘连线作为两条水平线，左右髂前上棘至腹中线连线的中点为两条垂直线，四线相交将腹部分为井字形九个区域。即左、右上腹部（季肋部）、左右侧腹部（腰部）、左右下腹部（髂窝部）及上腹部、中腹部（脐部）、下腹部（图 4-29）。

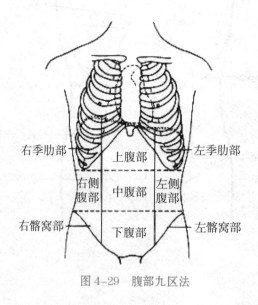

图 4-29　腹部九区法

二、腹部评估方法及内容

（一）视诊

进行腹部视诊前，嘱被评估者先排空膀胱，取低枕仰卧位，两手自然置于身体两侧，充分暴露全腹。评估者立于被评估者右侧，按一定顺序自上而下视诊，有时为观察细小隆起或蠕动波，评估者应将视线低至腹平面，从侧面呈切线方向观察。腹部视诊内容如下。

1. **腹部外形** 观察腹部外形，注意是否对称，有无隆起或凹陷。健康成年人平卧时，腹部两侧对称。腹部平坦即前腹壁与肋缘至耻骨联合大致位于同一平面；若腹部呈圆形微隆起，可高出肋缘至耻骨联合水平面，称腹部饱满，见于小儿和肥胖者；如前腹壁稍内凹，低于肋缘至耻骨的水平面，称腹部低平，多见于老年人和消瘦者；上述均属于正常范围。如腹部外形明显隆起或凹陷才有病理意义。

（1）腹部膨隆（abdominal distension） 平卧位时前腹壁明显高于肋缘与耻骨联合的平面，称腹部膨隆。

1）全腹膨隆：腹部弥漫性隆起呈球形或椭圆形。常见于：①肥胖等所致腹壁皮下脂肪过多，其特点为腹壁厚、脐部多凹陷。②腹腔大量积液，由肝硬化门静脉高压、心力衰竭、缩窄性心包炎、肾病综合征、腹膜转移癌、胰源性腹水或结核性腹膜炎等所致。其特点为平卧时腹部松弛，液体下沉于两侧，致腹壁扁而宽，称为蛙腹；侧卧或坐位时，因液体移动而致腹下部膨出。③腹腔内积气，见于各种原因引起的肠梗阻或肠麻痹。其特点为腹部呈球形，当体位改变时外形不变。④腹腔内巨大肿块，如足月妊娠、巨大卵巢囊肿、畸胎瘤等。腹膜有炎症或肿瘤浸润时，腹部常呈尖凸型，称为尖腹。

2）局部膨隆：右上腹膨隆多见于肝肿大（肿瘤、脓肿、淤血）、胆囊肿大及结肠肝区肿瘤等；左上腹膨隆多见于脾大、结肠脾区肿瘤等；上腹中部膨隆见于肝左叶肿大、胃扩张（如幽门梗阻、胃扭转）、胰腺肿瘤或囊肿等；下腹膨隆见于子宫增大、膀胱胀大，后者排尿后可消失。

（2）腹部凹陷（abdominal concavity） 仰卧时前腹壁明显低于肋缘与耻骨联合的平面，称腹部凹陷。

1）全腹凹陷：主要见于脱水和消瘦者。严重时，前腹壁凹陷几乎贴近脊柱，肋弓、髂嵴和耻骨联合显露，腹部外形形如舟状，称舟状腹，见于恶病质如结核病、恶性肿瘤等。

2）局部凹陷：较少见，多因手术后腹壁瘢痕收缩所致，被评估者立位或加大腹压时，凹陷可更明显。

2. **呼吸运动** 腹壁随呼吸而上下起伏，即为腹式呼吸运动，男性及儿童以腹式呼吸为主，呼吸时腹壁起伏明显；成年女性则以胸式呼吸为主，呼吸时腹壁起伏不明显。腹式呼吸减弱常见于腹膜炎症、急性腹痛、腹水、腹腔内巨大肿物或妊娠等。腹式呼吸消失可见于胃肠穿孔所致急性腹膜炎或膈肌麻痹等。

3. **腹壁静脉** 正常人腹壁静脉一般不显露，较瘦或皮肤白皙者隐约可见。

（1）评估血流方向的方法 可选择一段无分支的曲张静脉，评估者将一手食指和中指并拢压在该静脉上以阻断血流，然后一手指紧压静脉向外滑动，挤出该段静脉血液，至一定距离后放松该手指，另一手指仍紧压不动，观察静脉是否迅速充盈，如迅速充盈，则血流方向是从放松的一端流向紧压手指的一端。再以同法放松另一手指，即可判断出血流方向。

（2）腹壁静脉曲张　腹壁静脉明显可见或迂曲变粗者，称腹壁静脉曲张，常见于门静脉高压症或上、下腔静脉回流受阻而有侧支循环形成者。根据血流方向可判断静脉曲张的来源：①门静脉高压时，腹壁曲张静脉以脐为中心向四周伸展，血液经再通的脐静脉进入腹壁浅静脉而流向四周（图4-30）。②下腔静脉阻塞时，曲张静脉多分布于腹壁两侧，脐水平线以下的曲张静脉血流方向也转向上（图4-31）。③上腔静脉阻塞时，上腹壁及胸壁浅静脉曲张，脐水平线以上的曲张静脉血流方向也转向下（图4-32）。

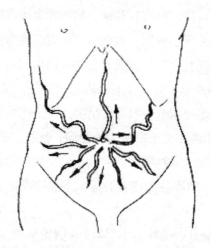

图4-30　门脉高压时腹壁浅静脉血流分布和方向

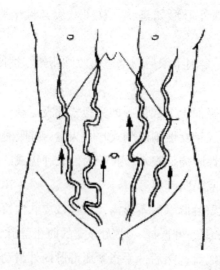

图4-31　下腔静脉阻塞时腹壁浅静脉血流分布和方向

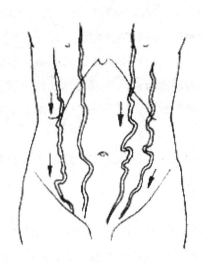

图 4-32 上腔静脉阻塞时腹壁浅静脉血流分布和方向

4. 胃肠型及蠕动波 正常人腹部一般看不到胃和肠的轮廓及蠕动波（腹壁菲薄或松弛的老年人和极度消瘦者除外）。胃肠道梗阻时，梗阻近端的胃或肠段饱满隆起，可见到各自的轮廓，称胃型（gastral pattern）或肠型（intestinal pattern）。同时，由于该部位蠕动加强，可见到蠕动波。胃蠕动波自左肋缘下开始，缓慢向右推进，达右腹直肌旁消失，此为正蠕动波。有时可见自右向左的逆蠕动波（peristalsis）。小肠梗阻所致的肠型及蠕动波多见于脐部。结肠远端梗阻时的肠型多位于腹部周边，随蠕动波来临而更加隆起。发生肠麻痹时，蠕动波消失。

5. 腹壁的其他情况 腹部视诊时还需注意下列情况：

（1）皮肤 观察皮肤颜色、色素、弹性、皮疹、瘢痕、出血点等情况。

（2）脐部 正常人脐与腹壁相平或稍凹陷。腹壁肥胖者脐常呈深凹状；脐明显突出见于大量腹水者。

（3）疝 腹部疝可分为腹内疝和腹外疝，后者多见，是腹腔内容物经腹壁或骨盆的间隙或薄弱部分向体表突出而形成。

（4）上腹部搏动 大多由腹主动脉搏动传导而来，可见于正常人较瘦者。有时见于腹主动脉瘤和肝血管瘤。腹主动脉瘤和肝血管瘤时搏动明显。二尖瓣狭窄或三尖瓣关闭不全引起右心室增大时，上腹部可见明显搏动，吸气时尤为明显。这是肝脏扩张性搏动所致。

（二）触诊

触诊是腹部评估的主要方法。触诊时，被评估者通常取仰卧位，头垫低枕，两臂自然放于身体两侧，两下肢屈起稍分开，张口缓慢做腹式呼吸，以松弛腹肌。评估肝肾时，还可分别取左、右侧卧位，触诊肾脏时可取坐位或立位，评估腹部肿块时，可取肘膝位。评

125

估者站在被评估者右侧，面对被评估者，前臂与腹部表面在同一水平。评估者手要温暖，动作要轻柔，一般自左下腹开始以逆时针方向触诊。原则是先触诊健康部位，逐渐移向病变区域，边触诊边与被评估者交谈，可转移其注意力而减少腹肌紧张。

根据不同的目的采取不同的触诊方法。浅部触诊法用于腹壁紧张度、抵抗感、浅表压痛等的评估；深部触诊法用于腹腔脏器，深部压痛、反跳痛及肿物等的评估。

腹部触诊的主要内容如下。

1. 腹壁紧张度　正常人腹壁有一定的张力，但触之柔软，较易压陷。某些病理情况下腹壁紧张度可增加或减弱。

（1）腹壁紧张度增加

1）全腹壁紧张：①胃肠道穿孔或脏器破裂所致的急性弥漫性腹膜炎，腹膜受刺激引起腹肌痉挛，腹壁明显紧张，甚至强直硬如木板，称板状腹（board-like rigidity）。②结核性腹膜炎或其他慢性病变，因炎症刺激缓慢，可有腹膜增厚和肠管、肠系膜的粘连，腹壁柔韧而有抵抗力，不易压陷，称揉面感（dough kneading sensation）或柔韧感，此征亦可见于癌性腹膜炎。

2）局部腹壁紧张：因脏器炎症累及腹膜而产生，如急性胆囊炎可致右上腹肌紧张，急性阑尾炎可致右下腹肌紧张。年老体弱、腹肌发育不良、大量腹水或过度肥胖者，虽有腹膜炎症，但腹肌紧张可不明显，盆腔脏器炎症一般也不引起明显腹壁紧张。

（2）腹壁紧张度减低：多因腹肌张力减低或消失所致。检查时腹壁松弛无力，失去弹性，全腹紧张度减低，见于慢性消耗性疾病、大量放腹水后、严重脱水患者或经产妇、年老体弱者。局部紧张度减低较少见，多由于局部的腹肌瘫痪或缺陷（如腹壁疝等）。

2. 压痛和反跳痛　正常腹部触摸时不引起疼痛，重按时仅有压迫感。

（1）压痛（tenderness）　压痛多来自腹壁或腹腔内病变。腹壁病变较表浅，抓捏腹壁或嘱被评估者仰卧位屈颈抬肩时触痛更明显，以此区别于腹腔内病变引起者。腹腔内病变，如腹部炎症，肿瘤，脏器淤血、破裂、扭转等均可引起压痛，压痛部位常提示相对应脏器的病变。一些位置较固定的压痛点常反映特定的疾病（图4-33），如位于右锁骨中线与肋缘交界处的胆囊点压痛为胆囊病变的标志，位于脐与右髂前上棘中、外1/3交界处的压痛为阑尾病变的标志。此外，胸腔病变如下叶肺炎、胸膜炎、心肌梗死可在上腹部或季肋部出现压痛，盆腔病变可在下腹部出现压痛。

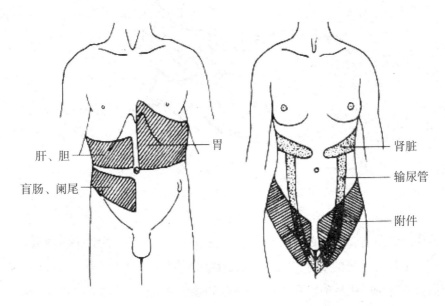

图 4-33 腹部常见疾病的压痛部位

（2）反跳痛（rebound tenderness） 触诊出现压痛后，评估者用并拢的 2～3 个手指压于原处稍停片刻，使压痛感觉趋于稳定，然后将手指迅速抬起，若患者感觉疼痛骤然加剧，并伴有痛苦表情或呻吟，称为反跳痛。反跳痛为炎症已波及腹膜壁层的征象，当手突然抬起时，腹膜被激惹而引起疼痛，多见于腹内脏器病变累及邻近腹膜。疼痛也可发生在远离受试的部位，提示局部或弥漫性腹膜炎。腹膜炎患者常有腹肌紧张、压痛和反跳痛，称腹膜刺激征（peritoneal irritation sign），是外科急腹症的重要体征，常为手术指征。

3.脏器触诊 腹腔内的脏器较多，重要的有肝、胆囊、脾、肾、膀胱等，通过触诊常可发现脏器有无肿大、质地有无改变、局部有无肿块及有无压痛等病变，对临床寻找病因有重要意义。

（1）肝脏触诊 主要用于了解肝脏下缘的位置和肝脏的质地、表面、边缘及搏动等。触诊时，被评估者处于仰卧位，两膝关节屈曲，使腹壁放松，并做较深腹式呼吸动作以使肝脏在膈下上下移动。评估者立于被评估者右侧，用单手或双手触诊（图 4-34）。

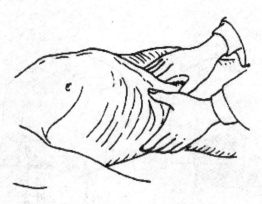

图 4-34　双手触诊肝脏示意图

单手触诊法是评估者将右手四指并拢，掌指关节伸直，与肋缘大致平行地放在右上腹部（或脐右侧）估计肝下缘的下方，嘱被评估者做缓慢而深的腹式呼吸，随被评估者呼气时，手指压向腹壁深部，吸气时，手指缓慢抬起朝肋缘向上迎触下移的肝缘，如此反复进行，手指逐渐向肋缘移动，直至触到肝缘或肋缘为止。需在右锁骨中线及前正中线上，分别触诊肝缘并测量其与肋缘或剑突根部的距离，以厘米表示。双手触诊法是评估者右手位置同单手法，而用左手放在被评估者右背部 12 肋骨和髂嵴之间脊柱旁肌肉的外侧，触诊时左手向上推，使肝下缘紧贴前腹壁，并限制右下胸扩张，以增加膈下移的幅度，这样吸气时下移的肝脏就更易碰到右手指，可提高触诊的效果。

肝脏的触诊内容主要包括：

1）大小：正常成人的肝脏，一般在右锁骨中线肋缘下触不到。但腹壁松软的消瘦者深吸气时可能触及肝脏，范围在 1cm 以内，剑突下一般可触及肝下缘，范围在 3cm 以内。如肝下缘超出上述水平，常见于肝炎、肝淤血、脂肪肝、肝脓肿、肝肿瘤等所致的肝脏肿大，或右侧胸腔大量积液、肺气肿等所致的肝下移。

2）质地：一般分为三级。质软如触口唇，见于正常肝脏。质韧如触鼻尖，见于急性肝炎、脂肪肝、慢性肝炎、肝淤血等。质硬如触前额，见于肝硬化、肝癌等。

3）表面及边缘：正常肝脏表面光滑，边缘整齐且厚薄均匀一致。急性肝炎、脂肪肝、肝淤血时表面光滑，边缘圆钝；肝硬化时表面不光滑，可触及小结节，边缘锐利；肝癌时表面高低不平，边缘不整。

4）压痛：正常肝脏无压痛，如肝包膜有炎症反应或因肝大使肝包膜受到牵拉，则有压痛。常见于急性肝炎、肝淤血、肝脓肿等。

当右心衰引起肝淤血肿大时，用手按压被评估者右上腹部或肝区，颈静脉充盈更加明显，称为肝颈静脉回流征阳性，是右心功能不全的重要体征之一，亦可见于缩窄性心包炎和大量心包积液。

（2）胆囊触诊　正常胆囊不能触及。胆囊肿大时，在右肋缘与腹直肌外缘交界处可触到。肿大的胆囊呈梨形或卵圆形，张力较高，可随呼吸上下移动。常见于急性胆囊炎、胆囊结石、胆囊癌等。胆囊触痛检查方法：评估者将左手掌平放在被评估者右肋缘，拇指以中等力量勾压于右肋弓下缘与右腹直肌外缘交界处，然后嘱被评估者缓慢深吸气。如在深吸气过程时引起疼痛，或因疼痛而突然停止吸气，为墨菲征（Murphy 征）阳性（图4-35）。

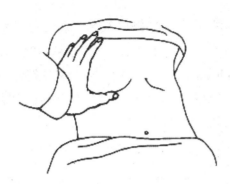

图 4-35　Murphy 征评估方法

（3）脾脏触诊　脾脏明显肿大，位置较表浅时，用单手触诊稍用力即可触到。如果脾脏轻度肿大，并且位置较深，则需要用双手触诊法进行。被评估者取仰卧位，双腿稍屈曲，使腹壁松弛，评估者位于右侧，左手置于被评估者左季肋部第 7～10 肋处的侧后方，将脾脏由后向前托起，右手平放腹部与右肋弓垂直，从髂前上棘连线水平开始随被评估者腹式呼吸自下而上进行触诊，直至触到脾下缘或右肋弓。轻度肿大，不易触及时，被评估者可采取右侧卧位，右下肢伸直，左下肢屈髋屈膝进行评估（图 4-36）。

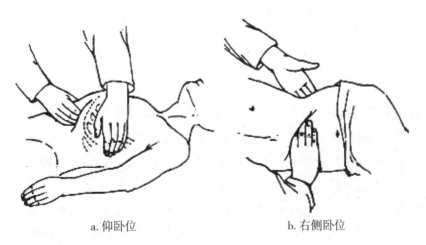

a. 仰卧位　　　　　　　　　　b. 右侧卧位

图 4-36　脾脏触诊示意图

正常脾脏不能触及。当有内脏下垂、左侧胸腔积液或积气者，因脾脏随膈肌下移，故在深吸气时可触到脾脏。除此以外，触及脾即表示脾大。

1）脾肿大的分度：临床上将脾大分为轻度、中度和高度肿大。①轻度肿大：深吸气时，脾下缘不超过肋下 2cm。常见于急性和慢性肝炎、伤寒等。②中度肿大：深吸气时，脾下缘超过肋下 2cm，但在脐水平线以上。常见于肝硬化、慢性淋巴细胞白血病等。③高度肿大：又称巨脾，指深吸气时，脾下缘超过脐水平线或前正中线。常见于慢性粒细胞白血病、慢性疟疾、淋巴瘤等。

2）脾肿大的测量：脾肿大常需要测量 3 条线以表示其大小，以 cm 为单位（图 4-37）。第 I 线测量（又称甲乙线）：指左锁骨中线与左肋缘交点至脾下缘的距离，如脾脏轻度肿大只测量第 I 线。第 II 线测量（又称甲丙线）：指左锁骨中线与左肋缘交点至脾脏最远点的距离。第 III 线测量（又称丁戊线）：指脾右缘到前正中线的距离，如脾右缘超过前正中线以 "+" 号表示，未超过以 "-" 号表示。

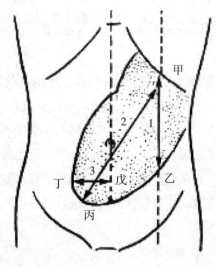

图 4-37 脾肿大测量法

（4）肾脏触诊：检查肾脏一般用双手触诊法。可采取平卧位或立位。卧位触诊右肾时，嘱被评估者两腿屈曲并做较深腹式呼吸。评估者立于被评估者右侧，以左手掌托起其右腰部，右手掌平放在右上腹部，手指方向大致平行于右肋缘进行深部触诊右肾，于被评估者吸气时双手夹触肾脏。如触到光滑钝圆的脏器，可能为肾下极，如能在双手间握住更大部分，则略能感知其蚕豆状外形，握住时被评估者常有酸痛或类似恶心的不适感。触诊左肾时，左手越过被评估者腹前方从后面托起左腰部，右手掌横置于被评估者左上腹部，依前法双手触诊左肾。

正常人肾脏一般不易触及，有时可触到右肾下极。身材瘦长者，肾下垂、游走肾或肾脏代偿性增大时，肾脏较易触到。在深吸气时能触到1/2以上的肾脏即为肾下垂。

（5）膀胱触诊　正常膀胱不能触及。膀胱胀大常见于尿潴留，如前列腺肥大、前列腺癌、脊髓病变、昏迷患者等。

（6）腹部肿块　腹部触及肿块可以是脏器的肿大或异位、肿瘤、囊肿、炎性肿块、肿大的淋巴结以及肠内粪块等。触及肿块应分析其部位、大小、形态、质地、有无压痛、搏动、波动及移动度等，以鉴别肿块来源于何种脏器及其性质。如有显著压痛的肿块多为炎症性，恶性肿瘤大多形态不规则、表面凹凸不平，且质地坚硬。

（三）叩诊

腹部叩诊可用于评估某些腹腔脏器的大小和有无叩痛，胃肠道充气情况，腹腔内有无积气、积液和肿物等。腹部叩诊可采用直接和间接叩诊法，以间接叩诊法较为准确可靠。

1.腹部叩诊音　正常情况下腹部叩诊大部分区域呈鼓音。只有肝、脾、增大的膀胱和子宫所占据的部位及两侧腹部近腰肌处叩诊为浊音。当肝、脾等脏器极度肿大，腹腔内肿瘤或大量腹水时，可致鼓音范围缩小，病变部位呈浊音或实音；当胃肠道高度胀气和胃肠穿孔致气腹时，鼓音范围明显增大，可出现于不应有鼓音的部位（如肝浊音界内）。

2.腹水的叩诊

（1）评估方法　①被评估者取仰卧位，液体积于腹部两侧，该处叩诊呈浊音，腹部中间因肠管内有气体而浮在液面上，叩诊呈鼓音。②被评估者取侧卧位，液体积于下部而肠管上浮，下部叩诊为浊音，上部呈鼓音。③如果腹水量少，可采取肘膝位，使脐部处于最低位，叩脐部，如该部由仰卧位的鼓音转为浊音，则提示有腹水可能。

（2）临床意义　腹腔内游离液体超过1000mL时，改变体位可使腹部浊音区发生改变，这种现象称为移动性浊音（shifting dullness），为诊断腹水的重要方法。腹水常见原因有肝硬化、结核性腹膜炎、心功能不全、肾病综合征、腹膜癌等。腹水应与卵巢巨大囊肿鉴别：①卵巢囊肿在仰卧位时，浊音区在腹中部，鼓音区在腹部两侧，系由于肠管被卵巢囊肿压挤至两侧腹部所致。②卵巢囊肿浊音不呈移动性（图4-38）。

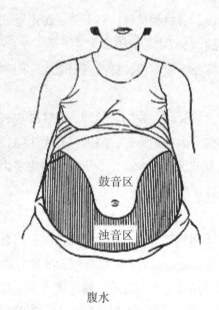

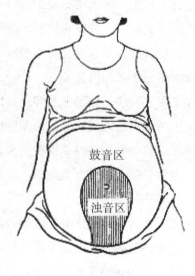

腹水

巨大卵巢囊肿

图4-38 腹水与卵巢巨大囊肿叩诊鉴别

3. 肝脏叩诊

（1）肝界叩诊

1）评估方法：确定肝上界时，嘱被评估者平卧，平静呼吸，采用间接叩诊法沿右锁骨中线、右腋中线、右肩胛线由肺区向下叩向腹部。叩诊音由清音转为浊音时，即为肝上界，又称肝相对浊音界，此处相当于被肺覆盖的肝顶部。继续向下叩 1～2 肋间，则浊音转为实音，称肝绝对浊音界（亦为肺下界）。确定肝下界时，由腹部鼓音区沿右锁骨中线向上叩，由鼓音转为浊音时即是。因肝下界与胃、结肠等空腔脏器重叠，很难叩准，故多用触诊法确定。一般叩得的肝下界比触得的肝下缘要高出 1～2cm。若肝下缘明显增厚，则两者较为接近。

2）正常肝界：匀称体型者的正常肝脏其上界位于右锁骨中线第5肋间，下界位于右季肋下缘。二者之间的距离称肝上下径，为9～11cm。在右腋中线上，上界在第7肋间，下界相当于第10肋骨水平；在右肩胛线上，上界在第10肋间。矮胖体型者肝上下界可上移一个肋间，瘦长体型者则可下移一个肋间。

3）肝界异常的临床意义：①肝浊音界上移：可见于右肺纤维化、右下肺不张、气腹鼓肠等。②肝浊音界下移：可见于肺气肿、右侧张力性气胸等。③肝浊音界扩大：见于肝癌、肝脓肿、肝炎、肝淤血、多囊肝等。④肝浊音界缩小：见于肝硬化、急性肝坏死和胃肠胀气等。⑤肝浊音界消失而代之以鼓音：多由于肝表面覆盖有气体所致，是急性胃肠道穿孔的一个重要征象，但也可见于腹部大手术后数天内、间位结肠（结肠位于肝和横膈之间）、全内脏转位等。

（2）肝区叩击痛　评估者左手掌平放于被评估者的肝区所在部位，右手握拳，以轻至中等力量叩击左手手背。正常人肝区无叩击痛。肝区叩击痛阳性者见于肝炎、肝脓肿、肝淤血、肝癌等。

4.脾脏叩诊

（1）评估方法　宜采用轻叩法。被评估者取右侧卧位或坐位，沿左腋中线上进行叩诊。由清音变为浊音时为脾上界，再由浊音变为鼓音时为脾下界，再由上、下界间的浊音区沿肋间向前、后叩，向前出现鼓音时为前缘，向后出现清音时为后缘。上、下、前、后之间的区域为脾浊音区。

（2）正常脾界　正常脾浊音区在左第 9 ～ 11 肋间，宽度为 4 ～ 7cm，前方不超过左腋前线。

（3）脾浊音区的改变　①缩小或消失：见于左侧气胸、胃扩张、鼓肠等。②脾浊音区明显扩大：见于伤寒、肝硬化、慢粒白血病等所致的脾大。

5.胃泡鼓音区　又称特劳伯（Traube）区，叩诊为半月形鼓音区，为胃内含气所致。其部位在左前胸下部，上界为肺下缘及膈，右界为肝左缘，左界为脾，下界为肋弓。正常情况下，鼓音区的大小既与胃内含气量的多少有关，也受邻近器官和组织的影响。胃扩张、幽门梗阻时，此鼓音区增大；肝、脾肿大，心包积液，左侧胸腔积液时，该鼓音区缩小甚至消失。

6.肾脏叩击痛　主要用于评估肾脏病变。正常人脊肋角处无叩击痛。评估方法为被评估者取坐位或侧卧位，评估者用左手掌平放于脊肋角处，右手握拳以轻至中等的力量叩击左手背。脊肋角叩击痛见于肾炎、肾盂肾炎、肾结石、肾结核及肾周围炎等。

7.膀胱叩诊　当膀胱有尿液充盈时，可在耻骨联合上方叩得圆形浊音区。排尿或导尿后，则浊音区转为鼓音，借此可与女性妊娠子宫、卵巢囊肿等形成的浊音区相鉴别。

（四）听诊

1.肠鸣音　肠蠕动时，肠管内的气体和液体流动而产生一种断断续续的咕噜声（或称气过水声），称肠鸣音（gurgling sound）。正常情况下，肠鸣音为 4 ～ 5 次 / 分，其音响及音调变异较大。通常选择右下腹部作为肠鸣音听诊部位，听诊时间至少 1 分钟。

（1）肠鸣音活跃　肠鸣音 10 次 / 分以上，但音调不是特别高亢，称肠鸣音活跃。见于急性胃肠炎、胃肠道大出血或服用泻药后等所致的肠蠕动增加。

（2）肠鸣音亢进　肠鸣音次数增多且声音响亮、高亢，甚至呈叮当声或金属声，称肠鸣音亢进。为机械性肠梗阻的表现。

（3）肠鸣音减弱或消失　肠鸣音减弱是指肠鸣音明显少于正常，甚至数分钟才能听到1 次；持续听诊 3 ～ 5 分钟仍未听到肠鸣音，称肠鸣音消失。见于便秘、腹膜炎、低钾血症、胃肠动力低下、急性腹膜炎、麻痹性肠梗阻等。

2. 振水音　胃内有多量液体及气体存留时可出现振水音（succussion splash）。被评估者取仰卧位，评估者将听诊器鼓型体件放于上腹部，同时用冲击触诊法振动胃部，即可闻及气、液撞击的声音，亦可用耳直接听诊。正常人在餐后或进食较多液体时可出现振水音。当空腹及餐后6～8小时以上仍有此音者，提示幽门梗阻或胃扩张。

3. 血管杂音

（1）动脉性杂音　中腹部的收缩期杂音，见于腹主动脉瘤或腹主动脉狭窄。前者可在该部位触及搏动性包块，后者搏动减弱，下肢血压低于上肢血压，严重者触不到足背动脉搏动。左、右上腹部的收缩期杂音则常为肾动脉狭窄所致，可见于年轻的高血压患者。

（2）静脉性杂音　静脉杂音为一种连续的嗡鸣音，常出现于脐周或上腹部。若伴有严重的腹壁静脉曲张，则提示为门静脉高压时的侧支循环形成。

考纲摘要

1. 腹部评估以触诊最重要。

2. 视诊内容包括腹部外形、呼吸运动、腹壁静脉、胃肠型及蠕动波。

3. 触诊的内容包括腹壁紧张度（板状腹见于弥漫性腹膜炎，柔韧感见于结核性腹膜炎等慢性病变）、压痛及反跳痛（胆囊压痛点及阑尾压痛点的位置，腹膜炎刺激征的意义），肝脏触诊（大小、质地、表面及边缘和有无压痛）。

4. 正常腹部叩诊为鼓音，移动性浊音的评估方法和临床意义。

5. 听诊主要是肠鸣音（正常每分钟4～5次）。

复习思考

1. 腹壁揉面感多见于（　　　）

　　A. 胃肠穿孔　　　　　　　　B. 肝脾破裂　　　　　　　　C. 急性胆囊炎

　　D. 结核性腹膜炎　　　　　　E. 急性胰腺炎

2. 局限性右下腹肌紧张见于（　　　）

　　A. 急性胰腺炎　　　　　　　B. 急性胆囊炎　　　　　　　C. 胃肠穿孔

　　D. 盆腔脏器炎症　　　　　　E. 急性阑尾炎

3. 肝脏触诊注意事项（　　　）

　　A. 大小　　　　　　　　　　B. 质地　　　　　　　　　　C. 表面及边缘形态

　　D. 压痛　　　　　　　　　　E. 以上都是

4.患者，男性，55岁。因食欲不振、腹胀、双下肢水肿2周入院。查体：双下肢水肿，腹部膨隆，移动性浊音阳性，肝右肋下2cm，质韧，表面有结节。下列哪种情况可能性大（　　　）

  A.肝硬化腹水   B.急性腹膜炎   C.肾性水肿

  D.心源性水肿   E.营养不良

5.典型机械性肠梗阻病人，肠鸣音常被描述为（　　　）

  A.减弱   B.消失   C.活跃

  D.亢进   E.正常

6.触诊对全身哪个部位的检查更重要（　　　）

  A.颈部   B.腹部   C.胸部

  D.皮肤   E.四肢脊柱

7.移动性浊音阳性，提示腹水量超过（　　　）

  A.200mL   B.500mL   C.1000mL

  D.1500mL   E.2000mL

项目六 脊柱与四肢评估

案例导入

  患儿，男，2岁，有多汗，夜间睡眠浅并易惊醒，爱哭闹。出生后母乳不足，以人工喂养为主。检查：前囟未闭，方颅，出牙10颗，鸡胸，走路鸭步。血生化检查：血清钙低于正常值。

  思考：

  1.该患者脊柱四肢评估可能会有哪些阳性体征？

  2.该患者目前的主要护理问题有哪些？

  3.护士如何做好健康教育？

一、脊柱评估

  脊柱是维持躯体各种姿势的重要支柱，是躯体活动的枢纽。脊柱由7个颈椎、12个胸椎、5个腰椎、5个骶椎、4个尾椎组成。脊柱病变时常表现为局部疼痛、姿势或形态异常以及活动度受限等。评估脊柱时患者可取站立位或坐位，通常以视诊为主，同时结合触诊、叩诊。其内容包括脊柱的弯曲度、有无畸形、脊柱的活动度及有无压痛、叩击痛等。

（一）脊柱弯曲度

1.生理性弯曲 正常人直立时，脊柱从侧面观察有4个生理性的弯曲（"S"形弯曲），即颈椎段稍向前凸、胸椎段稍向后凸、腰椎段明显向前凸、骶椎明显向后凸。正常人直立位时脊柱无侧弯及前后突出畸形。评估脊柱时嘱患者取坐位或站立位，双臂自然下垂，从侧面观察有无过度的前后弯曲；评估者用手指沿脊椎的棘突尖，以适当的压力向下划压，划压后皮肤出现一条红色充血线，观察此充血线是否笔直以判断脊柱有无侧弯。

2.病理性变形

（1）颈椎变形 颈侧偏见于先天性斜颈，被评估者头向一侧倾斜，患侧胸锁乳突肌隆起。

（2）脊柱后凸 脊柱过度后弯称为脊柱后凸（kyphosis）（图4-39a），也称驼背（gibbus），多发生于胸段。小儿多见于佝偻病；青少年多见于胸椎结核病，常发生在胸椎下段；成年人胸段呈弧形后凸，见于强直性脊柱炎；老年人脊柱后凸多发生于胸段上半部，是由于脊椎退行性变导致椎体压缩而成。

（3）脊柱前凸 脊柱过度向前凸出性弯曲，称为脊柱前凸（lordosis）。多发生在腰椎部位，病人腹部明显向前凸出，臀部明显向后突出。主要见于晚期妊娠、大量腹水、腹腔巨大肿瘤、先天性髋关节后脱位及髋关节结核等。

（4）脊柱侧凸 脊柱离开后正中线向左或向右偏曲，称为脊柱侧凸（scoliosis）（图4-39b）。脊柱侧凸分两种：①姿势性侧凸常见于儿童发育期坐、立姿势不良，椎间盘脱出症及脊髓灰质炎后遗症等。此类侧凸早期，脊柱曲度不固定，改变体位如平卧或向前弯腰可使侧凸纠正。②器质性侧凸见于先天性脊柱发育不全、佝偻病、脊椎损伤、肌肉麻痹、营养不良、慢性胸膜粘连肥厚等，改变体位不能使侧凸得到纠正。

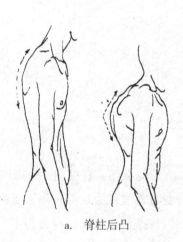

a. 脊柱后凸　　　　　　　b. 脊柱侧凸

图4-39 脊柱病理性变形

（二）脊柱活动度

1. 正常活动度　正常人脊柱有一定的活动度，但各部位活动范围明显不同，其中颈椎与腰椎活动范围最大，胸椎活动度较小，骶椎、尾椎几乎无活动性。评估脊柱活动度时，嘱被评估者做前屈、后伸、侧弯、旋转等动作，以观察脊柱的活动情况及有无异常改变。若已发生外伤性骨折或关节脱位时，应避免脊柱活动，以防止损伤脊髓。

2. 脊柱活动度受限　见于相应脊柱节段肌肉、韧带劳损，脊椎结核、肿瘤、骨折或关节脱位等。

（三）脊柱压痛与叩击痛

1. 压痛　被评估者取端坐位，身体稍向前倾，评估者以右手拇指从枕骨粗隆开始自上而下逐个按压脊椎棘突及椎旁肌肉，观察有无压痛。正常人每个棘突及椎旁肌肉均无压痛。脊椎压痛见于脊椎结核、椎间盘脱出、脊椎外伤或骨折等；若椎旁肌肉有压痛常为腰背肌炎或劳损。

2. 叩击痛　①直接叩击法：评估者用手指或叩诊锤直接叩击各椎体的棘突，主要用于胸椎与腰椎的评估，但脊柱病变，特别是颈椎骨关节损伤时慎用。②间接叩击法：被评估者取坐位，评估者将左手掌置于被评估者头顶，右手半握拳用小鱼际肌部位叩击左手背，观察脊柱各部位有无疼痛。叩击痛阳性见于脊椎结核、脊柱骨折及椎间盘脱出等。叩击痛的部位多为病变部位。

二、四肢与关节评估

四肢与关节的评估主要采用视诊与触诊法，两者相互配合，以关节评估为主。主要评估其形态、肢体位置、活动度或运动情况等。正常人四肢与关节左右对称，形态正常，无肿胀及压痛，活动不受限。

（一）形态异常

1. 匙状甲（spoon nails）　又称反甲（koilonychia），其特点为指甲中央凹陷，边缘翘起，指甲变薄，表面粗糙有条纹（图4-40）。常见于缺铁性贫血、高原疾病，偶见于风湿热和甲癣等。

2. 杵状指（趾）　又称槌状指（趾），表现为手指（趾）末端增生、肥厚而呈杵状膨大。其特点为末端指节明显增宽、增厚，指甲从根部到末端中拱形隆起，使指（趾）端背面的皮肤与指（趾）甲所构成的基角等于或大于180°（图4-41）。常见于支气管扩张、支气管肺癌、慢性肺脓肿、发绀型先天性心脏病、亚急性感染性心内膜炎等。一般认为与肢体末端慢性缺氧、代谢障碍、中毒性损伤有关。

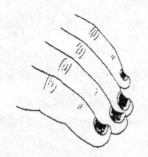

图 4-40 匙状甲

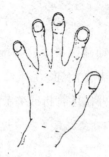

图 4-41 杵状指

3. **肢端肥大症** 成人发生腺垂体功能亢进使生长激素分泌增多时，因骨骺已愈合，身体不能再生长，而骨末端及其韧带等软组织可增生、肥大，使肢体末端异常粗大，称为肢端肥大症。

4. **指关节变形**

（1）梭形关节 近端指关节增生、肿胀，呈梭形畸形，多为双侧对称性病变。早期局部有红肿及疼痛，晚期明显强直、活动受限，重者手指和手腕向尺侧偏斜，常见于类风湿性关节炎（图 4-42）。

（2）爪形手 掌指关节过伸，指间关节屈曲，骨间肌和大小鱼际肌明显萎缩，手关节呈鸟爪样变形。常见于进行性肌萎缩、脊髓空洞症、麻风病等。第 4、5 指爪形手则见于尺神经损伤（图 4-43）。

（3）腕垂手 腕关节不能背伸，手指不能伸直，拇指不能外展，外观手腕呈下垂状，常见于桡神经损伤（图 4-44）。

（4）猿掌 拇指、食指、中指不能伸展，拇指不能对掌，大鱼际肌萎缩，外观呈"猿形手"，常见于正中神经损伤（图 4-45）。

（5）餐叉样畸形 见于 colles 骨折（图 4-46），即桡骨下端骨折的一种典型畸形。侧面观见患部呈餐叉样外观，故称"餐叉样畸形"，而正面观则呈枪刺状畸形。

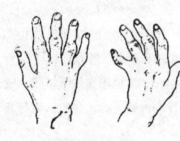

图 4-42 梭形关节图

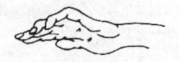

图 4-43 爪形手

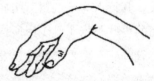

图 4-44 腕垂手

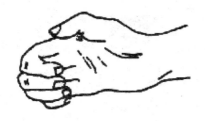

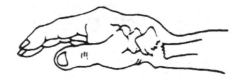

图 4-45 猿掌　　　　　　　　　　　　　图 4-46　餐叉样畸形

5. 膝关节变形　膝关节如有红、肿、热、痛及运动障碍多为炎症所致，多见于风湿性关节炎风湿活动期、结核性或外伤性关节炎、痛风等。若受轻伤后引起关节腔或皮下出血、关节增生或肿胀常见于血友病。腔内有过多液体积聚时，称为关节腔积液。其特点为关节周围明显肿胀，触诊可出现浮髌现象。评估方法为评估者左手拇指和其他手指分别固定在肿胀关节上方两侧并加压，右手的拇指和其他手指分别固定于关节下方两侧并加压，使关节腔内的积液不能上、下流动，然后用右手食指将髌骨连续向后方按压数次，当按压时有髌骨与关节面的碰触感，松开时有髌骨随手浮起感，称为浮髌试验阳性（图 4-47）。

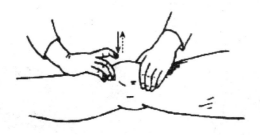

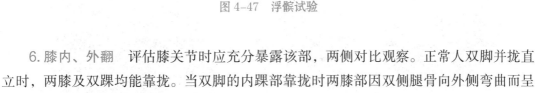

图 4-47　浮髌试验

6. 膝内、外翻　评估膝关节时应充分暴露该部，两侧对比观察。正常人双脚并拢直立时，两膝及双踝均能靠拢。当双脚的内踝部靠拢时两膝部因双侧腿骨向外侧弯曲而呈"O"形，称膝内翻（图 4-48）；当两膝关节靠近时，两小腿斜向外方呈"X"形弯曲，使两脚的内踝分离，称为膝外翻（图 4-49）。膝内、外翻畸形常见于佝偻病和大骨节病等。

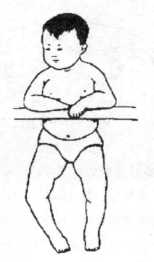
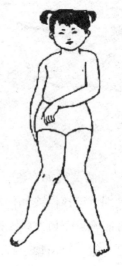

图 4-48　膝内翻　　　　　　　　　图 4-49　膝外翻

7. 足内、外翻　正常人当膝关节固定时，足掌可向内翻、外翻35°。复原时足掌、足跟可全面着地。足内、外畸形者足呈固定内翻、内收位或外翻、外展位（图 4-50）。常见于脊髓灰质炎后遗症、先天性畸形。

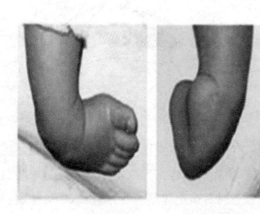
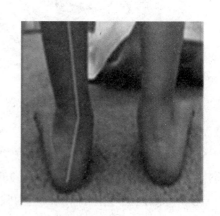

图 4-50　足内、外翻

8. 平跖足　又称平脚板，正常人直立时足跟与足掌前部和足趾部位平稳着地，而足底中部内侧稍离开地面。若足底变平，直立时足底中部内侧也能着地，称为平跖足，多为先天性异常。平跖足者不能持久站立，并影响长途行走或行进速度。

9. 肌肉萎缩　是指肢体的部分或全部肌肉体积缩小，松弛无力。一侧肌肉萎缩常见于脊髓灰质炎后遗症、偏瘫、周围神经损伤；双侧肌肉萎缩常见于多发性神经炎、脊髓炎、外伤性截瘫。

10. **下肢静脉曲张** 表现为小腿静脉如蚯蚓状弯曲、怒张，久立者更明显。严重时腿部肿胀、局部皮肤颜色暗紫红色或有色素沉着，可形成经久不愈的溃疡，常见于血栓性静脉炎患者或长期从事直立性工作者。

11. **水肿** 可呈单纯或对称性水肿，指压凹陷或非凹陷性，由局部或全身因素所致。

（二）运动功能障碍

四肢的运动功能是在神经的调节下，由肌肉、肌腱的活动完成的，任一个环节受损都会导致运动功能障碍。评估时嘱被评估者做主动运动（指评估者用自己的力量活动，能达到的最大范围）或被动运动（指评估者用外力使关节活动，能达到的最大范围），观察关节的活动幅度、有无活动受限或疼痛。

关节的创伤、炎症、肿瘤、退行性病变均可引起关节疼痛、肌肉痉挛、关节失稳，以及关节囊、关节腔、肌肉肌腱的挛缩和粘连，从而影响关节的主动或被动运动范围。

📝 **考纲摘要**

1. 颈椎、腰椎段向前凸，胸椎、骶椎段向后凸，类似"S"形。脊柱后凸小儿多见于佝偻病，脊柱前凸主要见于晚期妊娠、大量腹水、腹腔巨大肿物等。

2. 脊柱压痛与叩击痛常见于脊椎结核、肿瘤、脊柱骨折及椎间盘脱出等。

3. 匙状甲常见于缺铁性贫血；杵状指（趾）常见于支气管扩张、慢性肺脓肿、支气管肺癌、发绀型先天性心脏病；肢端肥大症见于成人腺垂体功能亢进，生长激素分泌增多；梭形关节见于类风湿性关节炎；爪形手见于尺神经损伤，进行性肌萎缩；腕垂手见于桡神经损伤；猿掌见于正中神经损伤；餐叉样畸形见于colles骨折。

4. 膝内、外翻畸形又叫"O"形或"X"形腿，常见于佝偻病和大骨节病等。

5. 足内、外翻畸形常见于脊髓灰质炎后遗症、先天性畸形。

复习思考

1. 脊柱活动度最大的是（　　　）
   A. 颈椎与腰椎　　　　　B. 颈椎与胸椎　　　　　C. 仅有胸椎
   D. 腰椎与胸椎　　　　　E. 骶椎与胸椎

2. 匙状指多见于（　　　）
   A. 先心病　　　　　　　B. 支气管扩张　　　　　C. 肝硬化
   D. 缺铁性贫血　　　　　E. 肺脓肿

3. 杵状指（趾）可见于（　　　）

    A. 缺铁性贫血   B. 支气管扩张   C. 肝硬化

    D. 佝偻病   E. 心肌梗死

4. 类风湿性关节炎的手部特征性改变为（　　　）

    A. 爪形手   B. 梭形关节   C. 杵状指

    D. 垂腕   E. 匙状甲

项目七　神经功能评估

案例导入

    患者，女，35 岁，半小时前因与人争吵后突然出现剧烈头痛，回家后头痛加剧，伴喷射性呕吐，遂急诊入院。体格检查：神志清楚，四肢腱反射迟缓，四肢肌张力对等，肌力 5 级，血压 180/90mmHg。

    思考：

    1. 病理反射和脑膜刺激征检查有哪些内容？

    2. 肌力分几级？完成该患者肌力检查操作。

    神经系统评估是身体评估的重要部分，主要包括脑神经、运动神经、感觉神经、自主神经、神经反射和脑膜刺激征等方面的评估。在身体评估中以神经反射和脑膜刺激征为主，如有必要再进行其他项目的评估。

一、脑神经评估

    脑神经共 12 对。由于各对脑神经出颅腔的部位不同，临床上可从脑神经表现出来的异常判断脑底部病变的位置。根据脑神经出颅腔的位置高低使用罗马数字命名。其中，Ⅰ、Ⅱ、Ⅷ为感觉神经，Ⅲ、Ⅳ、Ⅵ、Ⅺ、Ⅻ为运动神经，Ⅴ、Ⅶ、Ⅸ、Ⅹ为感觉和运动的混合型神经。评估时按顺序进行，见表 4-19，以免遗漏，注意双侧对比。

表 4-19　脑神经功能与损伤后的临床表现

脑神经	功能	损伤后临床表现
Ⅰ：嗅神经	嗅觉	嗅觉减弱、消失、过敏或幻嗅
Ⅱ：视神经	视觉	视力减退或全盲
Ⅲ：动眼神经	眼球运动，晶状体调节，瞳孔收缩	复视、上睑下垂、瞳孔散大，调节反射消失

脑神经	功能	损伤后临床表现
Ⅳ：滑车神经	眼球运动	复视
Ⅴ：三叉神经	脸部、头皮、牙齿的感觉，咀嚼运动	脸部麻木，咀嚼肌肌力减弱
Ⅵ：展神经	眼球运动	复视
Ⅶ：面神经	味觉，腭、外耳感觉，泪腺、下颌下腺、舌下腺分泌，面部表情	舌前2/3味觉丧失，口干，泪腺丧失分泌功能，面肌瘫痪
Ⅷ：位听神经	听觉，平衡	耳聋，耳鸣，头晕，眼球震颤
Ⅸ：舌咽神经	味觉，咽、耳的感觉，抬上颚，腮腺分泌	舌后1/3味觉丧失，咽麻痹，口部发干
Ⅹ：迷走神经	味觉，咽、喉、耳的感觉，吞咽、发声、内脏交感神经	吞咽困难，声音嘶哑，上颚麻痹
Ⅺ：副神经	发声，头、颈、肩运动	声音嘶哑，头、颈、肩肌肉无力
Ⅻ：舌下神经	舌的运动	伸舌无力，舌肌萎缩

二、运动功能评估

运动是指骨骼肌的活动，包括随意运动和不随意运动。随意运动受大脑皮层运动区支配，由锥体系完成；不随意运动由锥体外系、小脑等共同支配。运动系统评估一般包括肌力、肌张力、不随意运动和共济运动。

（一）随意运动与肌力

1. 随意运动　是指意识支配下的动作。随意运动功能的丧失称瘫痪，根据程度不同分为完全性瘫痪和不完全性瘫痪；依形式不同可分为偏瘫、单瘫、截瘫、交叉瘫，见表4-20。

表4-20　瘫痪的形式及临床意义

形式	临床特点	临床意义
偏瘫	一侧肢体瘫痪，伴有同侧脑神经损害	见于大脑半球内囊病变
单瘫	单一肢体瘫痪	见于大脑皮质运动区局部受损
截瘫	双侧下肢瘫痪	见于脊髓横断性损害（脊髓外伤、炎症等）
高位截瘫	四肢瘫痪	见于颈髓病变
交叉瘫	对侧半身瘫痪和病变同侧周围性脑神经麻痹	见于一侧脑干病变

2. 肌力　是指肢体随意运动时肌肉收缩的力量。肌力评估分两种。①主动法：嘱被评估者肢体做伸、屈或抬高等动作，观察肢体活动的状况。②被动法：评估者给予被评估者某肢体施加适当的阻力，让其抵抗，以测定其肌力。注意两侧比较，两侧力量明显不等时

有重要意义。肌力分为 6 级（度），采用 0 ～ 5 级的 6 级记录法，见表 4-21。

表 4-21 肌力分级

级别	临床表现
0 级	肌肉完全瘫痪，无任何肌肉收缩
1 级	可见肌肉收缩，但不能产生动作
2 级	肢体能在床面上水平移动，但不能抬离床面。
3 级	肢体能抬离床面，但不能抵抗阻力。
4 级	肢体能抵抗一定阻力，但较正常肌力差。
5 级	肌力正常

3. 肌张力　肌张力是指静止状态下的肌肉紧张度。评估者用手挤捏被评估者肌肉以感知其硬度及弹性，或用一手扶住关节，另一手握住肢体远端做被动伸、屈动作以感知其阻力。

（1）肌张力增高　触诊时肌肉有坚实感，被动伸屈时阻力增高，见于锥体束损害等。其可分痉挛性和强直性两种。①痉挛性：被动伸屈肢体时，起始阻力大，终末突然阻力减弱，称折刀现象，为锥体束损害现象。②强直性：伸屈肢体时始终阻力增加，称铅管样强直，为锥体外系损害现象。若伴有震颤，被动伸屈患肢时，有如扳齿样顿挫感，又称齿轮状肌张力增强，见于帕金森病。

（2）肌张力减低　触诊时肌肉松软，被动屈伸患肢时感觉到阻力减低，关节运动范围扩大，见于周围神经病、脊髓前角灰质炎及小脑病变等。

（二）不随意运动

不随意运动亦称不自主运动，是由随意肌不自主地收缩所发生的一些无目的的异常动作，多数为锥体外系病变的表现。

1. 震颤　为两组拮抗肌交替收缩引起的一种肢体摆动动作。临床最常见的是静止性震颤，即震颤在静止时表现明显，而在做意向动作时减轻或消失，常见于震颤麻痹，也可见于老年性震颤。前者同时伴肌张力增高，而后者通常肌张力不高。

2. 舞蹈样动作　为肢体大关节快速、不规则、无目的、不对称的运动，类似舞蹈，睡眠时可减轻或消失。该动作如发生在面部，犹如做鬼脸，多见于儿童期风湿性病变。

3. 手足徐动　又称指划动作，为一种手指或脚趾缓慢持续的伸展动作，见于新纹状体病变。

4. 手足搐搦　发作时手足肌肉呈紧张性痉挛，手腕屈曲，手指伸展，指掌关节屈曲、拇指内收靠近掌心并与小指相对，形成助产士手。见于低钙血症等。

5. 其他细震颤　为手指的细微震颤，闭目平伸双臂易检出，见于甲状腺功能亢进等。

（四）共济运动

机体任何动作的完成均依赖于某组肌群协调一致的运动，此运动称共济运动。共济运动主要用于评估小脑功能。此外，前庭神经、深感觉、锥体外系均参与作用。当上述结构发生改变，协调动作出现障碍，称共济失调。评估时首先观察被评估者日常生活动作，如吃饭、穿衣、取物、书写、站立等活动是否协调，然后再做以下评估。

1. 指鼻试验　嘱被评估者手臂伸直外展，以手指触鼻尖，先慢后快，先睁眼后闭眼，反复上述动作。正常人动作准确，指鼻有误为阳性。

2. 对指试验　嘱被评估者分开双上肢，使双手食指由远而近互碰指尖，观察动作是否准确。

3. 轮替动作　嘱被评估者双手反复做旋前或旋后动作，或用双手反复做手掌和手背的快速翻转运动，观察动作是否协调或动作有无困难。

4. 跟 - 膝 - 胫试验　被评估者仰卧，先抬起一侧下肢，然后将足跟放在对侧膝盖上，并沿胫骨前缘徐徐向下直达踝部，双下肢分别进行，观察动作是否稳准。

5. 罗姆伯格（Romberg）试验　罗姆伯格试验又称闭目难立征。被评估者双足平行靠拢，双上肢向前平伸，先睁眼后闭眼，观察是否能平稳站立。正常人睁、闭眼均能保持姿势。如睁眼、闭眼均不能完成动作，称小脑性共济失调，见于小脑蚓部病变。若睁眼时动作稳准，闭眼时动作摇晃，不稳不准，则为感觉性共济失调，见于感觉系统病变。

三、感觉功能评估

感觉功能评估必须在被评估者意识清醒和精神状态正常时进行。评估时嘱被评估者闭目，并说明评估目的和方法。要充分暴露被测部位，将刺激物由感觉障碍区移向正常区，或由正常区移向感觉过敏区，注意两侧对比、上下对比和远近端对比。粗略估计感觉功能有无障碍。避免暗示性提问，必要时重复进行。

（一）浅感觉

浅感觉是临床上感觉检查最常用方法，常有痛觉、触觉和温度觉检查。

1. 痛觉　用针轻刺被评估者皮肤，让其回答具体的感觉并注意左右、远近端对比。

2. 触觉　用棉签头上拉出的细丝或软纸片轻触被评估者皮肤或黏膜，让其描述自己感受，并对比，避免暗示。触觉障碍见于脊髓后索病变。

3. 温度觉　用盛有热水（40～50℃）或冷水（5～10℃）的玻璃试管交替接触被评估者皮肤以辨别冷、热感。如有感觉障碍，应记录部位及范围。温度觉障碍见于脊髓丘脑侧索损害。

（二）深感觉

深感觉是肌肉、肌腱和关节等深部组织的感觉，临床常有运动觉、位置觉和振动觉检查。深感觉障碍常见于脊髓后索病变。

1. 运动觉　嘱被评估者闭目，评估者轻轻夹住患者的手指或足趾的两侧，并做上下运动，然后固定于某一位置，让被评估者说出是第几个手指或足趾，并说出运动方向。

2. 位置觉　嘱被评估者闭目，将其肢体摆动呈某一姿势，然后让被评估者描述该姿势或用对侧肢体模仿。

3. 振动觉　用振动的音叉柄置于骨隆起处，如内外踝、手指、尺骨茎突、鹰嘴、桡骨小头、脊椎等，询问有无震动感及其持续时间，并两侧对比，判断有无差别。

（三）复合感觉

复合感觉又称皮层感觉，是经过大脑皮层的分析和综合来完成的。深、浅感觉检查正常时才检查复合感觉。常用的有皮肤定位觉、两点辨别觉、图形觉和实体觉。评估时需闭目，并两侧对比。

1. 皮肤定位觉　评估者的手指或棉签轻触被评估者皮肤某处，让被评估者指出被触部位。

2. 两点辨别觉　以钝角分规两脚分开一定距离接触被评估者皮肤，如感觉为两点，则缩小其间距，直至感觉为一点为止，再测量分规两脚之间距离。

3. 图形觉　在被评估者皮肤上画几何图形或写简单数字，让其说出。

4. 实体觉　令被评估者用单手触摸生活中常用物品，如钥匙、钢笔、硬币等，然后说出物品形状和名称。

复合感觉障碍为皮层病变的特征，但皮层感觉区分布较广，一般病变仅损及部分区域，故常表现为对侧上肢或下肢感觉障碍。

四、神经反射评估

神经反射是通过反射弧完成的，包括感受器、传入神经、中枢、传出神经、效应器五部分。反射弧中任何一个环节发生病变都可影响反射活动，使其减弱或消失。反射又受高级神经中枢的控制，如锥体束以上病变可使反射活动失去抑制而出现反射亢进。神经反射评估一般包括生理反射、病理反射和脑膜刺激征等。根据刺激的部位，可将生理反射分为浅反射和深反射两部分。神经反射评估时必须左右两侧对比，两侧不对称时临床意义较大。

（一）生理反射

1. 浅反射（superficial reflexes）　刺激皮肤、黏膜或角膜等引起的反应称为浅反射。

（1）角膜反射（corneal reflex）　嘱被评估者向内上方注视，评估者用细棉签絮由角膜外缘向内轻触被评估者的角膜（图4-51），被刺激侧眼睑迅速闭合，称为直接角膜反射；

刺激一侧角膜，对侧眼睑也闭合，称间接角膜反射。直接与间接角膜反射消失见于患侧三叉神经病变；直接反射消失，间接反射存在，见于患侧面神经瘫痪；角膜反射完全消失见于深昏迷病人。

（2）腹壁反射（abdominal reflex） 被评估者仰卧，两下肢稍屈曲使腹壁放松，然后用钝头竹签按肋缘下、脐水平、腹股沟上三个方向，由外向内轻划两侧腹壁皮肤（图4-52）。正常可见受刺激的部位腹肌收缩。上部反射消失见于胸髓7～8节病损，中部反射消失见于胸髓9～10节病损，下部反射消失见于胸髓11～12节病损。双侧上、中、下部反射均消失见于昏迷或急腹症患者。一侧上、中、下腹壁反射消失见于同侧锥体束病损。肥胖、经产妇及老年人由于腹壁过于松弛也会出现腹壁反射减弱或消失，应予以注意。

（3）提睾反射（cremasteric reflex） 用钝头竹签由下向上轻划股内侧上方皮肤（图4-52），可引起同侧提睾肌收缩，睾丸上提。双侧反射消失见于腰髓1～2节病损。一侧反射减弱或消失见于锥体束损害。老年人、腹股沟疝、阴囊水肿、精索静脉曲张、睾丸炎、附睾炎等也可影响提睾反射。

（4）跖反射（plantar reflex） 被评估者仰卧、下肢伸直，评估者手持被评估者踝部，用钝头竹签由后向前划足底外侧至小趾掌关节处再转向踇趾侧（图4-53），正常表现为足趾向跖面屈曲（即Babinski阴性）。反射消失为骶髓1～2节病损。

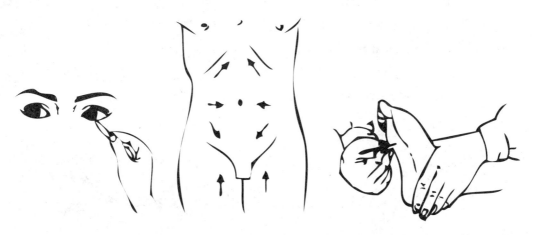

图4-51 角膜反射图　　　图4-52 腹壁反射和提睾反射图　　　图4-53 跖反射

（5）肛门反射（anal reflex） 用大头针轻划肛门周围皮肤，可引起肛门外括约肌收缩。肛门反射的传入、传出神经均是肛尾神经。肛门反射障碍为骶髓4～5节或肛尾神经病损。

2.深反射　刺激骨膜、肌腱经深部感觉器完成的反射，称深反射，又称腱反射。评估时患者要合作，肢体肌肉放松。评估者叩击力量要均等，并注意两侧对比。

（1）肱二头肌反射（biceps tendon reflex） 被评估者前臂屈曲，手掌朝下，评估者以左手托住该臂肘部，左拇指置于肱二头肌肌腱上，右手持叩诊锤叩击拇指指甲，正常反应为肱二头肌收缩，前臂快速屈曲。反射中枢在颈髓5～6节（图4-54）。

（2）肱三头肌反射（triceps tendon reflex） 被评估者上臂外展，前臂半屈，评估者左手托住其前臂，右手用叩诊锤直接叩击鹰嘴上方的肱三头肌肌腱，正常反应为肱三头肌收缩，前臂伸展。反射中枢在颈髓6～7节（图4-55）。

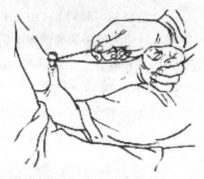 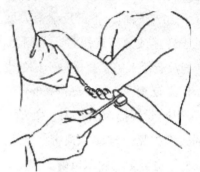

图4-54　肱二头肌反射　　　　　　　　图4-55　肱三头肌反射

（3）桡骨骨膜反射（brachioradialis tendon reflex） 被评估者前臂置于半屈半旋前位，评估者左手托住其前臂，并使腕关节自然下垂，用叩诊锤轻叩其桡骨茎突。正常反应为肱桡肌收缩，屈肘和前臂旋前。反射中枢在颈髓5～6节（图4-56）。

（4）膝腱反射（patellar tendon reflex） 被评估者取坐位时，小腿完全松弛下垂；仰卧位时评估者用左手托起其两侧膝关节使小腿屈曲约120°，右手持叩诊锤叩击髌骨下方股四头肌肌腱，正常反应为小腿伸展。反射中枢在腰髓2～4节（图4-57）。

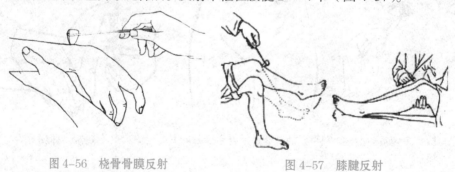

图4-56　桡骨骨膜反射　　　　　　　　图4-57　膝腱反射

（5）跟腱反射（achilles tendon reflex） 又称踝反射（ankle reflex）。被评估者仰卧，髋及膝关节稍屈曲，下肢取外旋外展位，评估者用左手将被评估者足部背屈成直角，以叩诊锤叩击跟腱。正常反应为腓肠肌收缩，足向跖面屈曲。反射中枢在骶髓1～2节（图4-58）。

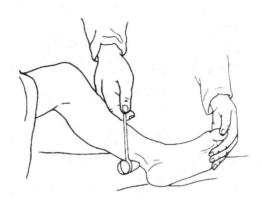

图 4-58　跟腱反射

（6）阵挛（clonus）　锥体束以上病变导致深反射亢进时，用力使相关肌肉处于持续性紧张状态，该组肌肉即发生节律性收缩，称为阵挛。临床常见有踝阵挛和髌阵挛，其临床意义同反射亢进。

1）踝阵挛（ankle clonus）：被评估者仰卧位，髋与膝关节稍屈曲，评估者左手托起患者小腿，右手握足前端，突然用力使踝关节背屈并保持一定的推力，如出现腓肠肌与比目鱼肌发生连续性节律性收缩而致足部呈现交替性屈伸动作，即为踝阵挛，系腱反射极度亢进（图 4-59）。

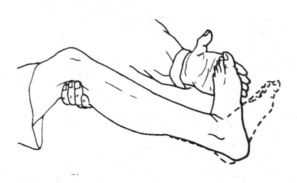

图 4-59　踝阵挛

2）髌阵挛（patellar clonus）：被评估者仰卧位，下肢伸直，评估者用拇指和食指控制住其髌骨上缘，用力向远端快速连续推动数次后维持向下的推力。阳性反应为股四头肌发生节律性收缩使髌骨上下移动，意义同踝阵挛。

深反射减弱或消失多为器质性病变，如末梢神经炎、神经根炎、脊髓前角灰质炎、重症肌无力、下运动神经元瘫痪、深昏迷、脑或脊髓急性损伤休克期、骨关节病和肌营养不良症等。锥体束病损时，由于解除了控制作用，深反射亢进。

（二）病理反射

病理反射是指锥体束损害时，大脑失去了对脑干和脊髓的抑制功能而出现的异常反射。1岁半以内的婴幼儿因锥体束发育尚未完善，可以有此类反射现象，不属于病理性。

1. Babinski征（巴宾斯基征） 评估方法同跖反射。阳性表现为踇趾背伸，其余四趾呈扇形展开。

2. Oppenheim征（奥本海姆征） 评估者用拇指及食指沿被评估者胫骨前缘用力由上向下滑压，阳性表现同Babinski征。

3. Gordon征（戈登征） 评估者用手以适度的力量捏压腓肠肌，阳性表现同Babinski征。

4. Chaddock征（查多克征） 评估者用钝头竹签从被评估者外踝下方由后向前划至趾跖关节处。阳性表现同Babinski征。

以上各征测试方法不同（图4-60），但阳性表现形式与临床意义相同，以Babinski征最常用，也是在锥体束损害时容易引出的病理反射，常见于脑血管意外、脑炎、脑肿瘤等。

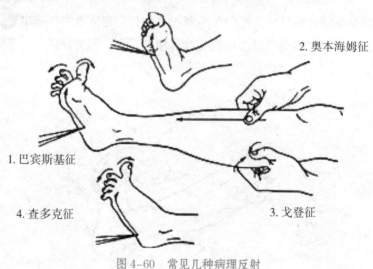

图4-60 常见几种病理反射

5. Hoffmann征（霍夫曼征） 该征通常认为是病理反射，但也可认为是深反射亢进的表现，反射中枢为颈髓7节～胸髓1节。评估者用左手托住被评估者腕部，以右手中指和食指夹持被评估者中指，稍向上提，使腕部处于轻度过伸位，以拇指迅速弹刮被评估者中指指甲，如被评估者拇指和其他手指掌屈，即为Hoffmann征阳性（图4-61）。

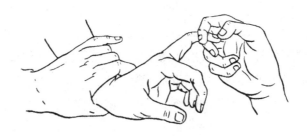

图 4-61　Hoffmann 征

（三）脑膜刺激征

脑膜刺激征为脑膜受激惹的体征。见于各种脑膜炎、蛛网膜下腔出血、颅压增高等。

1. 颈强直　被评估者仰卧，评估者一手托患者枕部，另一手置于胸前做屈颈动作。如感觉到抵抗力增强，即为颈部阻力增高或颈强直。在排除颈椎或颈部肌肉局部病变后即可认为有脑膜刺激征。

2. Kernig（克匿格）征　被评估者仰卧，一侧下肢髋关节和膝关节屈曲成直角，评估者用手将被评估者小腿抬高伸膝。正常人可将膝关节伸达 135°以上。阳性表现为伸膝受限，并伴有疼痛与屈肌痉挛（图 4-62）。

3. Brudzinski（布鲁津斯基）征　被评估者仰卧，双下肢自然伸直，评估者一手托起被评估者的枕部，另一手按于其胸前。当头部前屈时，双侧髋关节和膝关节同时屈曲为阳性（图 4-63）。

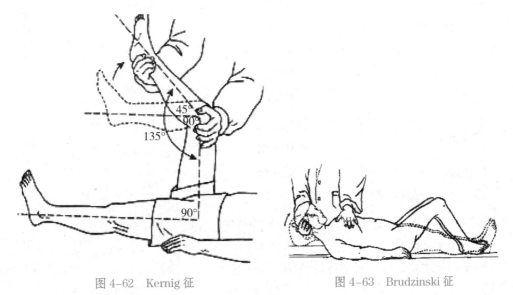

图 4-62　Kernig 征　　　　　　　　　　图 4-63　Brudzinski 征

考纲摘要

1.浅反射包括角膜反射、腹壁反射、提睾反射、跖反射及肛门反射。

2.深反射包括肱二头肌反射、肱三头肌反射、桡骨骨膜反射、膝腱反射、跟腱反射及阵挛。深反射减弱或消失多见于末梢神经炎、神经根炎、脊髓前角灰质炎等。深反射亢进见于锥体束病损。

3.病理反射包括巴宾斯基征、奥本海姆征、戈登征及查多克征，以巴宾斯基征最常用。阳性表现为踇趾背伸，其余四趾呈扇形展开。常见于脑血管意外、脑炎、脑肿瘤等锥体束损害。

4.脑膜刺激征包括颈强直、Kernig（克匿格）征及Brudzinski（布鲁津斯基）征，常见于各种脑膜炎、蛛网膜下腔出血、颅压增高等。

复习思考

1.Babinski 征阳性的典型表现为（　　　）

　　A. 踇趾背屈、其他各趾散开　　　B. 脚趾均背屈　　　C. 脚趾均跖屈

　　D. 下肢迅速回收　　　E. 脚趾均不动

2.下列哪项不属于病理反射（　　　）

　　A. Kernig 征　　　B. Oppenheim 征　　　C. Gordon 征

　　D. Hoffmann 征　　　E. Babinski 征

3.运动系统检查不包括下列哪项（　　　）

　　A. 肌张力　　　B. 反射　　　C. 不自主运动

　　D. 共济运动　　　E. 肌力

4.某下肢瘫痪患者，经查肢体不能自行抬起，此肌力应判为（　　　）

　　A. 0 级　　　B. 1 级　　　C. 2 级

　　D. 3 级　　　E. 4 级

5.下列哪项为脑膜刺激征（　　　）

　　A. Babinski 征　　　B. Gorden 征　　　C. Kernig 征

　　D. Oppenheim 征　　　E. Hoffman 征

6.提示锥体束损害的最重要体征是（　　　）

　　A. 角膜反射消失　　　B. 腹壁反射消失　　　C. 膝反射亢进

　　D. 踝阵挛　　　E. Babinski 征阳性

7. 下列哪项属于深感觉（　　）

    A. 痛觉　　　　　　　　　B. 温觉　　　　　　　　　C. 触觉

    D. 位置觉　　　　　　　　E. 两点辨别觉

8. 病理反射中最常用，且易引出的是（　　）

    A. Oppenheim 征　　　　　B. Babinski 征　　　　　C. Gordon 征

    D. Conda 征　　　　　　　E. Chaddock 征

9. 浅反射不包括（　　）

    A. 角膜反射　　　　　　　B. 腹壁反射　　　　　　　C. 提睾反射

    D. 跟腱反射　　　　　　　E. 跖反射

10. 有关病理反射的描述哪项不正确（　　）

    A. 病理反射出现提示锥体束受损

    B. 下肢病理反射的阳性反应为踇趾背伸，余趾呈扇形展开

    C. 任何人出现这种反射都属于病理性的

    D. 下肢 5 种病理征临床意义相同

    E. Hoffmann 征为上肢病理反射

扫一扫，知答案

扫一扫，看课件

模块五

心理－社会评估

【学习目标】

1. 具有关爱、尊重患者的意识，注意保护患者的隐私。

2. 掌握心理及社会评估的方法。

3. 熟悉心理及社会评估的内容。

4. 了解心理和社会评估的目的。

5. 学会运用心理和社会评估方法采集患者的心理和社会资料。

项目一　心理评估

案例导入

患者，男，26岁。因下腹痛、黏液血便6个月入院，伴里急后重。患者情绪低落，整天愁眉苦脸，不愿与他人交流，食欲差，睡眠障碍，不关注自己的外表，有时易激惹。

思考：

对该患者心理状况应着重进行哪方面的评估？可以应用哪些方法进行评估？

人不仅是生理的人，还是心理、社会、文化的人。人的生理健康与其心理和社会功能密切相关。以人为中心的整体护理，包括对被评估者的身体、心理、社会等方面进行全面的评估，故心理评估也是健康评估的重要组成部分。

一、心理评估的目的

评估个体的心理过程，特别是在疾病发展中的心理过程，包括自我概念、认知、情绪与情感等方面现存的或潜在的心理健康问题；评估个体的个性心理特征，尤其是性格特征，以便选择适当的心理护理和护患沟通方式；评估个体所面临的压力源、心理承受能力、压力反应及应对措施，以便制定有针对性的护理计划。故通过心理评估做出相应的护理诊断，制定有针对性的护理计划，最终达到改善被评估者的心理状况，促进其身心康复的目的。

二、心理评估的方法

1. 交谈法　交谈法也称会谈法，是心理评估最基本的方法，可分为正式会谈和非正式会谈两种类型。正式会谈是指事先通知对方，按照约定的会谈提纲有目的、有计划、有步骤地交谈。非正式会谈为日常生活或工作中个体间的自然交谈。会谈可使交谈双方建立相互合作和信任的关系，获取被评估者对其心理状况和问题的自我描述。

2. 观察法　观察法有自然观察法和条件观察法两种。

（1）自然观察法　自然观察法是指在自然条件下，对评估者的个体行为与心理反应在不受干扰的情况下所进行的观察，如对其面部表情、姿势步态、着装仪表、语音语调等的观察。其特点是观察所得不受人为因素干扰，是事物的本来面目，比较客观、真实。但需要与被评估者较长时间的接触，要求评估者必须细心，要有深刻的洞察力。评估者在日常护理过程中对被评估者个体行为与心理反应的观察就是一种自然观察。

（2）条件观察法　条件观察法又称实验观察法，是指在特殊实验环境下观察被评估者对特定刺激的反应。这种观察需预先设计，并按既定程序进行，每一个体都接受同样的刺激。其优点为可获取具有较强可比性和科学性的结果。但实验条件、实验环境和程序等人为因素，以及被评估者意识到正在接受实验，可干扰实验结果的客观性。因此，心理评估以自然观察法为宜。

3. 心理测量学法　心理测量学法是心理评估常用的标准化手段之一，所得到的结果比较客观、科学。

（1）心理测量法　心理测量法是在标准情形下，用统一的测量手段，如器材测试个体对测量项目所做出的反应。

（2）评定量表法　评定量表法是指用一套预先已标准化的测试项目（量表）来测量某种心理品质。根据问题和测试项目的编排方式，可将量表分为二择一量表、数字等级量表、描述评定量表、Likert 评定量表、检核表、语义量表和视觉类似物量表等 7 种。量表是心里评估中应用较多、相对较客观的判断指标。

应用量表时需注意根据调查目的、被评估者的具体状况选择合适的量表，尽量选择经典的、为大家公认的量表。量表使用的基本形式包括自评和他评。自评可较真实地反映被评者内心的主观体验；他评为评估者对被评估者心理反应的客观评定，较被动。

4. 医学检验法　医学检验法包括体格检查和各类实验室检查，如测量血压、心率、脉搏、血浆肾上腺素的浓度等，检测结果可为心理评估提供客观的辅助资料。

三、心理评估的内容

1. 自我概念评估　自我概念是人们通过对自己的内在、外在特征以及他人对他／她的反应的感知与体验而形成的认识与评价，是个体在与其心理社会环境相互作用过程中形成的动态的、评价性的"自我肖像"。

一般采用交谈、观察、华人测试、量表评定等方法对个体体像、社会认同、自我认同、自尊等方面进行综合评估。评估时注意环境应安静、舒适、私密，同时应与被评估者建立真诚的、彼此信赖的护患关系，交谈时应认真倾听，并与其保持目光交流。

2. 认知评估　认知是人们推测和判断客观事物的心理过程，是在个体的经验及对有关线索进行充分分析的基础上形成的对信息的理解、分类、归纳、演绎及计算能力。认知的评估包括对思维能力、语言能力和定向力的评估。

（1）思维能力评估　思维能力评估可通过抽象思维能力、洞察力和判断力三个方面进行评估。抽象思维能力涉及个体的记忆、注意、概念、理解和推理能力，需逐项评估。洞察力评估要让被评估者描述所处情形，再与实际情形做比较看有无差异。判断力受个体智力、情绪、受教育水平和所生活的社会、文化环境等多种因素的影响，并随年龄而变化，评估时要充分考虑到这些因素的干扰。

（2）语言能力评估　语言能力是个体认知水平的重要标志，对判断个体的认知水平很有价值，并可作为护士选择与患者沟通方式的依据。主要通过提问，让被评估者复述、陈述病史、命名、阅读、书写等方法进行，观察其说话时的音量、音调、语速、节奏，以及用词的正确性、陈述的流畅性、语意的连贯性等，以检测其语言表达能力和对文字符号的理解能力。

（3）定向力评估　定向力是指一个人对时间、地点、人物以及自身状态的认识能力。定向力包括时间定向力、地点定向力、空间定向力及人物定向力等。定向力障碍者不能将自己与时间、地点、空间联系起来。定向力障碍发生的先后顺序依次为时间、地点、空间和人物定向力障碍。

3. 情绪与情感评估　情绪与情感是个体对客观事物的体验，是人的需求是否获得满足的反映。当需要得到满足时，个体会产生积极的情绪与情感体验；反之则会产生消极的情绪和情感体验。情绪和情感通过体验反映客观事物与人的需求之间的关系，"体验"是情绪与情感的基本特征。

情绪与情感复杂多样。焦虑和抑郁是被评估者中最常见，也是最需要护理干预的两种情绪状态。焦虑一般由危险或对威胁的预料或预感而诱发，是一种不愉快的情绪体验。凡能引起被评估者焦虑的原因，如疾病困扰、担忧手术、治疗过程复杂、治疗效果不佳、并发症、后遗症等均可产生焦虑。焦虑表现为生理和心理两方面的变化。生理方面主要有心悸、食欲下降、睡眠障碍等；心理方面表现为注意力不集中、易激惹等。人们常以语言和非语言两种形式表达内心的焦虑。直接诉说忧虑事件和原因及一些自觉症状，如心慌、出汗、头痛、注意力无法集中等为语言表达形式；非语言表达形式表现为心跳加速、呼吸加快、咬指甲、来回踱步、姿势与面部表情紧张、神经质动作等。抑郁是个体在失去某种其重视或追求的东西时所产生的一种负面情绪体验。处于抑郁状态的个体可出现情感、认知、动机以及生理等多方面的改变。情感方面主要表现为情绪低落、心境悲观、自我感觉低沉、生活枯燥无味、哭泣、无助感等；认知方面表现为注意力不集中、思维缓慢、不能做出决定；动机方面表现为过分依赖、生活懒散、逃避现实，甚至有自杀意念或倾向；生理方面表现为易疲劳、食欲减退、体重下降、睡眠障碍、行动迟缓，以及机体其他功能减退。

对情绪与情感的评估可综合运用多种方法，包括会谈、观察与测量、量表评定等。其中会谈是评估情绪与情感的最常用方法。量表评定法是评估情绪与情感较为客观、可靠的一种方法，常用的有 Zung 氏焦虑自评量表（SAS）、Zung 氏抑郁自评量表（SDS）等。

Zung 氏焦虑自评量表的主要统计指标为总分。将 20 个项目的各自得分相加得到粗分，用粗分乘以 1.25 以后取整数部分，得到标准分。按照中国常模结果，标准分的临界值是 50 分，其中 50 ~ 59 分为轻度焦虑；60 ~ 69 分为中度焦虑；70 分以上为重度焦虑（表5-1）。

表 5-1　Zung 氏焦虑自评量表

项目	偶尔	有时	经常	持续
	1	2	3	4
1. 我觉得比平常容易紧张和着急	☐	☐	☐	☐
2. 我无缘无故地感到害怕	☐	☐	☐	☐
3. 我容易心里烦乱或觉得惊恐	☐	☐	☐	☐
4. 我觉得我可能将要发疯	☐	☐	☐	☐
5. 我感到不如意或觉得其他糟糕的事情将要发生在自己身上	☐	☐	☐	☐
6. 我手脚发抖打颤	☐	☐	☐	☐
7. 我感觉头痛、上腹痛	☐	☐	☐	☐

项目	偶尔	有时	经常	持续
8. 我感觉疲乏无力	☐	☐	☐	☐
9. 我发现自己无法静坐	☐	☐	☐	☐
10. 我感觉心跳得很快	☐	☐	☐	☐
11. 我感觉头晕	☐	☐	☐	☐
12. 我有晕倒发作，或觉得要晕倒似的	☐	☐	☐	☐
13. 我感觉气不够用	☐	☐	☐	☐
14. 我感觉唇周或四肢麻木	☐	☐	☐	☐
15. 我感觉心里难受、想吐	☐	☐	☐	☐
16. 我常常要小便	☐	☐	☐	☐
17. 我手心容易出汗	☐	☐	☐	☐
18. 我感觉脸红发热	☐	☐	☐	☐
19. 我感觉无法入睡	☐	☐	☐	☐
20. 我做噩梦	☐	☐	☐	☐

Zung 氏抑郁自评量表同 Zung 氏焦虑自评量表一样，是将 20 个项目的各自得分相加得到粗分，用粗分乘以 1.25 以后取整数部分，得到标准分。按照中国常模结果，标准分的临界值是 50 分，其中 50～59 分为轻度抑郁；60～69 分为中度抑郁；70 分以上为重度抑郁（表 5-2）。

表 5-2　Zung 氏抑郁自评量表

项目	偶尔	有时	经常	持续
	1	2	3	4
1. 我感觉情绪沮丧、郁闷	☐	☐	☐	☐
*2. 我感觉早晨心情最好	☐	☐	☐	☐
3. 我想哭或者要哭	☐	☐	☐	☐
4. 我入睡困难或者经常早醒	☐	☐	☐	☐
*5. 我最近饭量像平常一样多	☐	☐	☐	☐
*6. 我与异性接触和往常一样感兴趣	☐	☐	☐	☐
7. 我感觉体重减轻	☐	☐	☐	☐
8. 我排便习惯改变，常为便秘烦恼	☐	☐	☐	☐
9. 我感觉心跳比平常快	☐	☐	☐	☐

续表

项目	偶尔	有时	经常	持续
10. 我容易无故感到疲劳	☐	☐	☐	☐
*11. 我的头脑和平时一样清楚	☐	☐	☐	☐
*12. 我做事情像平时一样，并不困难	☐	☐	☐	☐
13. 我坐卧不安，不能平静	☐	☐	☐	☐
*14. 我对未来充满希望	☐	☐	☐	☐
15. 我比平时容易生气、冲动	☐	☐	☐	☐
*16. 我觉得做出决定是很容易的	☐	☐	☐	☐
*17. 我觉得自己是有用的人	☐	☐	☐	☐
*18. 我的生活很有意义	☐	☐	☐	☐
19. 我若死了，别人会过得更好	☐	☐	☐	☐
*20. 我依然喜欢平时喜欢的事物	☐	☐	☐	☐

使用指南：项目前无 * 号，按 1、2、3、4（正性陈述）评分，项目前有 * 号，按 4、3、2、1（负性陈述）评分。

4. 个性评估　个性也称人格，是个体具有一定倾向性的、比较稳定的心理或行为特征的总和。个性包括心理特征和个性倾向两方面。个性心理特征包括能力、气质和性格；个性倾向包括需要、动机、兴趣、信念、世界观等。

个性评估主要包括能力评估和性格评估。能力评估应着重于个体一般能力的评估，尤其是认知能力的评估。性格评估是个性评估的重点，常用的评估方法有观察法、交谈法、作品分析法、询问法等。

5. 压力和压力应对评估　压力是指内外环境中的各种刺激作用于机体产生的非特异性反应，是机体对刺激的反应状态，而不是刺激本身。压力并非都是有害的，适当的压力有助于提高机体的适应能力，为生存和发展所必需。机体长期处于较强的压力之中，可导致身心疾病，如消化性溃疡。压力应对是指当人们的内外部需求难以满足或远远超过其所承受的范围时，个体就会通过采用持续性的行为、思想和态度改变来处理这一特定需求，这一过程即为压力应对。如为缓解手术前的紧张和焦虑，患者常采用看电视、与家人聊天、散步等转移注意力的方式来应对。

压力与压力应对的评估主要包括压力源的评估、压力反应评估、应对方式评估。压力源的评估主要通过交谈法及评定量表测验法来完成，常用的量表有住院患者压力评定量表。压力反应评估主要评估生理反应、认知反应及情绪反应等。应对方式评估主要通过交谈法及评定量表测验法来完成，常用的量表有 Jaloviee 应对方式量表。

考纲摘要

1. 交谈法是心理评估最基本的方法。

2. 观察法有自然观察法和条件观察法两种。

3. 焦虑和抑郁是最需要护理干预的两种情绪状态。

4. 个性评估主要包括能力评估和性格评估。

复习思考

1. 心理评估最基本的方法是（　　　）

    A. 交谈法　　　　　　　B. 自然观察法　　　　　　　C. 条件观察法

    D. 心理测量学法　　　　E. 医学检验法

2. 在心理评估中，最常见并且最需要护理干预的两种情绪状态是（　　　）

    A. 焦虑和自卑　　　　　B. 抑郁和绝望　　　　　　　C. 紧张和恐惧

    D. 愤怒和厌恶　　　　　E. 焦虑和抑郁

3. 下列评定量表中，可用于情绪与情感评估的是（　　　）

    A. 描述评定量表　　　　B. Zung 氏焦虑自评量表　　　C. 家庭关怀指数问卷

    D. 数字等级量表　　　　E. Likert 评定量表

项目二　社会评估

案例导入

    患者，女，43 岁，某重点中学数学老师。反复发作上腹痛 3 年，5 小时前呕吐咖啡渣样物约 400mL，来诊后收入院。患者一入院就拉住责任护士问："我什么时候能出院？我的学生还有 32 天就要高考了，我现在没时间治病啊！我先回学校上两节课再回来输液行吗？"

    思考：

    该患者存在的主要护理问题及相关因素。

    人的社会属性决定了个体不可能脱离社会环境而独立存在，社会是人类生存和发展的基础。人类与社会环境的接触越来越紧密，受其影响也越来越大。因此，在社会实践中，护士不仅要对被评估者的身体和心理进行评估，还要对其社会功能和社会适应能力进行评估，以获得更准确、更丰富的健康资料，为整体化护理提供依据。

一、社会评估的目的

社会评估是了解个体社会属性的基本方法，其主要目的：评估个体的角色功能，了解个体承担角色的情况，分析个体是否存在角色适应不良，尤其是患者角色适应不良；评估个体的文化背景，了解个体文化背景和文化特征，了解其健康行为情况，从而提供有针对性的护理服务；评估个体的家庭状况，了解个体家庭成员的关系及家庭功能，分析影响被评估者的家庭因素，制定有针对性的家庭护理计划；评估人际关系，了解个体人际关系的广度和深度，以分析其对被评估者健康的影响，制定有针对性的护理措施；评估个体环境，包括物理环境和社会环境，了解被评估者环境中存在的或潜在的影响健康的危险因素，为制定护理中的环境干预措施提供依据。

二、社会评估的方法

与心理评估类似，社会评估也可采用交谈法、观察法、量表评定法。此外，可根据被评估者的实际情况和评估内容的特点进行寻访，环境评估中可采取实地考察，以及专门的抽样调查，如观察居住环境有无地面湿滑、凹凸不平，氧气瓶放置不稳等不安全因素，空气取样检查有害物质浓度、菌落数等。

三、社会评估的内容

1. 角色与角色适应评估　　角色是指处于一定社会地位的个体或群体在实现与这种地位相联系的权利与义务中所表现出的符合社会期望的模式化行为。在社会生活中，个体往往拥有多重角色身份，如某个人在家庭是丈夫、父亲，在公司是领导，而在医院又是患者。但个体的角色发生改变时，个体必须对自己的行为做出相应调整，否则就会出现角色适应不良。角色适应不良会给个体带来生理和心理两方面的不良反应。角色适应不良常见的类型有角色冲突、角色模糊、角色匹配不当、角色负荷过重和角色负荷不足。

角色与角色适应评估常以问诊和观察为主要方法，必要时可辅以身体评估。通过问诊了解个体在家庭、工作和社会生活中所承担的角色情况，包括角色数量、对角色的感知，以及是否存在角色适应不良的情况。观察的重点是个体是否有角色适应不良的生理、心理反应及行为改变。如是否经常感到疲劳、心悸、睡眠障碍、头晕等，同时观察个体是否有焦虑、紧张、愤怒、抑郁、沮丧等表情。

2. 环境评估　　环境有广义和狭义之分。广义的环境是指人类赖以生存、发展的社会与物质条件的总和；狭义的环境是指环绕个体的区域，如病房、居室等。护理学中，环境被定义为影响人们生存和发展的所有外在因素，分为内环境和外环境。内环境是指人的生理、心理、精神和思想等各方面。外环境分为物理环境和社会人文环境。

物理环境的评估主要采用实地考察的方式，重点了解被评估者的家庭环境、工作环境和病室环境的情况。社会人文环境的评估主要采用交谈法，重点了解被评估者的经济能力、教育水平、生活方式、社会支持情况等。

3. 文化评估　文化是一个社会及其成员所特有的物质和精神财富的总和，即特定人群为适应社会人文环境和物质环境而共有的行为和价值模式。它包括价值观、语言、知识、艺术、信仰、道德、规范，以及与之相适应的物质表现形式，如机器、工具、书籍、衣服等。文化休克是指人们生活在陌生文化环境中所产生的迷惑与失落的经历，常发生于个体从熟悉的环境到新环境，由于沟通障碍、日常活动改变、风俗习惯，以及态度、信仰的差异而产生的生理、心理适应不良。

护士可以通过交谈、观察等方法对被评估者进行文化评估。通过会谈，了解被评估者价值观、健康信念、宗教信仰、民族习俗等。通过观察被评估者日常进食情况评估饮食习俗；通过观察被评估者与他人交流时的表情、眼神、手势、坐姿等评估其非语言沟通文化；通过观察被评估者是否进行宗教活动，如祷告、做礼拜等获取其宗教信仰的信息；通过观察被评估者在医院期间的表现评估其有无文化休克。

4. 家庭评估　家庭是基于婚姻、血缘或收养关系而形成的社会共同体。家庭是社会的基本单位，是个体最为重要的生活环境和社会关系网络。家庭功能，以及家庭中的各种问题会直接或间接地影响家庭成员的健康。家庭功能是家庭对人类生活和社会发展方面所起的作用和能效。家庭功能主要有性与生育功能、经济功能、情感交流功能、教育和社会化功能、抚养和赡养功能、健康照顾功能。

护士可以通过会谈法评估家庭人口结构、家庭权利结构、家庭角色结构、家庭沟通过程、家庭价值观、家庭生活周期等。可采用会谈、观察和量表评定等方法评估患者的家庭功能。常用的评定家庭功能的量表有家庭关怀指数问卷、家庭功能评定量表、家庭支持量表等。

✎ 考纲摘要

1. 环境分为内环境和外环境。
2. 外环境分为物理环境和社会人文环境。
3. 家庭是社会的基本单位。

复习思考

1. 社会评估不包括（　　　）

　　A. 环境　　　　　　　　B. 角色　　　　　　　　C. 情感

　　D. 文化　　　　　　　　E. 家庭

2. 有关环境的定义不正确的是（　　　）

　　A. 广义的环境是指人类赖以生存、发展的社会与物质条件的总和

　　B. 狭义的环境是指环绕个体的区域

　　C. 护理学中，环境被定义为影响人们生存和发展的所有外在因素

　　D. 人的环境分为内环境和外环境

　　E. 人的内环境是指人的内心世界

3. 角色适应不良的类型不包括（　　　）

　　A. 角色模糊　　　　　　B. 角色冲突　　　　　　C. 角色负荷过重

　　D. 角色负荷不足　　　　E. 角色匹配得当

扫一扫，知答案

扫一扫，看课件

模 块 六

心电图检查

【学习目标】

1. 掌握心电图的基本概念、心电图导联连接的方法。心电图各波段的组成、命名、特点和正常范围。心电图的临床应用价值。

2. 熟悉常见异常心电图的基本特征及临床意义。

3. 了解心电图产生的原理。

项目一　心电图基本知识

心电图（electrocardiogram，ECG）是利用心电图机从体表记录心脏每一心动周期所产生电活动变化的曲线图形。心脏在发生机械收缩之前，首先产生电激动，电激动沿心脏传导系统下传，使心房和心室产生电活动变化，形成微弱的电流传到体表。将探测电极放置在体表的不同部位，即可通过心电图机将这种心脏电活动变化描记成曲线图。

心电图检查是心血管疾病最常用的临床诊断技术，也是进行临床诊断或健康检查时不可缺少的检查项目之一，其临床应用价值为：

1. 对各种心律失常的诊断有肯定的价值。心电图的特征性变化及演变对心肌梗死的诊断亦可提供可靠的依据。

2. 对房室肥大、心肌损害、心肌缺血的评估有参考价值。

3. 心电图和心电监护目前临床上还广泛用于手术麻醉、危重患者抢救、用药观察以及运动和航天等领域。

4. 心电图检查也有一定的局限性。部分心脏疾病尤其是疾病早期在心电图上可无异常表现，一些不同的疾病在心电图上可有相同的表现，故分析心电图时必须和临床资料密切结合，才能对患者做出正确的评估。

一、心电图产生原理

1. 心肌细胞的电位变化规律及心电图波形产生原理　心肌细胞在静息状态时，膜外排列阳离子带正电荷，膜内排列同等比例的阴离子带负电荷，保持平衡的极化状态，不产生电位变化。当细胞一端的细胞膜受到刺激（阈刺激），其通透性发生改变，使细胞内外正、负离子的分布发生逆转，受刺激部位的细胞膜出现除极化，使该处细胞膜外正电荷消失而其前面尚未除极的细胞膜外仍带正电荷，从而形成一对电偶（dipole）。电源（正电荷）在前，电穴（负电荷）在后，电流自电源流入电穴，并沿着一定的方向迅速扩展，直到整个心肌细胞除极完毕。此时心肌细胞膜内带正电荷，膜外带负电荷，称为除极（depolarization）状态。而后，由于细胞的代谢作用，使细胞膜又逐渐复原到极化状态，这种恢复过程称为复极过程，复极与除极先后程序一致，但复极化的电偶是电穴在前，电源在后，并较缓慢向前推进，直至整个细胞全部复极为止。在除极时，检测电极对向电源（即面对除极方向）产生向上的波形，背向电源（即背离除极方向）产生向下的波形，在细胞中部则记录出双向波形。复极方向相同，但因复极化过程的电偶是电穴在前，电源在后，因此记录的复极波方向与除极波相反。

2. 心电向量　物理学上用来表明既有数量大小，又有方向性的量叫作向量（vector），亦称矢量。心肌在除极和复极时可产生电偶。电偶两极的电荷数目集得越多，两极间的电位差越大。电偶既有数量大小，又有方向性，故电偶是向量。由心脏所产生的心电变化不仅具有量值，还具有方向性，称心电向量。通常用长度表示其电位的量值，用箭头表示其方向。心肌细胞除极和复极时产生的心电向量分别称为除极向量和复极向量。除极向量的方向与除极方向一致，复极向量的方向与复极方向相反。

二、心电图导联

在人体不同部位放置电极，并通过导联线与心电图机电流计的正负极相连，这种放置电极与心电图机连接的线路方法称为心电图导联。电极位置和连接方法不同，可组成不同的导联。在长期临床心电图实践中，已形成了一个由 Einthoven 创设而目前广泛采纳的国际通用导联体系（lead system），称为常规 12 导联体系。

1. 肢体导联　包括标准导联Ⅰ、Ⅱ、Ⅲ及加压单极肢体导联 aVR、aVL、aVF。肢体导联电极的位置见表 6-1 和图 6-1。

表6-1 肢体导联电极的位置

	导联名称	正极位置	负极位置
标准肢体导联	I	左上肢	右上肢
	II	左下肢	右上肢
	III	左下肢	左上肢
加压肢体导联	aVR	右上肢	左上肢 + 左下肢
	aVL	左上肢	右上肢 + 左下肢
	aVF	左下肢	右上肢 + 左上肢

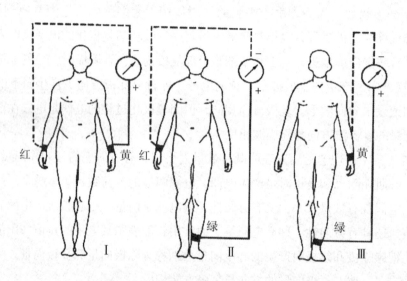

图6-1 标准肢体导联连接方法示意图

2.胸导联 属单极导联。将探测电极分别放置在胸前的一定部位，负极与中心电端相连，这就是胸导联。包括 $V_1 \sim V_6$ 导联。胸导联电极的位置见表6-2和图6-2。

表6-2 胸导联电极的位置

导联名称	正极位置	临床意义
V_1	胸骨右缘第4肋间	反映面对右心室壁的电位改变
V_2	胸骨左缘第4肋间	反映面对右心室壁的电位改变
V_3	V_2 与 V_4 两点连线的中点	反映左、右心室移行处的电位改变
V_4	左锁骨中线与第5肋间相交处	反映左、右心室移行处的电位改变
V_5	左腋前线与 V_4 同一水平处	反映面对左心室壁的电位改变
V_6	左腋中线与 V_4 同一水平处	反映面对左心室壁的电位改变

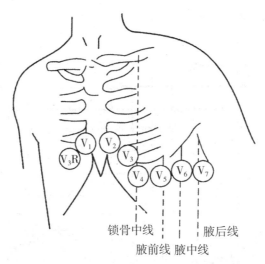

图 6-2 常规胸导联电极安放位置示意图

　　临床上诊断后壁心肌梗死还常选用 $V_7 \sim V_9$ 导联；V_7 位于左腋后线 V_4 水平处；V_8 位于左肩胛骨线 V_4 水平处；V_9 位于左脊旁线 V_4 水平处。小儿心电图或诊断右心病变（例如右室心肌梗死）有时需要选用 $V_3R \sim V_6R$ 导联，电极放置右胸部与 $V_3 \sim V_6$ 对称处。

三、导联轴

　　肢体导联电极主要放置于右上肢（R）、左上肢（L）、左下肢（F），连接此三点即成为所谓 Einthoven 三角。在每一个标准导联正负极间均可画出一条假想的直线，称为导联轴。为便于表明 6 个导联轴之间的方向关系，将 Ⅰ、Ⅱ、Ⅲ 导联的导联轴平行移动，使之与 aVR、aVL、aVF 的导联轴一并通过坐标图的轴中心点，便构成额面六轴系统（hexaxial system）。此坐标系采用 ±180º 的角度标志。以左侧为 0º，顺钟向的角度为正，逆钟向者为负。每个导联轴从中心点被分为正负两半，每个相邻导联间的夹角为 30º。此对测定心脏额面心电轴颇有帮助。

四、心电图各波段的组成与命名

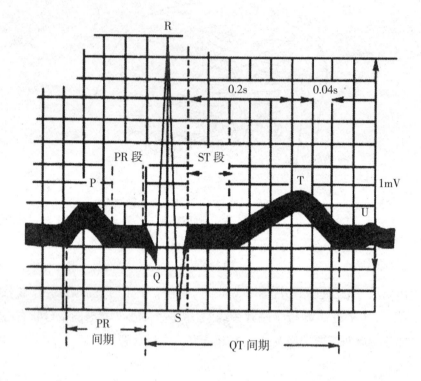

图 6-3　心电图各波段示意图

正常心电图每一心动周期的一系列波段分别命名为：

1. P 波　为心房除极波，反映心房除极过程的时间和电位改变。窦房结位于右心房上腔静脉入口处，窦房结所发出的冲动，从右心房开始逐渐向左心房扩展，故 P 波起始部分代表右心房除极，中间部分代表左右心房都在除极，终末部分代表左心房除极。

2. PR 段　指 P 波终点到 QRS 波群起点间的线段，反映心房复极过程及房室结、希氏束的电活动所需的时间。

3. PR 间期　包括 P 波和 PR 段，反映心房开始除极至心室开始除极的时间，即电激动从窦房结传到心室所需要的时间。

4. QRS 波群　为心室除极波，反映左、右心室肌除极时的电位变化和时间变化。因探测电极的位置不同，QRS 波在各导联上形成心电图的波形不一，统一命名原则为：QRS 波群中出现的第一个负向波为 Q 波；第一个出现的正向波为 R 波；R 波后的第一个负向波称为 S 波；S 波之后再出现的正向波为 R'波；R'波后再出现的负向波称为 S'波。如果 QRS 波只有负向波，则称为 QS 波。至于采用 Q 或 q、R 或 r、S 或 s 表示，应根据其幅度大小而定（图 6-4）。

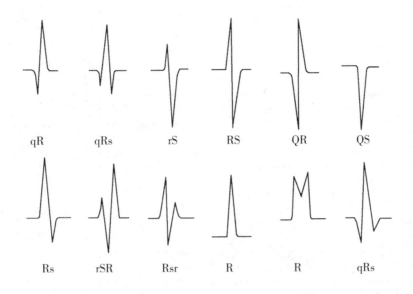

图 6-4　QRS 波群命名

5. ST 段　指 QRS 波终点至 T 波起点间的线段，反映心室复极早期缓慢复极过程的电位变化。其与 QRS 波的交接点称为 J 点。

6. T 波　指 QRS 波后出现一个向上或向下的圆钝而较宽的波，反映心室晚期快速复极过程的电位变化。

7. QT 间期　指 QRS 波起点至 T 波终点间的时间，反映心室除极和复极全过程所需要的总时间。

8. U 波　T 波后的一个较小波，波幅很小，不是每个导联都出现。发生机制不清，多认为是心肌激动的激后电位。

项目二　正常心电图

一、心电图测量

心电图多描记在特殊的心电图记录纸上。心电图记录纸由纵线和横线交错而成的边长为 1mm 的小方格组成。当走纸速度为 25mm/s 时，每两条纵线间（1mm）表示 0.04s（即 40ms），当标准电压 1mV=10mm 时，两条横线间（1mm）表示 0.1mV。心电图纸记录示意见图 6-5。

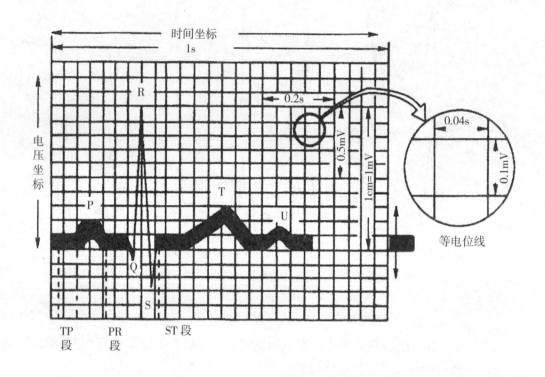

图 6-5 心电图记录纸示意图

1. **波幅的测量** 以波起始前的水平线为准。测量 QRS 波群、J 点、ST 段、T 波和 U 波振幅，统一采用 QRS 起始部水平线作为参考水平。如果 QRS 起始部为一斜段（例如受心房复极波影响，预激综合征等情况），应以 QRS 波起点作为测量参考点。测量正向波形的高度时，应以参考水平线上缘垂直地测量到波的顶端；测量负向波形的深度时，应以参考水平线下缘垂直地测量到波的底端（图 6-6）。

2. **各波段时间的测量** 近年来已开始广泛使用 12 导联同步心电图仪记录心电图，各波、段时间测量定义已有新的规定：测量 P 波和 QRS 波时间，应分别从 12 导联同步记录中最早的 P 波起点测量至最晚的 P 波终点以及从最早 QRS 波起点测量至最晚的 QRS 波终点；PR 间期应从 12 导联同步心电图中最早的 P 波起点测量至最早的 QRS 波起点；QT 间期应是 12 导联同步心电图中最早的 QRS 波起点至最晚的 T 波终点的间距。如果采用单导联心电图仪记录，仍应采用既往的测量方法：P 波及 QRS 波时间应选择 12 个导联中最宽的 P 波及 QRS 波进行测量；PR 间期应选择 12 个导联中 P 波宽大且有 Q 波的导联进行测量；QT 间期测量应取 12 个导联中最长的 QT 间期。一般规定，测量各波时间应自波形起点的内缘测量至波形终点的内缘（图 6-6）。

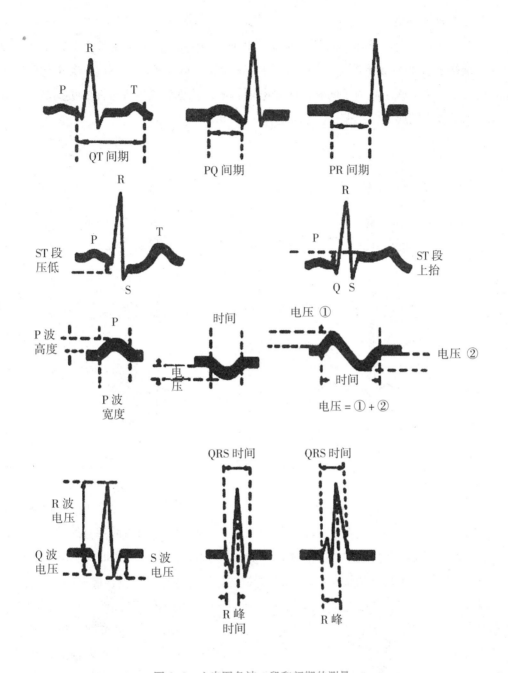

图 6-6　心电图各波、段和间期的测量

3. 心率的测量　测量心率时，只需测量一个 RR（或 PP）间期的秒数，然后被 60 除即可求出。例如 RR 间距为 0.8s，则心率为 60/0.8=75 次 / 分。还可采用查表法或使用专门的心率尺直接读出相应的心率数。心律明显不齐时，一般采取数个心动周期的平均值来进行测算。

4. 心电轴的测量

（1）目测法 是最简单的方法，根据Ⅰ和Ⅲ导联QRS波群的主波方向，估测电轴是否发生偏移：若Ⅰ和Ⅲ导联的QRS主波均为正向波，可推断电轴不偏；若Ⅰ导联出现较深的负向波，Ⅲ导联主波为正向波，则属电轴右偏；若Ⅲ导联出现较深的负向波，Ⅰ导联主波为正向波，则属电轴左偏（图6-7）。

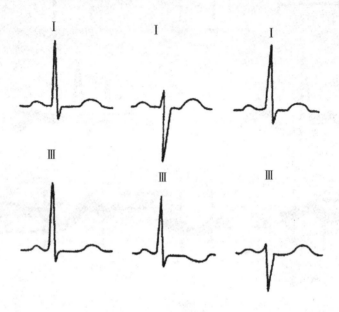

图6-7 心电轴的测量

（2）计算法 为精确的方法，可采用分别测算Ⅰ和Ⅲ导联的QRS波群的振幅的代数和，然后将这两个数值分别在Ⅰ导联及Ⅲ导联上画出垂直线，求得两垂直线的交叉点。电偶中心0点与该交叉点相连即为心电轴，该轴与Ⅰ导联轴正侧的夹角即为心电轴的角度。

（3）查表法 可将Ⅰ和Ⅲ导联QRS波群振幅代数和值通过查表直接求得心电轴。

（4）临床意义 正常心电轴的范围为 $-30°$ ~ $+90°$；电轴位于 $-30°$ ~ $-90°$ 范围为心电轴左偏；位于 $+90°$ ~ $+180°$ 范围为心电轴右偏；位于 $-90°$ ~ $-180°$ 范围，传统上称为电轴极度右偏，近年主张定义为"不确定电轴"（indeterminate axis）。心电轴的偏移，一般受心脏在胸腔内的解剖位置、两侧心室的质量比例、心室内传导系统的功能、激动在室内传导状态以及年龄、体型等因素影响。左心室肥大、左前分支阻滞等可使心电轴左偏；右心室肥大、左后分支阻滞等可使心电轴右偏；不确定电轴可以发生在正常人（正常变异），亦可见于某些病理情况，如肺心病、冠心病、高血压等。

二、正常心电图波形特点和正常范围

1. P 波

（1）形态　P波的形态在大部分导联上一般呈钝圆形，有时可能有轻度切迹。心脏激动起源于窦房结，因此心房除极的综合向量指向左、前、下，所以P波方向在 Ⅰ、Ⅱ、aVF、$V_4 \sim V_6$ 导联向上，aVR 导联向下，其余导联呈双向、倒置或低平均可。

（2）时间：正常人P波时间一般小于 0.12s。

（3）振幅：P波振幅在肢体导联一般小于 0.25mV，胸导联一般小于 0.2mV。

2. PR 间期　心率在正常范围时，PR 间期为 $0.12 \sim 0.20s$。在幼儿及心动过速的情况下，PR 间期相应缩短。在老年人及心动过缓的情况下，PR 间期可略延长，但一般不超过 0.22s。

3. QRS 波群

（1）时间　正常成年人 QRS 时间小于 0.12s，多数在 $0.06 \sim 0.10s$。

（2）形态和振幅　在胸导联，正常人 V_1、V_2 导联多呈 rS 型，V_1 的 R 波一般不超过 1.0mv。V_5、V_6 导联 QRS 波群可呈 qR、qRs、Rs 或 R 型，且 R 波一般不超过 2.5mV。正常人胸导联的 R 波自 V_1 至 V_6 逐渐增高，S 波逐渐变小，V_1 的 R/S 小于 1，V_5 的 R/S 大于 1。在 V_3 或 V_4 导联，R 波和 S 波的振幅大体相等。在肢体导联，Ⅰ、Ⅱ导联的 QRS 波群主波一般向上，Ⅲ导联的 QRS 波群主波方向多变。aVR 导联的 QRS 波群主波向下，可呈 QS、rS，波群可呈 qR、Rs 或 R 型，也可呈 rS 型。正常人 aVR 导联的 R 波一般小于 0.5mV，Ⅰ导联的 R 波小于 1.5mV，aVL 导联的 R 波小于 1.2mV，aVF 导联的 R 波小于 2.0mV。6 个肢体导联的 QRS 波群振幅（正向波与负向波振幅的绝对值相加）一般不应都小于 0.5mV，6 个胸导联的 QRS 波群振幅（正向波与负向波振幅的绝对值相加）一般不应都小于 0.8mv，否则称为低电压。

（3）R 峰时间（R peak time）　过去称为室壁激动时间，指 QRS 起点至 R 波顶端垂直线的间距。如有 R 波，则应测量至 R'峰；如 R 峰呈切迹，应测量至切迹第二峰。正常成人 R 峰时间在 V_1、V_2 导联不超过 0.04s，在 V_5、V_6 导联不超过 0.05s。

（4）Q 波　除 aVR 导联外，正常人的 Q 波时间小于 0.04s，Q 波振幅小于同导联中 R 波的 1/4。正常人 V_1、V_2 导联不应出现 Q 波，但偶尔可呈 QS 波。

4. J 点　QRS 波群的终末与 ST 段起始之交接点称为 J 点。J 点大多在等电位线上，通常随 ST 段的偏移而发生移位。有时可因心室除极尚未完全结束，部分心肌已开始复极致使 J 点上移。还可由于心动过速等原因，使心室除极与心房复极并存，导致心房复极波（Ta 波）重叠于 QRS 波群的后段，从而发生 J 点下移。

5. ST 段　正常的 ST 段多为一等电位线，有时亦可有轻微的偏移，但在任一导联，

ST 段下移一般不超过 0.05mV；ST 段上抬在 $V_1 \sim V_2$ 导联一般不超过 0.3mV，V_3 不超过 0.5mV，在 $V_4 \sim V_6$ 导联及肢体导联不超过 0.1mV。

6. T 波

（1）形态　在正常情况下，T 波的方向大多与 QRS 主波的方向一致。T 波方向在 Ⅰ、Ⅱ、$V_4 \sim V_6$ 导联向上，aVR 导联向下，Ⅲ、aVL、aVF、$V_1 \sim V_3$ 导联可以向上、双向或向下。若 V_1 的 T 波方向向上，则 $V_2 \sim V_6$ 导联就不应再向下。

（2）振幅　除Ⅲ、aVL、aVF、$V_1 \sim V_3$ 导联外，其他导联 T 波振幅一般不应低于同导联 R 波的 1/10。T 波在胸导联有时可高达 1.2 ～ 1.5mV 尚属正常。

7. QT 间期　QT 间期长短与心率的快慢密切相关，心率越快，QT 间期越短，反之则越长。心率在 60 ～ 100 次 / 分时，QT 间期的正常范围为 0.32 ～ 0.44s。一般女性的 QT 间期较男性略长。QT 间期另一个特点是不同导联之间 QT 间期存在一定的差异，正常人不同导联间 QT 间期差异最大可达 50ms，以 V_2、V_3 导联 QT 间期最长。

8. U 波　U 波在胸导联较易见到，以 $V_3 \sim V_4$ 导联较为明显。U 波明显增高常见于低血钾。

项目三　异常心电图

一、心房肥大

（一）右心房肥大

心电图表现见图 6-8。

1. P 波尖而高耸，其振幅 ≥ 0.25mV，以Ⅱ、Ⅲ、aVF 导联最为突出，P 波时间正常，这种形态的 P 波常见于慢性肺源性心脏病，故又称为"肺型 P 波"。

2. V_1 导联上 P 波直立时，振幅 ≥ 0.15mV，如 P 波呈双相波时，其振幅的算术和 ≥ 0.20mV。

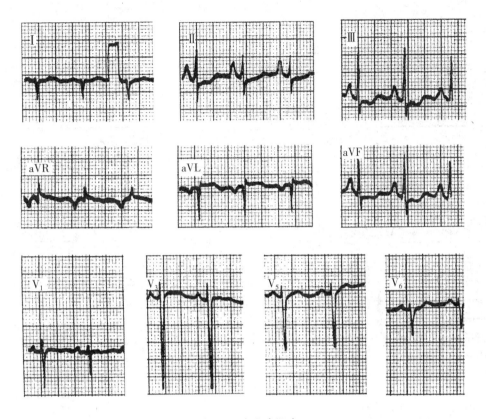

图 6-8　右心房肥大

（二）左心房肥大

心电图表现见图 6-9。

1. P 波增宽，其时限 ≥ 0.12s，常呈双峰型，峰间距 ≥ 0.04s，在 Ⅰ、Ⅱ、aVL 导联明显。这种形态的 P 波常见于风湿性心脏病二尖瓣狭窄，故被称为"二尖瓣型 P 波"。

2. V_1 导联上 P 波常呈先正后负的双向波，将 V_1 导联上 P 波负向部分的时间乘以振幅，称为终末电势（Ptf）。左心房肥大时，$PtfV_1$（绝对值）≥ 0.04mm·S。

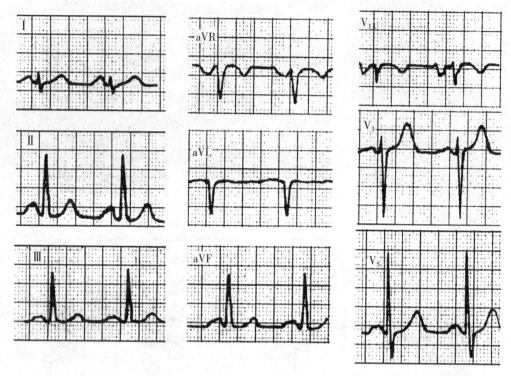

图 6-9　左心房肥大

（三）双心房肥大

双心房肥大兼有左、右心房肥大的特征，即 P 波高尖、时间增宽，呈双峰型。P 波振幅 ≥ 0.25mV，时间 ≥ 0.12s。V_1 导联 P 波高大双相，上下振幅均超过正常值。多见于较严重的先天性心脏病及风湿性心脏病联合瓣膜病变。

二、心室肥大

（一）左心室肥大

心电图表现见图 6-10。

1. 左室高电压　Rv5 或 Rv6 > 2.5mV，Rv5+Sv1 > 4.0mV（男性）或 > 3.5mV（女性）；RI > 1.5mV，RaVL > 1.2mV，RaVF > 2.0mV，RI+SIII > 2.5mV。

2. 心电轴左偏。

3. QRS 波群时间延长　可达 0.10 ～ 0.11s。

4. ST-T 改变　以 R 波为主的导联，其 ST 段可呈下斜型下移达 0.05mV 以上，T 波低平、双向或倒置；S 波为主的导联，出现直立的 T 波。若心室电压增高同时伴 ST-T 改变，称为左心室肥大伴劳损。

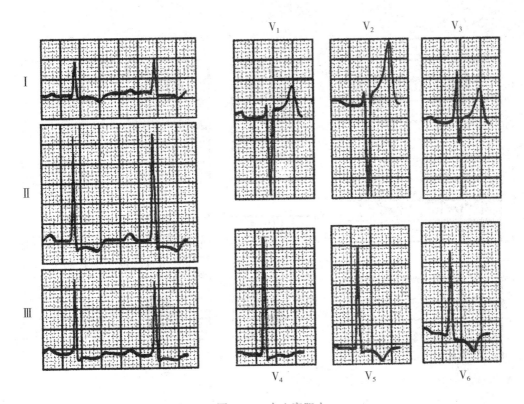

图 6–10 左心室肥大

（二）右心室肥大

心电图表现见图 6–11。

1.右室高电压　$R_{V1}+S_{V5} > 1.05mV$，$RaVR > 0.5mV$；V_1 导联呈 R 型或 Rs 型，$R/S \geq 1$；V_5 导联 S 波比正常加深，$R/S \leq 1$；aVR 导联以 R 波为主，R/Q 或 $R/S \geq 1$。

2.心电轴右偏　可 $\geq +900$（重症可 $>+1100$）。

3.继发性 ST‐T 改变　右胸导联（V_1、V_2）ST 段压低，T 波倒置。

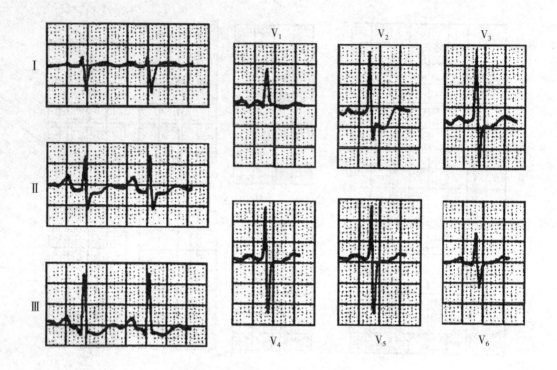

图 6-11　右心室肥大

（三）双侧心室肥大

双侧心室肥大多见于各种心脏病晚期。可出现下列心电图表现：

1. 大致正常心电图　因双侧心室电压同时增高而互相抵消所致。

2. 单侧心室肥大心电图　只表现出一侧心室肥大，而另一侧心室肥大的图形被掩盖。

3. 双侧心室肥大心电图　既有左心室肥大的心电图特征，又存在右心室肥大的某些征象。

三、心肌缺血

（一）T 波改变

1. T 波高大直立　常见于心内膜下心肌缺血，在相应导联上出现高大直立的 T 波。如下壁心内膜下心肌缺血，可在下壁导联 Ⅱ、Ⅲ、aVF 导联出现高大直立的 T 波。

2. T 波倒置　常见于心外膜下心肌缺血，在面向心肌缺血区的导联上出现倒置的 T 波。如下壁心外膜下缺血，可在下壁导联 Ⅱ、Ⅲ、aVF 导联出现倒置的 T 波。如冠心病患者心电图上出现 T 波倒置深尖，双肢对称，称为冠状 T 波。

（二）ST 段改变

相对来说，心肌缺血时 ST 段改变较 T 波变化更有意义。当心内膜下心肌缺血时，ST 段多表现为下移超过 0.05mV，而当心外膜下心肌缺血时，ST 段多表现为抬高超过 0.1 ～ 0.3mV。另外，ST 段上移和下移可表现为多种形态，其中下移时以水平型或下斜型较有意义，而上移时以弓背向上型单向曲线最有意义。

四、药物和电解质紊乱对心电图的影响

（一）药物对心电图的影响

1.洋地黄效应　应用洋地黄类制剂后，心电图出现特征性表现：ST 段下垂型压低；T 波低平、双向或倒置，ST-T 呈"鱼钩形"；QT 间期缩短。上述心电图表现常为已经接受洋地黄治疗的标志，即所谓洋地黄效应（图 6-12）。

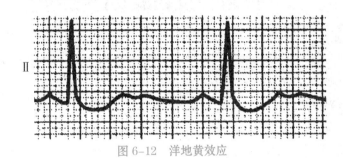

图 6-12　洋地黄效应

2.洋地黄中毒　洋地黄中毒的最主要心电图表现是出现各种心律失常。常见的有频发性（二联律或三联律）和多源性室性期前收缩、窦性静止或窦性阻滞、心房扑动、心房颤动等，严重者出现室性心动过速，甚至室颤。洋地黄中毒还可现房室传导阻滞。

（二）电解质紊乱对心电图的影响

1.低血钾　（图 6-13）

（1）ST-T 改变：ST 段压低，T 波低平或倒置。

（2）U 波增高：U 波 >0.1mV 或 U/T>l，或 T-U 融合呈双峰。

（3）QT 间期一般正常或轻度延长，表现为 Q-T-U 间期延长。

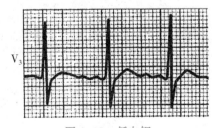

图 6-13　低血钾

2.高血钾 （图6-14）

（1）T波高尖，基底部变窄，呈"帐篷状"。

（2）QRS波群增宽，P波增宽，振幅减低，甚至消失，出现窦室传导。

（3）ST段压低。

（4）高血钾还可引起窦性心动过缓、传导阻滞，严重者出现室性心动过速、心室扑动、心室颤动，甚至心脏停搏。

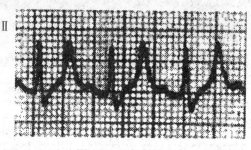

图6-14　高血钾

3.高血钙

（1）ST段缩短或消失。

（2）QT间期缩短。

（3）T波低平或倒置。

严重高血钙（如快速静注钙剂时），可发生窦性静止、窦房阻滞、室性前收缩、阵发性室性心动过速等。

4.低血钙

（1）ST段明显延长，致QT间期延长。

（2）直立T波变窄、低平或倒置。

（3）很少发生心律失常。

考纲摘要

1.心电图的基本概念、各波段的组成和命名；心电图的测量方法、波形特点和正常值。

2.常规心电图描记、心电图分析方法；心电图的导联系统；心电图的临床应用。

3.常见异常心电图的基本特征。

复习思考

1. 心电图的走纸速度和定准电压为（　　　）

    A. 25mm/s，5mm　　　　　　B. 25mm/s，10mm　　　　C. 50mm/s，10mm

    D. 50mm/s，20mm　　　　　　E. 2 5mm/s，20mm

2. 激动在心脏各部位传导速度不同（　　　）

    A. 浦肯野纤维最快、希氏束最快　　　　　　　B. 房室结最快

    C. 窦房结最快　　　　　　　　　　　　　　　D. 心房肌最快

    E. 心室肌最快

3. 在心电图上 P 波反映的是（　　　）

    A. 窦房结除极　　　　　　　B. 窦房结复极　　　　　　C. 心房除极

    D. 心房复极　　　　　　　　E. 心室除极

4. 右房肥大的心电图表现为（　　　）

    A. P 波高而宽　　　　　　　B. P 波增宽　　　　　　　C. P 波出现切迹

    D. P 波尖锐高耸　　　　　　E. P 波呈双峰状

5. 关于心电图的价值，下列哪项不正确（　　　）

    A. 能确诊心律失常　　　　　B. 能确诊心肌梗死　　　　C. 辅助诊断房室肥大

    D. 辅助诊断电解质紊乱　　　E. 能反映心功能状态

6. 关于心电轴的描述，不正确的是（　　　）

    A. 可根据Ⅰ、Ⅲ导联 QRS 波群的主波方向估测心电轴的变化

    B. 若Ⅰ、Ⅲ导联的 QRS 波群主波均向上，则为正常心电轴

    C. 若Ⅲ导联 QRS 波群出现较深的负向波，提示心电轴左偏

    D. 若Ⅰ导联 QRS 波群出现较深的负向波，提示心电轴右偏

    E. 可根据Ⅰ、aVF 导联 QRS 波群的主波方向估测心电轴的变化

7. ST 段是指（　　　）

    A. S 波终点至 T 波起点　　　　　B. S 波起点至 T 波终点

    C. QRS 波群起点至 T 波起点　　　D. S 波终点至 T 波终点

    E. J 点至 T 波起点

扫一扫，知答案

扫一扫，看课件

模 块 七
实验室检查

项目一　血液检查

【学习目标】

　　1.掌握血液一般检查项目的参考值及临床意义。

　　2.熟悉血液其他检查的正常值及临床意义；熟悉骨髓细胞学检查的临床应用及常见血液病的血液学特征。

　　3.了解骨髓细胞学检查的方法和内容，了解血型系统中血型的鉴定及临床意义。

一、标本采集及注意事项

（一）血液标本的种类

　　血液标本分为全血、血浆和血清。全血是血液的全部成分，主要用于对血细胞成分的检查。血浆是全血除去血细胞后的成分，主要用于凝血因子测定和部分临床生物化学项目的检查。血清是血液凝固后分离出来的液体成分，缺乏凝血因子成分，主要用于大部分临床生化检查和免疫学检查。

（二）采集方法

　　血标本的采集分为皮肤采血法（毛细血管采血法）、静脉采血法和动脉采血法。皮肤采血法多选择手指或耳垂部位采血，主要用于一般常规检查或需微量血的检查。静脉采血法通常采用肘部静脉，当肘部静脉不明显时，可选用手背静脉或内踝静脉，必要时也从股静脉采血，用于需血量较多或全自动血液分析仪测定。动脉采血一般在桡动脉或股动脉处采集，多用于血气分析等检查项目。颈外静脉采血可用于婴幼儿，但有危险性，必要时使用。

（三）注意事项

1.采血时间　静脉血标本一般在晨起早餐前采血。急诊采血不受时间限制。

2.皮肤采血　采血部位应无炎症和水肿，采血时应让血液自然流出，切忌用力挤压皮肤，以免混有组织液影响结果。为避免交叉感染，应严格实行一人一管制。

3.动脉采血　使用提前用肝素湿润内壁且带软木塞的试管（隔绝空气）。从动脉拔出针头的同时迅速用无菌纱布或棉球加压止血5～10分钟。采集到的血标本必须与空气隔离，立即送检。

4.静脉采血　采血所用注射器和容器必须干燥，抽血速度不宜过快，以免产生大量泡沫或溶血。采血后应先拔除针头，将血液沿血管壁徐徐注入容器。进行血小板功能检查时，注射器和容器需先经硅化处理，以防血小板接触玻璃器皿而被激活，商品化的采血管已经过硅化处理。使用止血带压迫时间应小于1分钟，避免压迫时间过长。

5.晕厥的处理　对采血后发生晕厥的病人，可让其平卧，通常休息片刻即可恢复。必要时可针刺或指掐人中或合谷等穴位。

二、血液一般检查

血液一般检查，即血常规检查，包括对外周血中红细胞、白细胞和血小板数量及质量的检测，临床上被广泛应用。近年来，由于血液学分析仪器的广泛应用，血常规检测的项目增多，包括血红蛋白测定、红细胞计数、红细胞平均值测定和红细胞形态检测，白细胞计数及分类计数，血小板计数、血小板平均值测定和血小板形态检测。

（一）红细胞计数和血红蛋白测定

【参考范围】健康人群红细胞计数和血红蛋白参考值见表7-1。

表7-1　健康人群红细胞计数和血红蛋白参考值

人群	参考值	
	红细胞计数（$\times 10^{12}$/L）	血红蛋白（g/L）
成年男性	4.0～5.5	120～160
成年女性	3.5～5.0	110～150
新生儿	6.0～7.0	170～200

【临床意义】

1.红细胞和血红蛋白增多　指单位容积血液中红细胞数及血红蛋白量高于参考值的上限。可分为相对性增多和绝对性增多两大类。

（1）相对性增多　因血浆容量减少而使红细胞容量相对增加所致。见于严重呕吐、腹泻、出汗过多、尿崩症、大面积烧伤、糖尿病酮症酸中毒等。

（2）绝对性增多　临床上称为红细胞增多症。根据发病原因分为原发性和继发性两类，前者称为真性红细胞增多症。

1）原发性红细胞增多症：见于骨髓增殖性疾病，如真性红细胞增多症。其特点为红细胞计数持续性显著增多，可高达（7～10）×10^{12}/L，血红蛋白达（180～240）g/L，白细胞和血小板也有不同程度的增多。

2）继发性红细胞增多症：主要继发于慢性缺氧、促红细胞生成素代偿性增加。生理性促红细胞生成素代偿性增加见于胎儿及新生儿、高原地区居民；病理性增加见于严重的慢性心、肺疾病（如阻塞性肺气肿、肺源性心脏病、发绀型先天性心脏病）和异常血红蛋白病等。

2. 红细胞和血红蛋白减少

（1）生理性减少　常见于3个月至15岁以前的儿童，妊娠中、晚期的孕妇，老年人等。

（2）病理性减少　见于各种贫血。

临床上根据血红蛋白减少的程度将贫血分为四级。轻度：从参考值低限至90g/L；中度：90～60g/L；重度：60～30g/L；极重度：＜30g/L。

（二）红细胞形态改变

正常红细胞呈双凹圆盘状，细胞大小较一致，直径6～9μm，平均7.5μm，中央淡染区大小为细胞直径的1/3～2/5。

1. 大小异常　①小红细胞：红细胞直径小于6μm。见于缺铁性贫血和珠蛋白合成障碍性贫血。②大红细胞：红细胞直径大于10μm。见于溶血性贫血、急性失血性贫血，也可见于巨幼细胞贫血。③巨红细胞：红细胞直径大于15μm。常见于巨幼细胞性贫血。④大小不均：红细胞大小悬殊，直径可相差一倍以上。这种现象见于病理造血，说明骨髓中红细胞系增生明显旺盛。见于缺铁性贫血、溶血性贫血、失血性贫血及巨幼细胞贫血等，其中以巨幼细胞贫血最为明显。

2. 形态异常　较常见的有：①球形红细胞：直径小于6μm，厚度大于2μm。细胞体积小，呈球形，中央淡染区消失。涂片中此种细胞超过20%才有诊断价值，见于遗传性球形红细胞增多症、自身免疫性溶血性贫血。②椭圆形红细胞：红细胞呈椭圆形或卵圆形。正常人血涂片中约1%椭圆形细胞，一般高于25%～50%才有诊断价值，主要见于遗传性椭圆形红细胞增多症。③口形红细胞：红细胞中央淡染区呈扁平裂缝状，状如微张口的嘴形或鱼口状。正常人血涂片中偶见，如超过10%，常见于遗传性口形细胞增多症，少量增多可见于弥漫性血管内凝血和酒精中毒。④靶形红细胞：此种红细胞的中央淡染区扩大，中心部位又有部分色素存留而深染，形似射击之靶标，见于珠蛋白生成障碍性贫血、异常血红蛋白病、脾切除术后等。⑤镰形红细胞：红细胞形如镰刀状，见于镰状细胞贫血。⑥泪滴形红细胞：红细胞呈泪滴状，见于骨髓纤维化、珠蛋白生成障碍性贫血等。⑦棘细胞及刺细胞：棘细胞外周呈钝锯齿状突起，刺细胞外周呈不匀称、不规则的棘刺状突起，见于棘细胞增多症、脾切除术后、酒精中毒性肝病、尿毒症等。⑧裂细胞：指红细胞发生各种明显的形态学改变，可呈梨形、新月形、逗点形、三角形、盔形等，见于弥散性血管内凝血、恶性高血压、严重烧伤等。⑨红细胞缗钱状形成：红细胞聚集成串如缗钱状，常见于多发性骨髓瘤、原发性巨球蛋白血症。

（三）红细胞平均值

红细胞平均值包括：①平均红细胞比容（MCV）：指每个红细胞的平均体积，以飞升（fL）为单位（$1L=10^{15}fL$）；②平均红细胞血红蛋白量（MCH）：指每个红细胞内所含血红蛋白的平均量，以皮克（pg）为单位（$1g=10^{12}pg$）；③平均红细胞血红蛋白浓度（MCHC）：指每升血液中平均所含血红蛋白浓度（克数），以 g/L 表示。临床检验分为血液分析仪法和手工法，血液分析仪法由仪器直接打印出来，手工法用计算方法得出，计算公式为：MCV（fL）=Hct（L/L）/RBC（$\times10^{12}$/L），MCH（pg）=Hb（g/L）/RBC（$\times10^{12}$/L），MCHC（g/L）=Hb（g/L）/Hct（L/L）。

【参考范围】MCV：80～100fL；MCH：27～34pg；MCHC：320～360g/L

【临床意义】

根据 MCV、MCH、MCHC 三项红细胞平均值，可进行贫血的形态学分类，见表 7-2。

表 7-2 贫血的形态学分类

贫血的类型	MCV（fL）	MCH（pg）	MCHC（g/L）	病因
正常细胞性贫血	80～100	27～34	320～360	再生障碍性贫血、急性失血性贫血、溶血性贫血、骨髓病性贫血如白血病等
大细胞性贫血	＞100	≥34	320～360	巨幼细胞性贫血、恶性贫血
小细胞低色素性贫血	＜80	＜27	320～360	缺铁性贫血、铁粒幼细胞贫血、慢性失血性贫血
单纯小细胞性贫血	＜80	＜27	＜320	慢性炎症性贫血、肾性贫血

（四）红细胞体积分布宽度测定

红细胞体积分布宽度（red blood cell volume distribution width，RDW）是反映外周血红细胞体积异质性的参数，用所测定红细胞体积大小的变异系数（coefficient of variability，CV），即 RDW-CV 表示。

【参考范围】RDW-CV：11.5%～14.5%

【临床意义】

1. 用于贫血的形态学分类 Bassman 提出根据 MCV、RDW 两项参数对贫血进行新的形态学分类法，见表 7-3。

表 7-3 根据 MCV、RDW 的贫血形态学分类

MCV	RDW	贫血类型	常见疾病
增高	正常	大细胞均一性贫血	部分再生障碍性贫血
	增高	大细胞非均一性贫血	巨幼细胞性贫血、MDS
正常	正常	正常细胞均一性贫血	急性失血性贫血
	增高	正常细胞非均一性贫血	再生障碍性贫血、PNH
减低	正常	小细胞均一性贫血	珠蛋白生成障碍性贫血、球形细胞增多症
	增高	小细胞非均一性贫血	缺铁性贫血

2. 用于缺铁性贫血的诊断和鉴别诊断 缺铁性贫血和轻型 β 珠蛋白生成障碍性贫血均为小细胞低色素性贫血，缺铁性贫血病人 RDW 增高，而绝大多数珠蛋白生成障碍性贫血病人 RDW 基本正常。

（五）白细胞计数与白细胞分类

【参考范围】

白细胞计数：人群白细胞计数。成人（4～10）$\times 10^9$/L；新生儿（15～20）$\times 10^9$/L；6 个月～2 岁（11～12）$\times 10^9$/L

白细胞分类：百分数和绝对值，见表 7-4。

表 7-4 白细胞分类计数的百分数和绝对值

细胞分类	百分数（%）	绝对值（10^9/L）
中性粒细胞（N）		
杆状核	0～5	0.04～0.5
分叶核	50～70	2～7
嗜酸性粒细胞（E）	0.5～5	0.05～0.5
嗜碱性粒细胞（B）	0～1	0～0.1
淋巴细胞（L）	20～40	0.8～4
单核细胞（M）	3～8	0.12～0.8

【临床意义】

由于中性粒细胞在白细胞中占的百分率最高，故白细胞总数的增多或减少主要受中性粒细胞数量的影响，也可受淋巴细胞数量的影响。

1. 中性粒细胞（neutrophil，N）

（1）中性粒细胞增多

1）生理性增多：多见于妊娠后期及分娩时、剧烈运动或劳动后、饱餐或淋浴后、高温或严寒等。

2）病理性增多：常见于①急性感染：特别是急性化脓性感染，是引起中性粒细胞病理性增多最常见的原因，如金黄色葡萄球菌、溶血性链球菌等引起的感染；②严重的组织损伤及大量血细胞破坏：如大面积烧伤、大手术后、严重外伤、急性心肌梗死及严重的血管内溶血等；③急性大出血：急性大出血后 1～2 小时内即可导致白细胞数及中性粒细胞数明显增多，特别是内出血，白细胞可高达 $20\times10^9/L$；④急性中毒：如急性化学药物中毒（急性铅中毒、急性汞中毒及安眠药中毒）、代谢紊乱所致的代谢性中毒（糖尿病酮症酸中毒、尿毒症等）、生物性中毒（昆虫毒、蛇毒、毒蕈中毒等）时白细胞及中性粒细胞均可增高；⑤恶性肿瘤：大多数白血病病人外周血中白细胞数量呈不同程度的增多，可达数万甚至数十万。其他如骨髓增生性疾病、肝癌、胃癌等也可引起白细胞及中性粒细胞增多。

（2）中性粒细胞减少　中性粒细胞数绝对值低于 $1.5\times10^9/L$ 称为粒细胞减少症；低于 $0.5\times10^9/L$ 称为粒细胞缺乏症。引起中性粒细胞减少的常见原因为：①感染性疾病：某些革兰阴性杆菌感染性疾病，如伤寒、副伤寒；某些病毒感染性疾病，如流感、病毒性肝炎、水痘、风疹等；某些原虫感染，如疟疾、黑热病等；②血液系统疾病：再生障碍性贫血、非白血性白血病、恶性组织细胞病、巨幼细胞性贫血、阵发性睡眠性血红蛋白尿、严重缺铁性贫血等；③物理化学因素损伤：长期接触 X 射线、γ 射线、放射性核素或氯霉素、抗肿瘤药等；④其他：门脉性肝硬化、淋巴瘤、自身免疫性疾病（如系统性红斑狼疮等）。

（3）中性粒细胞的核象变化　中性粒细胞核象是指粒细胞的核分叶状况，它反映粒细胞的成熟程度。正常时，外周血中性粒细胞核以 3 叶居多，有少量的杆状核。病理情况下，中性粒细胞核象可发生变化，出现核左移或核右移。

1）核左移：周围血中出现不分叶核粒细胞（包括杆状核粒细胞及晚幼粒、中幼粒或早幼粒细胞等）增多，其百分率超过 5% 时，称为核左移。常见于感染，尤其是急性化脓性感染、急性失血、急性中毒、急性溶血反应及白血病等。

2）核右移：周围血中性粒细胞核分叶 5 叶以上者超过 3% 称为核右移。主要由造血原料缺乏或骨髓造血功能减退所致，常见于巨幼细胞性贫血、应用抗代谢药物（阿糖胞苷、6- 巯基嘌呤）。在炎症的恢复期，可出现一过性核右移。如果在感染的急性期出现核右移，则提示预后不良。

2. 嗜酸性粒细胞（eosinophil，E）

（1）嗜酸性粒细胞增多　见于：①过敏性疾病：如支气管哮喘、药物过敏、食物过敏等；②寄生虫病：如血吸虫病、钩虫病、蛔虫病等；③皮肤病：如湿疹、剥脱性皮炎、银屑病等；④血液病：如慢性粒细胞白血病、淋巴瘤等；⑤其他：某些恶性肿瘤（肺癌、霍奇金病）和某些传染病（猩红热）等。

（2）嗜酸性粒细胞减少　常见于伤寒或副伤寒初期、长期应用肾上腺皮质激素后，其临床意义较小。

3. 嗜碱性粒细胞（basophil，B）

（1）嗜碱性粒细胞增多　见于：①过敏性疾病：如过敏性结肠炎、药物过敏、食物过敏、吸入过敏等；②血液病：如慢性粒细胞白血病、嗜碱性粒细胞白血病及骨髓纤维化等；③恶性肿瘤：特别是转移癌。

（2）嗜碱性粒细胞减少　无临床意义。

4. 淋巴细胞（lymphocyte，L）

（1）淋巴细胞增多　儿童期淋巴细胞较高，婴儿出生时淋巴细胞约占35%，粒细胞占65%，46天后淋巴细胞可达50%，与粒细胞比例大致相等。4～6岁时，淋巴细胞比例逐渐降低，粒细胞比例增加，逐渐接近成人水平。病理性增多见于：①某些病毒感染或细菌感染性疾病：如麻疹、水痘、风疹、流行性腮腺炎、传染性单核细胞增多症、病毒性肝炎、结核等；②肿瘤性疾病：如淋巴细胞白血病、淋巴瘤等；③急性传染病恢复期；④移植排斥反应。

（2）淋巴细胞减少　主要见于应用肾上腺皮质激素、烷化剂、抗淋巴细胞球蛋白等的治疗及长期接触放射线引起的损伤、免疫缺陷性疾病、丙种球蛋白缺乏症等。

5. 单核细胞（monocyte，M）

（1）单核细胞增多　生理性增多见于婴幼儿及儿童。病理性增多见于：①某些感染：如疟疾、黑热病、活动性肺结核等；②某些血液病：如单核细胞白血病、多发性骨髓瘤、恶性组织细胞病、骨髓增生异常综合征等。

（2）单核细胞减少　无临床意义。

（六）血小板计数（platelet count，PC 或 Ph）

【参考范围】（100～300）×10^9/L

【临床意义】

正常人每日血小板计数有6%～10%的波动，午后高于早晨；进食和剧烈运动后增高，休息后可恢复；新生儿较低，出生3个月后达成人水平；月经前较低；妊娠中晚期升高，分娩后1～2天降低。

1. 血小板减少　血小板低于100×10^9/L称为血小板减少。可见于：①血小板生成障碍：如再生障碍性贫血、急性白血病、放射性损伤、骨髓纤维化等；②血小板破坏或消耗过多：如特发性血小板减少性紫癜、脾功能亢进、弥散性血管内凝血、恶性淋巴瘤、输血后血小板减少症等；③血小板分布异常：如脾肿大、肝硬化、输入大量库存血或大量血浆等。

2. 血小板增多　血小板超过$400×10^9/L$称为血小板增多。常见于：①骨髓增殖性疾病：如慢性粒细胞白血病、真性红细胞增多症、原发性血小板增多症；②反应性增多：如急性感染、急性溶血、某些恶性肿瘤等。

（七）网织红细胞检查

网织红细胞（reticulocyte，Ret）是指晚幼红细胞脱核后到完全成熟的红细胞之间的过渡细胞。由于胞质内残存核糖体等嗜碱性物质，经煌焦油或新亚甲蓝等活体染色后，呈浅蓝或深蓝色的网织状结构，故名叫网织红细胞。网织红细胞比成熟的红细胞稍大，直径为$8.0 \sim 9.5\mu m$。

【参考范围】

人群	百分数	绝对数
成人	$0.5\% \sim 1.5\%$	（$24 \sim 84$）$×10^9/L$
新生儿	$2\% \sim 6\%$	（$25 \sim 75$）$×10^9/L$

【临床意义】

网织红细胞的数量可直接反映骨髓中红系细胞的增生情况，是体现骨髓造血功能的一个重要指标。

1. 判断骨髓的造血功能　网织红细胞增多，说明骨髓造血功能旺盛，主要见于溶血性贫血、急性失血性贫血、巨幼细胞性贫血和缺铁性贫血经治疗后。网织红细胞减少，说明骨髓造血功能低下，主要见于再生障碍性贫血、急性白血病、淋巴瘤。

2. 观察贫血疗效　缺铁性贫血和巨幼细胞性贫血经有效治疗3～5天后可见网织红细胞增高，7～10天达高峰，2周左右逐渐降低，因此可作为观察贫血疗效的指标。

三、血液的其他检查

（一）红细胞沉降率测定

红细胞沉降率（erythrocyte sedimentation rate，ESR）简称血沉，是指红细胞在一定条件下自然沉降的速率，它受血浆中各种蛋白的比例、红细胞数量和形状的影响。血浆中白蛋白带负电荷，具有抑制红细胞聚集、减慢下沉的作用，而纤维蛋白原、球蛋白、免疫复合物等带正电荷，具有促进红细胞聚集、加快下沉的作用。红细胞数量多时阻力增大，下沉慢；红细胞数量少时阻力减小，下沉快。

【参考范围】魏氏法成年男性：$0 \sim 15mm/1h$；

成年女性：$0 \sim 20mm/1h$

【临床意义】

血沉是一项缺乏特异性的指标，不能用于疾病的诊断，也不能作为健康人群的筛检指标。但是在临床上血沉可以作为某些疾病（结核病、风湿热、系统性红斑狼疮等）是否活动的监测指标，病变活动时增快，病变好转或静止时血沉逐渐恢复正常。另外，还可作为良、恶性肿瘤的鉴别。

1. 血沉增快

（1）生理性增快　12岁以下的儿童、60岁以上的高龄者、妇女月经期、妊娠3个月以上的孕妇血沉可增快，其增快可能与生理性贫血或纤维蛋白原含量增高有关。

（2）病理性增快　①炎症性疾病：感染是血沉增快的最常见原因，尤其是急性细菌性炎症，在感染2～3天后即可见血沉增快；慢性炎症如结核病、风湿热等，非活动期血沉正常，活动期血沉增快；②组织损伤及坏死：较大范围的组织损伤或手术创伤可使血沉增快，如无并发症多于2～3周内恢复正常；③恶性肿瘤：增长迅速的恶性肿瘤血沉增快，可能与肿瘤细胞分泌糖蛋白、肿瘤坏死组织、继发感染、贫血等有关；良性肿瘤血沉多正常，因此可用于良、恶性肿瘤的鉴别；④高球蛋白血症：如多发性骨髓瘤、慢性肾炎、系统性红斑狼疮、肝硬化、巨球蛋白血症等；⑤其他：如贫血病人的血沉可增快，高胆固醇血症的病人亦可增快。

2. 血沉减慢　一般无临床意义。

（二）血细胞比容测定

血细胞比容（hematocrit，HCT）又称血细胞压积（packed cell volume，PCV），是指在一定条件下经离心沉淀后压紧的红细胞在全血标本中所占体积的比值。

【参考范围】

人群	温氏法	微量毛细血管法（微量法）
成年男性	0.40～0.50L/L	0.467±0.039L/L
成年女性	0.37～0.48L/L	0.421±0.054L/L

【临床意义】

1. 血细胞比容增高　见于各种原因所致的血液浓缩，如大量呕吐、严重腹泻、大面积烧伤等。临床上通过测定脱水病人的血细胞比容来作为计算补液量的参考。也可见于真性红细胞增多症、高原地区的居民等。

2. 血细胞比容降低　见于各种贫血。由于贫血类型不同，血细胞比容的减少与红细胞数减少并不一定成正比。

（三）出血与凝血的检查

1. 出血时间测定（bleeding time，BT）　将皮肤刺破后，让血液自然流出到血液自然停止所需的时间称为出血时间。出血时间的长短主要反映血小板的数量、功能以及血管壁的通透性和脆性的变化。

【参考范围】WHO 推荐用模板法或出血时间测定器法测定，参考值为（6.9±2.1）分钟，超过 9 分钟为异常。

Lvy 法：2 ～ 6 分钟，超过 6 分钟为异常。

Duke 法：1 ～ 3 分钟，超过 4 分钟为异常。

【临床意义】

BT 延长　①血小板明显减少，如血小板减少性紫癜；②血小板功能异常，如血小板无力症及巨大血小板综合征；③血管壁异常，如遗传性出血性毛细血管扩张症、血管性紫癜等；④凝血因子缺乏，如血管性血友病、弥散性血管内凝血；⑤药物影响，如服用阿司匹林和双嘧达莫等。

BT 缩短　临床意义不大。主要见于血栓前状态或血栓性疾病，如心肌梗死、脑血管病变等。

2. 凝血时间测定（clotting time，CT）　凝血时间是指离体静脉血发生凝固所需要的时间。它反映内源性凝血系统的功能状态，是内源性凝血系统的一项筛选试验。

【参考范围】试管法：6 ～ 12 分钟；硅管法：15 ～ 32 分钟；塑料管法：10 ～ 19 分钟。

【临床意义】

CT 延长　主要见于 A、B 型血友病，严重肝病，纤维蛋白原缺乏症，应用肝素等抗凝剂，弥散性血管内凝血等。

CT 缩短　见于高凝状态。

3. 毛细血管脆性试验　在前臂屈侧肘弯下 4cm 处划一直径为 5cm 的圆圈，并标出原有的出血点。按常规测量血压的方法绑缚袖带，使压力维持在收缩压和舒张压之间 8 分钟。解除袖带 5 分钟后观察圈内新出血点。

【参考范围】男性低于 5 个，儿童和女性低于 10 个。

【临床意义】

新的出血点超过正常范围的高限值为该试验阳性。阳性见于遗传性出血性毛细血管扩张症、过敏性紫癜、维生素 C 缺乏、血小板减少症、原发性或获得性血小板功能缺陷症、血管性血友病等。

4. 血浆凝血酶原时间（prothrombin time，PT）测定　血浆凝血酶原时间测定是外源性凝血系统较为灵敏和最常用的筛选试验。

【参考范围】T11 ～ 13 秒，测定值超过对照值 3 秒以上为异常。

【临床意义】

PT 延长　见于先天性凝血因子缺乏（Ⅰ、Ⅱ、Ⅴ、Ⅶ、Ⅹ）、严重肝病、维生素 K 缺乏、纤溶亢进、弥散性血管内凝血、口服抗凝剂等。

PT 缩短　见于血液高凝状态，如急性心肌梗死、急性脑血栓形成、弥散性血管内凝血早期、多发性骨髓瘤等。

用于监测口服抗凝剂的首选指标：WHO 推荐用 INR 国际标准化比值，国人的 INR 以 2.0～2.5 为宜，一般不要超过 3.0。

5. 活化部分凝血活酶时间（activated partial thromboplastin time，APTT）测定

APTT 是内源性凝血系统的筛选试验，又是监测肝素治疗的首选指标。

【参考范围】32～43 秒，较正常对照值延长 10 秒以上为异常。

【临床意义】同凝血时间，但较试管法更敏感。

考纲摘要

1. 血液一般检查的正常值及临床意义。
2. 贫血的分度及形态学分类。

复习思考

1. 中性粒细胞增多常见于（　　　　）

    A. 病毒性肝炎　　　　　　　B. 急性化脓性阑尾炎　　　　C. 脾功能亢进

    D. 类风湿性关节炎　　　　　E. 再生障碍性贫血

2. 中性粒细胞核左移主要见于（　　　　）

    A. 急性严重化脓菌感染　　　B. 急性出血　　　　　　　　C. 恶性肿瘤

    D. 急性一氧化碳中毒　　　　E. 心肌梗死

3. 下述哪项可引起红细胞计数增高（　　　　）

    A. 中晚期妊娠　　　　　　　B. 异型输血　　　　　　　　C. 慢性失血

    D. 慢性缺氧　　　　　　　　E. 再生障碍性贫血

4. 判断贫血及贫血程度最重要的指标是（　　　　）

    A. 红细胞计数　　　　　　　B. 血红蛋白测定　　　　　　C. 网织红细胞计数

    D. 血沉检查　　　　　　　　E. 红细胞脆性试验

5. 能导致嗜酸性粒细胞增多的疾病是（　　　　）

    A. 支气管哮喘　　　　　　　B. 化脓性扁桃体炎　　　　　C. 急性心肌梗死

    D. 肺结核　　　　　　　　　E. 急性阑尾炎

项目二　尿液检查

【学习目标】

1. 掌握尿液一般性状检查、化学检查、显微镜检查的临床意义。

2. 熟悉尿液检查的标本采集与保存、泌尿系统常见疾病的尿液特点。

3. 了解尿液其他检查的临床意义。

尿液是血液经过肾小球滤过、肾小管和集合管重吸收和排泄后所形成的终末代谢产物。尿液检查是对尿中的某些成分进行的检查，是临床实验室最常用的检查项目之一。它不仅对泌尿系统疾病的诊断、疗效观察有重要意义，而且对其他系统疾病的诊断、预后判断也有参考价值。

一、标本采集与保存

1. 采集方法　通常留取 10～100mL 尿液于清洁干燥的容器中，现多采用一次性尿杯。根据临床和实际情况，留尿大致可分以下几种。

（1）晨尿　即清晨起床后第 1 次排出的尿液。因尿液在膀胱内贮存时间较长，尿液浓缩和酸化程度高，尿中细胞、管型等有形成分检出率较高，多用于肾脏疾病进一步明确诊断及观察疗效。

（2）随机尿　任意时间留取的尿液。适用于门诊、急诊病人检查，结果易受饮食、运动、药物等因素的影响。

（3）定时尿　嘱病人计时开始前排空膀胱并弃去尿液，收集一定时间的尿液，常用的有 3 小时、4 小时、12 小时和 24 小时尿液，适合对尿中所含的微量物质，如尿糖、尿蛋白、17- 羟皮质类固醇等进行定量检测。

（4）餐后尿　通常在午餐后 2 小时收集尿标本。此标本对病理性糖尿、蛋白尿检测较敏感。

（5）清洁中段尿　留尿前清洗外阴，消毒尿道口，留取中段尿于无菌的试管中送检。

2. 尿液标本的保存　尿液排出体外后会逐渐发生物理和化学变化，因此留取尿标本后应立即送检。留尿到开始检测最好不要超过 30 分钟，夏季最长不能超过 1 小时，冬季最长不能超过 2 小时。如不能及时检验或需收集较长时间的尿液，则需采取以下措施来保存尿液。

（1）冷藏 用于不能立即进行常规检测的标本。可将尿液标本置于冰箱（2～8℃）保存6～8小时，但冷藏易析出盐类结晶影响显微镜检查。

（2）防腐剂的应用 ①甲苯：每升尿中加甲苯5mL，可在尿液表面形成一薄膜层，阻止尿液与空气的接触。用于尿糖、尿蛋白检测的防腐剂。②甲醛：每升尿中加400g/L甲醛5mL，能凝固蛋白，抑制细菌的生长，固定尿中有形成分，常用于管型与细胞检查。③麝香草酚：用于尿电解质、结核杆菌检查，用量为1g/L尿。④盐酸：用于尿17-羟或17-酮类固醇、肾上腺素或去甲肾上腺素等化学成分定量检查，用量为5～10mg/L尿。⑤冰乙酸：用于醛固酮和5-羟色胺检测，在24小时尿中加入10～25mL。

二、尿液一般检查

（一）尿量

【参考范围】成人1000～2000mL/24h。

【临床意义】

1. 尿量增多 成人24小时尿量超过2500mL，称为多尿。暂时性多尿见于饮水过多、输液或应用利尿剂、脱水剂后。病理性多尿见于：①内分泌疾病：糖尿病、尿崩症；②肾脏疾病：慢性肾盂肾炎、慢性肾间质肾炎、慢性肾衰竭早期、急性肾衰多尿期等。

2. 尿量减少 成人24小时尿量少于400mL或持续<17mL/h，称为少尿；24小时少于100mL或12小时无尿液排出，则称为无尿。暂时性少尿见于出汗过多、水分摄入不足等。病理性少尿常见于：①肾前性少尿：见于休克、心力衰竭、脱水及其他引起有效血容量减少性疾病；②肾性少尿：见于各种原因引起的肾实质性损害，如急性肾小球肾炎、间质性肾炎、慢性肾衰竭终末期等；③肾后性少尿：见于尿路结石、尿路狭窄、肿瘤压迫引起尿路梗阻或排尿功能障碍。

（二）尿液外观

正常新鲜尿多为淡黄色的透明液体。尿液颜色的深浅受食物、药物、尿量等影响。若新鲜尿液发生混浊，应注意和尿酸盐沉淀、磷酸盐和碳酸盐沉淀相鉴别。尿酸盐沉淀在尿液加热或加碱后可溶解，磷酸盐和碳酸盐沉淀在加酸后可溶解，且碳酸盐还可有气泡产生。常见的病理性尿液外观改变有：

1. 血尿 尿液内含有一定量的红细胞时称为血尿，可呈淡红色、洗肉水样或混有血凝块。每升尿液内含血量超过1mL即可呈淡红色，称肉眼血尿。如尿液外观变化不明显，离心沉淀后，镜检时红细胞>3个/HP，称为镜下血尿。血尿主要见于泌尿系统炎症、结石、肿瘤、结核等，也可见于血友病、血小板减少性紫癜等出血性疾病。

2. 血红蛋白尿及肌红蛋白尿 当血红蛋白或肌红蛋白出现于尿中时，可使尿液呈浓茶色、酱油色或红葡萄酒色。血红蛋白尿主要见于严重的血管内溶血，如血型不合的输血反应、阵发性睡眠性血红蛋白尿、恶性疟疾、溶血性贫血等。肌红蛋白尿常见于挤压综合征、缺血性肌坏死等。正常人在剧烈运动后，也可偶见肌红蛋白尿。

3. 胆红素尿　尿内含有大量结合胆红素时，尿液呈深黄色或黄褐色，震荡后出现黄色泡沫且不易消失，常见于胆汁淤积性黄疸和肝细胞性黄疸。服用呋喃唑酮、大黄、核黄素等药物也可使尿液呈黄色，但泡沫不黄，且胆红素定性试验阴性。

4. 脓尿和菌尿　正常新鲜尿液外观透明。当尿内含有大量脓细胞、炎性渗出物或细菌时，新鲜尿液呈不同程度的白色混浊。脓尿放置后可有白色絮状沉淀，菌尿呈云雾状且静置后不下沉。加热或加酸均不能使混浊消失。主要见于泌尿系感染，如肾盂肾炎、膀胱炎等。

5. 乳糜尿　尿内含有大量乳糜微粒，呈乳白色，可见于丝虫病和肾周围淋巴管梗阻。

（三）气味

尿液的气味来自尿中挥发性酸性物质，尿液长时间放置后，尿素分解可出现氨臭味。新鲜尿液如出现氨味，见于慢性膀胱炎及尿潴留；有机磷农药中毒病人的尿液可有蒜臭味；糖尿病酮症酸中毒时尿呈烂苹果味；苯丙酮尿症者尿有鼠臭味。

（四）酸碱反应

【参考范围】正常尿液 pH 约为 6.5，波动在 4.5～8.0。

【临床意义】

尿液的酸碱反应常受食物、药物及疾病的影响，肉食为主者尿液偏酸性，素食者尿液偏碱性。排除干扰因素后出现的 pH 过高或过低才称为尿液酸碱度异常。尿 pH 降低见于代谢性酸中毒、发热、糖尿病、痛风和服用大剂量维生素 C 等酸性药物；尿 pH 增高见于碱中毒、尿潴留、膀胱炎、肾小管性酸中毒、应用利尿剂和服用碱性药物等。

（五）尿液比重

尿液比重指在 4℃条件下尿液与同体积纯水的重量之比，可粗略地判断肾小管的浓缩和稀释功能。

【参考范围】　成人 1.015～1.025，最大波动范围为 1.003～1.030。

【临床意义】

尿液比重增高见于血容量不足引起的肾前性少尿、糖尿病、急性肾小球肾炎、肾病综合征等；尿液比重降低见于慢性肾小球肾炎、慢性肾功能衰竭、尿崩症、大量饮水等。如果尿液比重持续固定在 1.010 左右，提示肾实质损害严重。

三、尿液化学检查

（一）尿蛋白

正常人尿液中含有极少量的蛋白质，当肾小球通透性增加，肾小球滤过膜电荷屏障改变，肾小管重吸收功能降低或异常蛋白排泄增多时，可使尿中的蛋白增多。当尿中蛋白定量超过 100mg/L 或 150mg/24h，蛋白定性试验呈阳性，称为蛋白尿。

【参考范围】定性试验：阴性；定量试验：0 ～ 80mg/24h。

【临床意义】

1.生理性蛋白尿　是指泌尿系统无器质性病变，尿内暂时出现蛋白，蛋白量较少，持续时间短，定性一般不超过（+）。见于剧烈运动、精神紧张、妊娠、发热、长时间站立后等。

2.病理性蛋白尿　指各种肾脏及肾外疾病所致的尿蛋白持续阳性。

（1）肾小球性蛋白尿　由于肾小球滤过膜通透性增加及电荷屏障受损，大量血浆蛋白随原尿滤出，超过了肾小管重吸收能力所致。主要以清蛋白为主。常见于急性肾炎、慢性肾炎、肾病综合征等。

（2）肾小管性蛋白尿　因肾小管对小分子量的蛋白质重吸收功能障碍所致。主要以 β_2 微球蛋白为主。见于肾盂肾炎、间质性肾炎、重金属中毒、药物中毒及肾移植排斥反应等。

（3）混合性蛋白尿　肾小球和肾小管同时受损，尿中上述的两种蛋白均增多。见于慢性肾炎、肾病综合征、高血压、糖尿病、系统性红斑狼疮等。

（4）溢出性蛋白尿　血浆中出现异常增多的小分子量的蛋白质，超过肾小管的重吸收功能而产生的蛋白尿，如血红蛋白尿、肌红蛋白尿、本－周蛋白尿，见于溶血性贫血、挤压综合征、多发性骨髓瘤、浆细胞病等。

（5）组织性蛋白尿　由于肾组织被破坏或肾小管分泌蛋白增多所致。多见于尿路感染。

（6）假性蛋白尿　由于尿中混有大量血液、脓液、黏液等含蛋白质成分而导致蛋白定性试验阳性。可见于肾脏以下的泌尿道疾病，如膀胱炎、尿道炎、尿道出血及尿内掺入阴道分泌物等。

【蛋白定性试验方法】

1.原理　煮沸可使蛋白凝固，加酸有利于凝固蛋白沉淀。

2.方法　取试管一支，加尿液至试管 2/3 处，持试管斜置于酒精灯火焰上，加热试管的上 1/3 段达沸腾，再滴加 5% 冰醋酸 2 ～ 3 滴，继续煮沸。

3.结果判断　见表 7-8。

表7-8 尿蛋白测定结果

尿液浑浊程度	结果判断	蛋白含量（g/L）
清晰透明无变化	−	
轻度浑浊	±	< 0.1
白色浑浊但无颗粒	+	0.1 ～ 0.5
浑浊有颗粒	++	0.5 ～ 2.0
大量絮状物但无凝块	+++	2.0 ～ 5.0
立即出现凝块	++++	> 5.0

（二）尿糖

正常人尿中可有微量的葡萄糖，定性试验呈阴性。当血糖浓度超过肾糖阈（一般为8.88mmol/L），或血糖浓度虽然正常，但肾糖阈降低时，将导致尿糖增加，糖定性试验呈阳性，称为糖尿。

【参考范围】定性试验：阴性；定量试验：0.56 ～ 5.0mmol/24h。

【临床意义】

1.血糖增高性糖尿　见于糖尿病、库欣综合征、甲状腺功能亢进症、嗜铬细胞瘤、肢端肥大症、肝硬化、胰腺炎、胰腺癌等，其中以糖尿病最常见。

2.血糖正常性糖尿　又称肾性糖尿，见于慢性肾炎、肾病综合征、间质性肾炎和家族性糖尿等。

3.暂时性糖尿　①生理性糖尿：见于大量进食碳水化合物或静脉注射大量葡萄糖后；②应激性糖尿：见于颅脑外伤、脑血管意外、急性心肌梗死等。

4.其他糖尿　因进食过多或体内代谢失调使血中乳糖、半乳糖、果糖、甘露糖及戊糖等浓度升高时，尿中可出现相应的糖尿。

5.假性糖尿　尿中具有很多还原性物质，如维生素C、尿酸、葡萄糖醛酸或一些随尿液排出的药物如异烟肼、水杨酸、阿司匹林等，可使班氏定性试验出现假阳性反应。

【尿糖定性试验方法】

1.班氏定性法

（1）原理　葡萄糖含有醛基，在热碱性溶液中能将试剂中的高价铜还原为低价铜，出现砖红色的氧化亚铜沉淀。

（2）方法　取班氏试剂1mL于试管中，在酒精灯上煮沸后加被检尿0.1mL，再煮沸1 ～ 2分钟，冷却后观察结果。

（3）结果判断　见表7-9。

表7-9 班氏法尿糖测定结果判断

试管变化	结果判断	葡萄糖含量（g/L）
蓝色不变	−	1
出现少量绿色	±	2
绿黄色沉淀	+	5
黄色	++	5 ～ 10
土黄色沉淀	+++	10 ～ 20
砖红色沉淀	++++	> 20

2. 试带法

（1）原理 尿液中葡萄糖在试带中葡萄糖氧化酶的催化下，生成葡萄糖酸内酯和过氧化氢。在有过氧化物酶的情况下，以过氧化氢为电子受体使色素原氧化而成色。

（2）方法 将试带浸入尿液中5秒后取出，1分钟时与标准板比较。试带法比班氏法敏感。

（三）尿酮体

酮体是乙酰乙酸、β-羟丁酸和丙酮的总称，是脂肪代谢的中间产物。当血液中酮体浓度增高而随尿液排出时称为酮尿。

【参考范围】阴性。

【临床意义】见于糖尿病酮症酸中毒、高热、严重呕吐、腹泻、长期饥饿、禁食、酒精性肝硬化等。

（四）尿胆红素与尿胆原

【参考范围】尿胆红素定性：阴性；定量 ≤ 2mg/L。尿胆原定性：阴性或弱阳性；定量 ≤ 10mg/L。

【临床意义】尿胆红素阳性或增高见于肝细胞性黄疸和胆汁淤积性黄疸；尿胆原阳性或增高见于肝细胞性黄疸和溶血性黄疸。尿胆原降低见于胆汁淤积性黄疸。

四、显微镜检查

尿沉渣检查是对尿液离心沉淀物中有形成分的检查。尿中的有形成分包括各种细胞、管型、结晶体等。

（一）细胞

1. 红细胞 正常尿沉渣镜检红细胞0 ～ 3个 / HP，超过3个 / HP 而外观无改变称镜下血尿。常见于急性肾小球肾炎、慢性肾小球肾炎、肾结核、肾结石、泌尿系统肿瘤、肾盂肾炎、急性膀胱炎等。

2. 白细胞　正常尿沉渣镜检白细胞 $0 \sim 5$ 个 / HP，如超过 5 个 / HP 称为镜下脓尿。白细胞大量出现多见于泌尿系统感染，如肾盂肾炎、肾结核、膀胱炎或尿道炎等，也可见于肾移植术后。

3. 上皮细胞　尿液中的上皮细胞来自肾至尿道的整个泌尿系统，包括肾小管上皮细胞（肾细胞）、移行上皮细胞和复层扁平上皮细胞（鳞状上皮细胞）。正常尿中可见少量移行上皮细胞和复层扁平上皮细胞，无肾小管上皮细胞。①尿中大量出现复层扁平上皮细胞并伴有白细胞、脓细胞，见于泌尿系统感染，如尿道炎、膀胱炎。女性尿中混有阴道分泌物时，复层扁平上皮细胞和白细胞也可增多。②移行上皮细胞增多或成片脱落见于输尿管、膀胱、尿道炎症。大量出现应警惕移行上皮细胞癌。③尿中出现肾小管上皮细胞，见于急性肾小管坏死、急性或慢性肾小球肾炎、肾移植排斥反应期等。

（二）结晶

正常尿液有时可观察到盐类结晶析出。尿液中盐类结晶的析出与该物质的饱和度、尿液的 pH、温度等因素有关。正常尿中可偶见尿酸结晶、草酸钙结晶和磷酸盐结晶等。少量出现一般无临床意义。如果经常出现于新鲜尿中并伴有较多红细胞时，应怀疑泌尿系统结石的可能。

（三）管型

管型是蛋白质、细胞或细胞碎片等在肾小管、集合管中凝固而形成的圆柱形蛋白聚体。常见的管型有细胞管型、透明管型、颗粒管型和脂肪管型。

1. 透明管型　偶见于正常人晨尿中。主要由蛋白质构成，无色透明，较细，两端钝圆，偶尔含有少量颗粒。当剧烈运动、高热、全身麻醉和心功能不全时，可出现一过性增多；当肾实质病变如肾小球肾炎、急性肾盂肾炎、恶性高血压、肾病综合征时可明显增多。

2. 细胞管型　管壁内含有细胞的管型。上皮细胞管型提示肾小管有病变，常见于急性肾小管损伤、急性肾小球病变、肾移植术后发生排斥反应、重金属中毒等；红细胞管型提示肾单位有出血，常见于急性肾小球肾炎、慢性肾小球肾炎等；白细胞管型提示肾实质有化脓性炎症，常见于急性肾盂肾炎、间质性肾炎，亦可见于狼疮性肾炎等。

3. 颗粒管型　由大小不等颗粒聚集于透明管型基质中形成，见于肾实质的病变，如急性肾炎、慢性肾炎、肾盂肾炎、肾小管损伤等。

4. 脂肪管型　为肾小管损伤后上皮细胞脂肪变性所形成的，常见于肾病综合征、慢性肾炎晚期、中毒性肾病等。

5. 蜡样管型　出现常提示有严重的肾小管坏死，可见于慢性肾小球肾炎晚期、肾功能衰竭及肾淀粉样变等。

6. 肾衰竭管型　见于急性肾功能衰竭多尿期、急慢性肾功能不全。如在慢性肾功能衰竭者尿中出现，提示预后不良。

考纲摘要

1. 血红蛋白尿、脓尿和菌尿的临床意义。

2. 尿蛋白、尿糖的临床意义。

3. 镜下血尿的定义。

复习思考

1. 哪项检查最适用于糖尿病病人（　　　）

　　A. 尿比重　　　　　　　　B. 尿糖定性　　　　　　C. 尿蛋白定性

　　D. 尿细胞和管型的检查　　E. 尿胆红素测定

2. 脓尿常见于（　　　）

　　A. 肾盂肾炎　　　　　　　B. 尿路结石　　　　　　C. 肾癌

　　D. 肾炎　　　　　　　　　E. 肾肿瘤

3. 血管内溶血可出现（　　　）

　　A. 血尿　　　　　　　　　B. 胆红素尿　　　　　　C. 乳糜尿

　　D. 血红蛋白尿　　　　　　E. 脓尿

4. 多尿是指成人 24h 尿量大于（　　　）

　　A. 1000mL　　　　　　　　B. 1500mL　　　　　　C. 2000mL

　　D. 2500mL　　　　　　　　E. 3000mL

5. 镜下血尿是指尿沉渣镜检红细胞（　　　）

　　A. ＞ 10 个 /HP　　　　　B. ＞ 6 个 /HP　　　　　C. ＞ 3 个 /HP

　　D. ＞ 4 个 /HP　　　　　　E. ＞ 1 个 /HP

项目三　粪便检查

【学习目标】

　　1. 掌握粪便一般检查、显微镜检查、化学检查及细菌学检查的临床意义。

　　2. 熟悉粪便的标本采集。

粪便是食物在体内经消化的最终产物。粪便检查的主要目的是了解消化道及通向肠道的肝胆、胰腺等器官有无病变，如有无炎症、溃疡、出血、寄生虫感染、肿瘤等，了解胃肠、肝胆、胰腺的功能状态。

一、标本采集

粪便标本能否正确采集和送检，对检验结果的准确性有直接影响，采集时应注意以下事项：

1. 应根据不同的检查目的分别使用不同的采集方法。如做细菌学检查应将标本盛于加盖的无菌容器内；查寄生虫卵时，为了防止漏查，采取 3 送 3 检；查阿米巴滋养体应于排便后立即采集标本，并于 30 分钟内送检，并注意保温；有脓血的标本，尽量挑取脓血及黏液部分涂片检查。

2. 采集标本的器材应清洁、干燥，无吸水、无渗漏。标本内不得混有尿液或其他物质。

3. 做粪便隐血试验检查时，为避免假阳性，病人应素食 3 天，并禁服铁剂及维生素 C。

4. 对于不能自行排出粪便者，可用肛诊采集，但不能用灌肠后的粪便。

5. 标本采集后一般在 1 小时内检验完毕，以免 pH 改变及消化酶作用等使粪便的有关成分分解破坏，从而影响检验结果的正确性。

二、粪便一般性状检查

（一）量

正常人大多每日排便 1 次，为 100～300g，因食物种类、进食量及消化器官功能状态等不同而有较大差异。

（二）颜色与性状

正常成人的粪便为黄褐色圆柱状软便，婴儿的粪便呈黄色或金黄色糊状便。常见的病理改变有：

1. 黏液便　正常粪便中含有少量的黏液，因与粪便均匀混合而不易察觉。黏液量增多见于各类肠炎、细菌性痢疾、阿米巴痢疾等。

2. 稀糊状或水样便　见于各种感染性和非感染性腹泻。小儿肠炎时粪便呈绿色稀糊状；假膜性肠炎时粪便为大量黄绿色稀汁样便（3000mL 或更多）并含有膜状物；副溶血性弧菌食物中毒排出洗肉水样便；出血坏死性肠炎排红豆汤样便。

3. 脓性及脓血便　常见于痢疾、溃疡性结肠炎、局限性肠炎、结肠癌或直肠癌等。阿米巴痢疾以血为主，血中带脓，呈暗红色稀果酱样；细菌性痢疾以脓和黏液为主，脓中带血。

4. 鲜血便 常见于直肠息肉、直肠癌、肛裂及痔疮等。痔疮时常在排便后有鲜血滴落。

5. 柏油样便 粪便呈黑色，黏稠、发亮，状如柏油，故称柏油样便。多见于上消化道出血。服用活性炭、铋剂等之后也可排出黑便，但无光泽且隐血试验阴性。

6. 米泔样便 呈白色淘米水样，量大。见于霍乱、副霍乱。

7. 白陶土样变 见于各种原因引起的胆管阻塞。

8. 细条状便 排出细条样或扁片状粪便，提示直肠狭窄，多见于直肠癌。

（三）气味

正常粪便因含有蛋白质分解产物，如吲哚、粪臭素、硫化氢等而有一定的臭味，肉食者味重，素食者味轻。慢性肠炎、胰腺疾病、结肠或直肠癌溃烂合并感染时常有恶臭味；脂肪和糖类消化不良时粪便呈酸臭味。

（四）寄生虫虫体

蛔虫、蛲虫、绦虫等较大虫体或其片段肉眼可直接分辨，而钩虫虫体则需要将粪便冲洗过筛方可见到。

三、显微镜检查

（一）细胞

1. 白细胞 正常粪便中不见或偶见。小肠炎症时白细胞一般少于15个/HP。细菌性痢疾可见大量白细胞、脓细胞。过敏性肠炎、肠道寄生虫病时可见到较多的嗜酸性粒细胞。

2. 红细胞 正常粪便中无红细胞。出现红细胞见于下消化道出血、痢疾、溃疡性结肠炎、结肠和直肠癌等。

3. 巨噬细胞 正常粪便中无巨噬细胞。增多见于细菌性痢疾和溃疡性结肠炎。

4. 肠黏膜上皮细胞 正常粪便中见不到。结肠炎、伪膜性肠炎时可增多。

5. 肿瘤细胞 正常粪便中无肿瘤细胞。在乙状结肠癌、直肠癌病人的粪便中可见相应的肿瘤细胞。

（二）食物残渣

正常粪便中食物残渣为已消化的无定形细小颗粒，仅可偶见淀粉颗粒和脂肪小滴等。淀粉颗粒增多见于腹泻、慢性胰腺炎、胰腺功能不全；脂肪小滴增多见于急性或慢性胰腺炎、胰头癌、消化不良综合征等。胃蛋白酶缺乏时粪便中可出现结缔组织；在肠蠕动亢进、腹泻时肌肉纤维、植物纤维及植物细胞增多。

（三）寄生虫和寄生虫卵

肠道寄生虫病时可在粪便中查到相应的虫体及虫卵。肠道寄生虫卵主要有蛔虫卵、钩虫卵、鞭虫卵、血吸虫卵、蛲虫卵等；原虫有阿米巴滋养体及包囊。

四、粪便化学检查

（一）粪便隐血试验（fecal occult blood test，FOBT）

粪便隐血试验指的是用化学方法检查出用肉眼及显微镜都不能证实的消化道少量的出血的试验。消化道少量出血后，红细胞被破坏，释放出的血红蛋白能催化过氧化氢，释放出新生态氧，将试剂中的色原物质氧化而显色。颜色的深浅与血红蛋白的量成正比。

【参考范围】阴性。

【临床意义】粪便隐血试验对消化道出血鉴别诊断有一定意义。消化性溃疡阳性率为40%～70%，呈间断性阳性；消化道恶性肿瘤（胃癌、结肠癌）者，阳性率可达95%，呈持续性阳性。

（二）胆色素试验

结合胆红素随胆汁进入肠道后，在肠道细菌作用下，转变为无色的粪胆原，当粪便被排出时，其中的粪胆原被氧化为粪胆素，粪胆素是使粪便呈黄色的主要原因。

【参考范围】粪胆红素定性试验：阴性；粪胆原定性试验：阳性；粪胆素定性试验：阳性。

【临床意义】

1.婴幼儿肠道正常菌群尚未建立，粪便呈金黄色，粪胆红素检验呈阳性。成人肠道炎症、腹泻时，由于肠蠕动加速，排入肠道的胆红素来不及转化为粪胆原、粪胆素即排出体外，粪便呈深黄色，粪胆红素检验常呈阳性。

2.胆道阻塞性疾病如胆结石、胰头癌等，结合胆红素排入肠道受阻，可导致粪胆原、粪胆素减少或缺如，粪胆原、粪胆素可呈弱阳性或阴性。溶血性疾病，如地中海贫血、自身免疫性溶血性贫血、阵发性睡眠性血红蛋白尿等，排入肠道的结合胆红素增加，可导致粪胆原、粪胆素定性试验呈强阳性。

✎ 考纲摘要

1.白陶土样便见于各种原因导致的胆管阻塞。

2.柏油样便见于上消化道出血。

3.粪便隐血试验的临床意义。

复习思考

1. 白陶土样便可见于（　　　）

    A. 细菌性痢疾   B. 慢性溃疡性结肠炎   C. 结肠癌

    D. 胃溃疡   E. 胆道梗阻

2. 米泔样便见于（　　　）

    A. 急性肠炎   B. 肠结核   C. 霍乱

    D. 消化不良   E. 阿米巴痢疾

3. 粪便隐血试验阳性提示（　　　）

    A. 上消化道少量出血   B. 上消化道急性大出血

    C. 下消化道少量出血   D. 下消化道大量出血   E. 消化道炎症

项目四　肝功能检查

【学习目标】

    1. 掌握肝脏疾病常用的检查项目和临床意义。

    2. 熟悉肝脏疾病常用检查项目参考值的正常范围。

    3. 了解肝脏疾病常用检查指标的正常代谢和原理。

    肝脏是人体重要的代谢器官，主要功能包括：①调节糖、蛋白质和脂肪的代谢；②参与胆红素代谢；③解毒功能；④激素（雌激素、抗利尿激素等）灭活作用；⑤合成功能，如合成凝血因子、红细胞生成素原、血管紧张素原等。肝功能检查仅反映肝脏的部分功能。

一、蛋白质代谢功能检测

（一）血清总蛋白、清蛋白、球蛋白和清蛋白与球蛋白比值（A/G）测定

    总蛋白（total protein，TP）主要包括清蛋白（albumin，A）和球蛋白（globulin，G）。肝细胞是合成清蛋白的唯一细胞，肝细胞破坏后合成减少。球蛋白的主要成分是免疫球蛋白，免疫球蛋白由肝脏和肝脏以外的单核 – 巨噬细胞系统产生。

    【参考范围】 总蛋白 60 ～ 80g/L，清蛋白 35 ～ 50g/L，球蛋白 20 ～ 30g/L，清蛋白与球蛋白的比值（A/G）（1.5 ～ 2.5）：1

【临床意义】

1. 血清清蛋白降低 ①清蛋白合成减少，见于肝细胞损害如慢性肝炎、肝硬化，合成原料不足如蛋白摄入不足、消化吸收不良等；②清蛋白丢失过多，见于肾病综合征、严重烧伤等。

2. 血清球蛋白增高 ①慢性肝脏疾病（慢性肝炎、肝硬化等）；②M 球蛋白血症，如多发性骨髓瘤、原发性巨球蛋白血症等；③自身免疫性疾病，如系统性红斑狼疮等；④其他慢性感染如肺结核等。

3. 血清球蛋白降低 较少见。生理情况下见于 3 岁以下的婴幼儿。病理情况下见于：①应用免疫抑制药物如肾上腺皮质激素；②先天性低 γ 球蛋白血症。

4.A/G 倒置 清蛋白降低和（或）球蛋白升高均可引起 A/G 倒置，临床中多见于慢性肝炎、肝硬化。

（二）血清蛋白电泳

血清蛋白电泳是利用血清蛋白的电荷性质不同，检测血清中不同的蛋白质占血清总蛋白的含量。通过电泳可区分为清蛋白、α_1 球蛋白、α_2 球蛋白、β 球蛋白和 γ 球蛋白五个区带。

【参考范围】醋酸纤维素膜法：清蛋白 62%～71%，α_1 球蛋白 3%～4%，α_2 球蛋白 6%～10%，β 球蛋白 7%～11%，γ 球蛋白 9%～18%。

【临床意义】

1. 肝脏疾病 肝硬化、重型肝炎、慢性肝炎的 α_1 球蛋白、α_2 球蛋白、β 球蛋白减少，γ 球蛋白增加，慢性活动性肝炎和失代偿的肝硬化 γ 球蛋白增加尤为明显。

2. 肝外疾病 多发性骨髓瘤、原发性巨球蛋白血症的 γ 球蛋白明显升高，β 球蛋白亦可升高，大部分病人在 γ 区带、β 区带或 β 区带与 γ 区带之间可见结构均一、基底窄、峰高尖的 M 蛋白（M 球蛋白血症）。

3. 其他 糖尿病肾病、肾病综合征的 α_2 球蛋白及 β 球蛋白（脂蛋白的主要成分）增高，清蛋白及 γ 球蛋白降低。

二、胆红素代谢试验

肝脏是胆红素代谢的重要场所，来源于衰老红细胞破坏产生的非结合胆红素（unconjugated bilirubin, UCB）在肝脏中转化为结合胆红素（conjugated bilirubin, CB）。血清中的总胆红素（total bilirubin, TB）包括 UCB 和 CB。CB 溶于水，能经肾小球滤过进入尿中。UCB 不溶于水，不能经肾小球滤过进入尿中。

【参考范围】TB：1.7～17.1μmol/L；CB：0～6.8μmol/L；UCB1.7～10.2μmol/L

【临床意义】

1.判断黄疸及其程度 TB增高见于各种原因引起的黄疸。隐性黄疸TB为 $17.1 \sim 34.2\mu mol/L$，轻度黄疸TB为 $34.2 \sim 171\mu mol/L$，中度黄疸TB为 $171 \sim 342\mu mol/L$，重度黄疸TB > $342\mu mol/L$。

2.鉴别黄疸类型 UCB增高主要提示溶血性黄疸，CB增高主要提示胆汁淤积性黄疸，UCB和CB均增高提示肝细胞性黄疸。溶血性黄疸TB通常 < $85.5\mu mol/L$；肝细胞性黄疸TB在 $17.1 \sim 171\mu mol/L$；胆汁淤积性黄疸TB > $171\mu mol/L$（不完全性梗阻为 $171 \sim 265\mu mol/L$，完全性梗阻通常 > $342\mu mol/L$。3种黄疸的特点见表7-10。

表7-10 3种类型黄疸的特点比较

黄疸类型	溶血性黄疸	胆汁淤积性黄疸	肝细胞性黄疸
血清胆红素	游离胆红素升高	结合胆红素浓度升高	游离胆红素与结合胆红素浓度均升高
小便改变	尿胆原增加，但无胆红素	尿胆原减少或消失，胆红素阳性	尿胆原增加或减少，尿中胆红素阳性
大便改变	大便色变深，粪中粪胆原大量增加	大便色变浅或呈灰白色，粪中粪胆原减少或消失	大便色正常或变浅，粪中粪胆原正常或减少
临床表现	急性溶血寒战、头痛、高热、腰背酸痛等，慢性溶血时可表现为脾大	常伴有皮肤瘙痒、心动过缓	常伴全身乏力、食欲不振、恶心、厌油、腹胀、右上腹痛等
黄疸颜色	黄疸呈浅柠檬色	黄疸颜色呈暗黄、黄绿或绿褐色	黄疸颜色呈浅黄至深金黄色
其他实验室检查	网织红细胞增加，骨髓红细胞系统增生旺盛	血清中碱性磷酸酶升高	丙氨酸氨基转移酶升高

三、血清酶学检测

1.血清氨基转移酶 反映肝功能的主要是丙氨酸氨基转移酶（alanine aminotransferase，ALT）和天门冬氨酸氨基转移酶（aspartate aminotransferase，AST）。ALT广泛存在于肝、心、脑、肾、肠等组织细胞内，以肝细胞内含量最高；AST在心肌中含量最高，其次是肝脏。当细胞受损时，细胞膜通透性增加，胞浆内的ALT与AST释放入血液，血清中ALT与AST活性升高。

【参考范围】速率法（37℃）：ALT10 $\sim$ 40U/L；AST10 $\sim$ 40U/L；ALT/AST $\leqslant$ 1。

【临床意义】升高见于：①肝细胞损害：病毒性肝炎、酒精性肝病、药物性肝炎、肝硬化、肝癌、胆汁淤积等，以病毒性肝炎诊断价值最大。急性病毒性肝炎，ALT与AST均显著升高，以ALT升高更明显。血清AST/ALT比值 < 1，可见于轻度肝损害或一过性

炎症性病变；AST/ALT 比值 > 1，尤其是 > 2 时，见于严重的坏死性肝脏疾病；②心肌细胞损害，以 AST 升高为主，见于急性心肌梗死、重症心肌炎等；③其他疾病，如皮肌炎、进行性肌萎缩、肺梗死等也可有转氨酶轻度升高。

2. γ-谷氨酰转移酶　　γ-谷氨酰转移酶（γ-glutamyltransferase，γ-GT）在肾脏、肝脏和胰腺含量丰富，但血清中的 γ-GT 主要来自肝脏，肝脏合成此酶后，经胆管排入小肠内。

【参考范围】硝基苯酚速率法（37℃）：< 50U/L。

【临床意义】升高见于：①胆道阻塞性疾病：原发性胆汁性肝硬化、硬化性胆管炎等；②肝癌：γ-GT 明显升高，可达参考值上限的 10 倍以上；③急性肝炎时，γ-GT 呈中度升高；慢性肝炎、肝硬化非活动期，γ-GT 可正常，若 γ-GT 持续升高，提示病情活动或病情恶化；④乙醇能诱导微粒体生物转化系统，血清 γ-GT 可明显升高，是反映酒精性肝损伤的良好指标；⑤其他，如胰腺炎、胰腺肿瘤、前列腺肿瘤等。

3. 碱性磷酸酶　　碱性磷酸酶（alkaline phosphatase，ALP）广泛存在于体内各种组织，以骨、肝、肾、肠中含量较多，其中以肝源性和肾源性为主。

【参考范围】速率法（30℃）：成人 40～110U/L，儿童 < 250U/L。

【临床意义】升高见于：①肝内、外胆管阻塞性疾病：胰头癌、胆道结石、原发性胆汁性肝硬化等；②肝细胞损伤：各种病毒性肝炎、酒精性肝病、药物性肝炎等；③骨骼疾病：成骨细胞瘤、骨折恢复期、转移性骨肿瘤；④儿童、孕妇。

4. 单胺氧化酶　　单胺氧化酶（monoamine oxidase，MAO）主要分布在肝、肾、胰、心等器官线粒体中，催化各种单胺的氧化脱氢反应。其活性与体内结缔组织增生呈正相关。

【参考范围】连续监测法（37℃）：0～3U/L。

【临床意义】升高见于：①肝脏病变，80% 以上的重症肝硬化患者和伴有肝硬化的肝癌患者 MAO 活性增高，但对早期肝硬化反应不敏感；②肝外疾病，慢性充血性心力衰竭、糖尿病、甲状腺功能亢进症、系统性硬化症等。

考纲摘要

1. 黄疸根据病因分为溶血性黄疸、肝细胞性黄疸、胆汁淤积性黄疸。

2. 三种不同类型黄疸具有不同的临床特点和实验室改变。

3. 丙氨酸氨基转移酶和天门冬氨酸氨基转移酶是诊断肝脏损伤的重要指标。

复习思考

1. 某患者，血清转氨酶测定：ALT 1200U/L，AST 800U/L，应首先考虑（   ）

    A. 急性病毒性肝炎   B. 酒精性肝病   C. 慢性肝炎活动期

    D. 胆汁淤积   E. 原发性肝癌

2. 正常人 A/G 比值为（   ）

    A.（1 ～ 1.3）：1   B.（1 ～ 1.5）：1   C.（1.5 ～ 1.0）：1

    D.（1.5 ～ 1.5）：1   E.（1.8 ～ 1.0）：1

3. 血总胆红素、非结合胆红素增高，结合胆红素下降，尿液浓茶色，粪便颜色加深，提示（   ）

    A. 溶血性黄疸   B. 肝细胞性黄疸   C. 胆汁淤积性黄疸

    D. Roter 综合征   E. 核黄疸

4. 急性病毒性肝病，哪种酶升高最明显（   ）

    A. ALP   B. AST   C. ALT

    D. LHD   E. MAO

项目五　肾功能检查

【学习目标】

    1. 掌握肾功能常用的检查项目和临床意义。

    2. 熟悉肾功能检查项目参考值的正常范围。

    3. 了解肾功能常用检查指标的正常代谢和原理。

    肾脏是机体重要的器官之一，主要生理功能是产生尿液，排泄体内毒物、废物、代谢产物，调节水、电解质和酸碱平衡，对维持生命系统稳态、保证机体的新陈代谢非常重要。此外，肾脏还能产生某些重要因子（肾素、红细胞生成素等）。肾功能检查包括肾小球功能检查和肾小管功能检查。

一、肾小球功能检测

（一）血尿素氮（blood urea nitrogen，BUN）测定

    尿素是蛋白质的代谢产物，血液中的尿素习惯上用尿素氮的浓度来表示。机体中的尿素主要经肾排出（约占90%），肾小球滤过率降低时，尿素排出减少，其在血液中浓度

增高。

【参考范围】成人：3.2 ～ 7.1mmol/L；婴儿及儿童：1.8 ～ 6.5mmol/L。

【临床意义】BUN 增高见于：①器质性和肾前性肾功能损害，前者如慢性肾炎、严重肾盂肾炎、肾动脉硬化症、肾结核和肾肿瘤晚期等，后者如严重脱水、休克、心力衰竭等导致的肾血流量减少；②蛋白质分解过多，如上消化道出血、大面积烧伤、大手术后、急性传染病、甲状腺功能亢进症等。

（二）血清肌酐测定

血清肌酐（serum creatinine，Scr）包括内生肌酐和外源性肌酐。一般情况下，空腹血 Scr 水平较稳定，外源性肌酐不足以影响清晨空腹血肌酐的测定。肌酐只从肾小球滤过并以同样速度清除，肾小管基本不吸收也不排泌。当肾小球滤过功能下降时，肌酐的清除速度小于内生肌酐的产生速度，从而出现血肌酐浓度的上升。

【参考范围】　人群　　　　　全血　　　　　　　血清

男性　　　　88.4 ～ 176.8μmol/L　　53 ～ 106μmol/L

女性　　　　88.4 ～ 176.8μmol/L　　44 ～ 97μmol/L

【临床意义】肾脏的储备功能强大，当 GRF 降低到 50% 时，Scr 仍可正常，降至正常水平的 1/3 时，Scr 明显上升。所以 Scr 增高提示肾脏病变严重，常作为氮质血症、肾衰竭等病情观察和疗效判断的有效指征。

（三）内生肌酐清除率测定

外源性肌酐主要来自肉类，内源性肌酐主要来自机体肌肉的分解，在严格控制饮食条件和肌肉活动相对稳定的情况下，内源性肌酐的生成量较恒定。肌酐大部分从肾小球滤过，不被肾小管重吸收或排泌，故肾在单位时间内将若干毫升血浆中的内生肌酐全部清除出去，称内生肌酐清除率（endogenous creatinine clearance，Ccr），该试验是检查肾小球滤过功能较精确的试验。

【参考范围】80 ～ 120mL/min。

【临床意义】

1. 判断肾小球损害的早期敏感指标　成人 Ccr 降至 50mL/min 时，血清尿素氮、肌酐仍在正常范围，故是反映肾小球滤过功能下降的敏感指标。

2. 评估肾小球滤过功能损害程度　Ccr 51 ～ 70mL/min 为轻度损害；31 ～ 50mL/min 为中度损害；Ccr < 30mL/min 为重度损害。

3. 指导临床治疗与护理　Ccr 30 ～ 40mL/min，应限制蛋白质摄入；Ccr < 30mL/min，噻嗪类利尿剂治疗常无效，不宜应用；Ccr < 10mL/min。应结合临床进行透析治疗。

4. 用于慢性肾功能衰竭分期　根据 Ccr 一般将慢性肾功能衰竭分为 4 期，肾衰竭代偿期 Ccr 51 ～ 80mL/min，肾衰竭失代偿期（氮质血症期）Ccr 20 ～ 50mL/min，肾衰竭期

Ccr 10 ～ 19mL/min，尿毒症期（终末期肾衰竭）Ccr < 10mL/min。

（四）血清尿酸测定

尿酸（uric acid，UA）是嘌呤降解的最终产物，血中尿酸大部分通过肾小球滤过，在近端肾小管几乎被完全重吸收。肾小球滤过率降低时，UA 排出减少，血液中浓度升高，所以血清 UA 是反映肾功能的指标，但受较多的肾外因素影响，应综合考虑、分析。

【参考范围】男性：180 ～ 440μmol/L，女性：120 ～ 320μmol/L。

【临床意义】

1. 尿酸增高　见于：①肾小球滤过功能损害：在反映早期肾小球滤过功能方面比血肌酐和血尿素测定较敏感；②体内尿酸生成异常增多：如痛风、恶性肿瘤、多种血液病、慢性铅中毒、长期使用利尿剂和长期禁食等。

2. 尿酸减低　见于急性重型肝炎、肝豆状核变性、应用大剂量肾上腺糖皮质激素等。

（五）血清胱抑素 C 测定

胱抑素 C 由体内有核细胞产生，分子量较小，可自由通过肾小球，原尿中的胱抑素 C 全部被肾小管吸收，不回到血液中。因此，血液中胱抑素 C 的水平是反映肾小球滤过功能的可靠指标。

【参考范围】成人：0.6 ～ 2.5mg/L。

【临床意义】肾小球早期滤过功能改变时血清胱抑素 C 增高，二者有良好相关性，在判断肾小球滤过功能的诊断性能上优于内生肌酐清除率。

二、肾小管功能检测

（一）尿 β_2- 微球蛋白（ β_2-microglobulin， β_2-MG）

β_2-MG 是体内有核细胞包括淋巴细胞、血小板、多形核白细胞所产生的一类小分子蛋白质，广泛存在于血浆、尿中。β_2-MG 生成恒定，可自由通过肾小球滤入原尿，其中99.9% 的 β_2-MG 在近端小管被全部重吸收，仅留有微量自尿中排出。

【参考范围】成人尿低于 0.3mg/L；或以尿肌酐校正为 0.2mg/g 肌酐以下。

【临床意义】尿 β_2-MG 增多：可较敏感地反映近端肾小管的重吸收功能受损，见于肾小管 - 间质性疾病、药物或毒物造成的早期肾小管功能受损，以及肾移植后的移植排斥反应早期。

（二）尿 α_1- 微球蛋白（ α_1-microglobulin， α_1-MG）

α_1-MG 是肝细胞和淋巴细胞产生的一种糖蛋白，在血浆中可以游离形式或与 IgG、清蛋白结合的形式存在。游离的 α_1-MG 可自由通过肾小球，其中 99% 的 α_1-MG 会在近段小管中被重吸收，仅有微量随尿排出。

【参考范围】成人尿 α_1-MG<15mg/24h 尿；或 <10mg/g 肌酐；血清游离

α_1-MG10 ～ 30mg/L。

【临床意义】

1.近端肾小管功能损害 尿 α_1-MG 升高是反映各种原因所致的早期近端肾小管功能损伤的敏感、特异性指标。与尿 β_2-MG 比较，结果更为可靠。

2.评估肾小球滤过功能 血清 α_1-MG 升高提示肾小球滤过率下降，它比血肌酐和 β_2-MG 检测更为灵敏。

3.血清 α_1-MG 降低 见于严重的肝实质病变，如重症肝炎、肝坏死等。

（三）浓缩稀释试验

浓缩稀释试验是判断肾脏远曲小管和集合管的浓缩和稀释功能的敏感指标。在复杂的神经体液（特别是抗利尿激素）调节下，肾远曲小管和集合管等根据体内对水分的需求保留或排出水分，从而完成肾浓缩和稀释尿液的功能，使人体在生理变化中保持正常的水平。肾脏的浓缩稀释功能减退可通过昼夜尿量和尿比重反映。

【参考范围】 正常 24 小时尿量为 1000 ～ 2000mL；昼尿量与夜尿量之比为（3 ～ 4）：1，12 小时夜尿量不应超过 750mL；最高尿比重应 > 1.020；最高与最低尿比重之差不应小于 0.009。

【临床意义】

1.早期肾功能不全 夜尿量 > 750mL，夜尿量超过日尿量是反映肾小管功能受损的早期敏感指标。

2.肾浓缩功能不全 最高尿比重小于 1.020，比重差小于 0.009。若各次标本的比重相差很小，尿比重大多固定在 1.010 左右，表示肾浓缩功能严重障碍。

3.稀释功能不全 日尿比重恒定在 1.018 以上。

考纲摘要

1.判断肾小球损害的早期敏感指标是内生肌酐清除率。

2.血液中胱抑素 C 的水平是反映肾小球滤过功能的可靠指标。

3.尿 α_1-MG 增高是反映各种原因所致的早期近端肾小管功能损伤的敏感、特异性指标。

4.浓缩稀释试验是判断肾脏远曲小管和集合管的浓缩和稀释功能的敏感指标。

复习思考

1. 能较早反映肾小球滤过功能的是（   ）

　　A. 内生肌酐清除率　　　　　　B. 血尿素氮　　　　　　C. 血肌酐

　　D. 尿液浓缩 – 稀释功能　　　　E. 血尿酸

2. 成人血尿素氮正常范围为（   ）

　　A. 3.1～7.1mmol/L　　　　　B. 1.8～6.1mmol/L　　　C. 53～106mmol/L

　　D. 44～97mmol/L　　　　　　E. 80～110mmol/L

3. 下列哪个指标能够早期反映近端肾小管功能损伤（   ）

　　A. 尿 α_1-MG　　　　　　　B. 血尿素氮　　　　　　C. 血肌酐

　　D. 尿液浓缩 – 稀释功能　　　　E. 尿 β_2-MG

项目六　脑脊液检查与浆膜腔积液检查

【学习目标】

　　1. 掌握脑脊液与浆膜腔积液的检查项目和临床意义、漏出液和渗出液的鉴别。

　　2. 熟悉脑脊液与浆膜腔积液检查项目参考值的正常范围。

　　3. 了解脑脊液与浆膜腔积液标本采集的方法和注意事项。

一、脑脊液检查

　　脑脊液是存在于脑室和蛛网膜下腔中的无色透明液体，主要来自脑室系统内脉络丛的超滤和分泌。脑脊液检查对神经系统疾病的诊断具有重要意义。正常成人脑脊液总量为120～180mL。

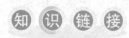

知 识 链 接

标本采集

　　适应证：脑膜刺激征阳性、颅内出血、脑膜白血病、不明原因的头痛、抽搐、昏迷或瘫痪者、椎管内给药等。脑脊液由临床医师进行腰椎穿刺，必要时从小脑延髓池或侧脑室采集。脑脊液分别收集于3个无菌试管中，每管1～2mL，第1管做细菌学检测，第2管供化学或免疫学检查，第3管做细胞计数和分类。

如疑为恶性肿瘤则另留一管供脱落细胞学检查。颅内压显著增高、脑病、疑颅内占位性病变者禁忌行脑脊液采集。

1. 一般性状

（1）压力

【参考范围】

（侧卧位）	测压管法	数滴法
	$70 \sim 180mmH_2O$	$40 \sim 50$ 滴 /min

【临床意义】压力升高：①中枢神经系统炎症，流行性脑脊髓膜炎、其他化脓性脑膜炎等；②出血性疾病，脑出血、蛛网膜下腔出血；③神经系统肿瘤；④脑寄生虫病；⑤其他，各种原因引起的脑水肿等。压力降低：①脊髓与蛛网膜下腔阻塞；②脱水与循环衰竭；③脑脊液漏。

（2）颜色　正常脑脊液为无色透明液体。病理性改变有：①红色：常因出血引起，主要见于穿刺损伤或脑室及蛛网膜下腔出血；②黄色：见于脑及蛛网膜下腔陈旧性出血、蛛网膜下腔梗阻、重症黄疸；③乳白色：多因白细胞增多所致，见于化脓性脑膜炎；④微绿色：见于绿脓杆菌、肺炎链球菌等引起的脑膜炎等；⑤褐色或黑色：见于脑膜黑色素瘤等。

（3）透明度　正常脑脊液清晰透明。脑脊液中细胞数增加时可出现混浊，表现为：①清晰透明或微浊：见于病毒性脑膜炎、流行性乙型脑膜炎、中枢神经系统梅毒等，细胞数仅轻度增加；②毛玻璃样混浊：见于结核性脑膜炎，细胞数中度增加；③乳白色混浊：见于化脓性脑膜炎，细胞数明显增加。

（4）凝固　正常脑脊液不含纤维蛋白原，静置24小时不会凝固。凝固可见于：①急性化脓性脑膜炎：静置 $1 \sim 2$ 小时即可出现凝块或沉淀物；②结核性脑膜炎：静置 $12 \sim 24$ 小时后可在液面形成纤细的薄膜，取薄膜涂片检查结核杆菌阳性率极高；③蛛网膜下腔阻塞：因阻塞远端脑脊液蛋白质含量常高达 15g/L，脑脊液可呈黄色胶冻状。

2. 化学检查

（1）蛋白质测定

【参考范围】定性试验（Pandy 试验）：阴性；定量试验：$0.20 \sim 0.45g/L$。

【临床意义】脑脊液中蛋白增加见于：①中枢神经系统炎症，化脓性脑膜炎显著增加，结核性脑膜炎中度增加，病毒性脑膜炎轻度增加；②出血，脑或蛛网膜下腔出血轻度增加；③脑脊液循环障碍，如脑部肿瘤或椎管内梗阻（脊髓肿瘤、蛛网膜下腔粘连等）；④其他，内分泌或代谢性疾病（糖尿病性神经病变、甲状腺及甲状旁腺功能减退、尿毒症及脱水等）、药物中毒（乙醇）、慢性炎症性脱髓鞘性多发性神经根炎等。

（2）葡萄糖测定

【参考范围】2.5 ～ 4.5mmol/L。

【临床意义】增高见于病毒性神经系统感染、脑出血、下丘脑损害、糖尿病等；减低见于急性化脓性脑膜炎、结核性脑膜炎、霉菌性脑膜炎。

（3）氯化物测定

【参考范围】120 ～ 130mmol/L。

【临床意义】结核性脑膜炎，氯化物明显减少，可降至 102mmol/L 以下；化脓性脑膜炎，可减少，多为 102 ～ 116mmol/L。非中枢系统疾病如大量呕吐造成血氯降低时，脑脊液中氯化物也减少。氯化物增高主要见于肾炎、尿毒症、呼吸性碱中毒等。

（4）乳酸脱氢酶（LDH）测定

【参考范围】成人 3 ～ 5U/L。

【临床意义】LDH 增高见于细菌性脑膜炎、脑血管疾病、脑肿瘤、脱髓鞘病急性期等。

3. 显微镜检查

（1）细胞计数

【参考范围】无红细胞；成人白细胞（0 ～ 8）$\times 10^6$/L，儿童白细胞（0 ～ 10）$\times 10^6$/L，以淋巴细胞为主。

【临床意义】红细胞增加：见于脑室出血或蛛网膜下腔出血，出血时间 2 ～ 3 天可发现含有红细胞或含铁血黄素的巨噬细胞。白细胞增加：①中枢神经系统感染性疾病：化脓性脑膜炎，白细胞可达数千 $\times 10^6$/L 以上，分类以中性粒细胞为主；结核性脑膜炎细胞中度增加，多不超过 500×10^6/L，中性粒细胞、淋巴细胞和浆细胞同时存在是本病的特征；病毒性脑炎、脑膜炎，白细胞数轻度增加，以淋巴细胞为主；新型隐球菌性脑膜炎，白细胞数中度增加，以淋巴细胞为主；寄生虫感染，白细胞数可增加，以嗜酸性粒细胞为主；②中枢神经系统白血病，细胞数可正常或稍高，以淋巴细胞为主。

（2）细菌学检查

将脑脊液离心沉淀后取沉淀物制成薄涂片，采用直接涂片法查找细菌。排除污染因素，检出细菌均视为病原菌感染。疑为化脓性脑膜炎，革兰染色后镜检；疑为结核性脑膜炎，抗酸染色后镜检；疑为新型隐球菌性脑膜炎，墨汁染色后镜检。

二、浆膜腔积液检查

正常浆膜腔内仅含少量液体，主要起润滑作用。病理状态下，腔内有多量液体潴留，称为浆膜腔积液。因积液产生原因和性质不同，可分为漏出液和渗出液两类。

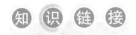

浆膜腔积液的标本采集

浆膜腔积液标本由临床医师经浆膜腔穿刺采集。留取 4 管，每管 1 ～ 2 mL，第 1 管做细菌学检查，第 2 管做化学和免疫学检查，第 3 管做细胞学检查，第 4 管不加抗凝剂以观察有无凝集现象。标本采集后立即送检，一般不得超过 1 小时。细胞检查可用 EDTA-K_2 抗凝，免疫学和化学检查用肝素抗凝。

1. 一般性状

（1）颜色　漏出液多为淡黄色。渗出液常为深黄色，且因病因不同可呈不同颜色，如淡红、红色或暗红色多为血性积液，见于恶性肿瘤、结核病急性期、风湿性及出血性疾病、外伤或内脏损伤等；淡黄色脓性见于化脓菌感染；绿色常见于铜绿假单胞菌感染；乳白色系淋巴管阻塞引起的真性乳糜液。

（2）透明度　漏出液多透明。渗出液因含大量细菌，呈不同程度的混浊，化脓性感染可有凝块和絮状物；结核性感染呈微混、云雾状；病毒性感染一般不混浊。

（3）比重　漏出液比重多 < 1.018。渗出液因含有多量蛋白和细胞，比重多 > 1.018。

（4）凝固性　漏出液中纤维蛋白原含量甚微，一般不易凝固。渗出液中含较多的纤维蛋白原及组织裂解产物，往往自行凝固或有凝块出现。

2. 化学检查

（1）黏蛋白定性试验（Rivalta 试验）　黏蛋白是一种酸性糖蛋白，可在稀醋酸溶液中析出，产生白色沉淀。漏出液多呈阴性反应，渗出液多呈阳性反应。

（2）蛋白定量试验　漏出液蛋白总量常 < 25g/L，渗出液的蛋白总量常 > 30g/L。蛋白质如为 25 ～ 30g/L，则难以判明其性质。

（3）葡萄糖测定　漏出液中葡萄糖含量与血糖近似；渗出液中葡萄糖可被某些细菌或细胞酶分解而减少，如为化脓性炎症，则积液中葡萄糖含量明显减少，甚至无糖；结核性与癌性渗出液中葡萄糖含量常减少；类风湿性浆膜腔积液糖含量减少，红斑狼疮积液糖基本正常。

（4）乳酸测定　有助于细菌感染性与非细菌感染性积液的鉴别。当乳酸含量 > 10mmol/L 时，高度提示为细菌感染，尤其是应用抗生素治疗后的胸水，一般细菌检测又为阴性时更有价值；心功能不全、风湿性疾病、恶性肿瘤所致的积液中乳酸含量可轻度增高。

（5）乳酸脱氢酶（LDH）活性测定　化脓性胸膜炎 LDH 活性显著升高，可达正常血清的 30 倍；其次为癌性积液，中度增高；结核性积液略高于正常血清。漏出液中 LDH 活性与正常血清相近。

3.显微镜检查

（1）细胞计数及分类　漏出液细胞较少，常低于 100×10^6/L，主要为间皮细胞及淋巴细胞。渗出液细胞较多，常高于 500×10^6/L：中性粒细胞为主常见于化脓性积液及结核性积液的早期，淋巴细胞为主常见于结核性或癌性积液，嗜酸性粒细胞增多多见于过敏性疾病或寄生虫病所致的积液。

（2）脱落细胞学检查　浆膜腔积液中检出肿瘤细胞，是诊断原发性或转移性恶性肿瘤的重要依据。

（3）细菌学检查　若肯定或疑为渗出液，则应经无菌操作离心沉淀，取沉淀物涂片做革兰染色或抗酸染色镜检，查找病原菌，必要时可进行细菌培养或动物接种。

4.渗出液与漏出液鉴别

区分积液性质对某些疾病的诊断和治疗至关重要，两者鉴别见表 7-11。

表 7-11　渗出液与漏出液的鉴别

检查项目	漏出液	渗出液
原因	非炎症	炎症、肿瘤、化学或物理性刺激
外观	淡黄、浆液性	不定，可为血性、脓性、乳糜性
透明度	透明或微混	多混浊
比重	< 1.018	> 1.018
凝固	不自凝	能凝固
黏蛋白定性	阴性	阳性
蛋白定量	< 25g/L	> 30g/L
葡萄糖定量	与血糖相近	常低于血糖水平
细胞计数	< 100×10^6/L	> 500×10^6/L
细胞分类	以淋巴细胞、间皮细胞为主	根据病因不同，分别以中性粒细胞、淋巴细胞等为主，肿瘤可找到肿瘤细胞
细菌学检查	阴性	可找到病原菌
LDH	< 200IU	> 200IU

📝 考纲摘要

1. 脑脊液乳白色多见于化脓性脑膜炎。

2. 脑脊液微绿色常见于绿脓杆菌、肺炎链球菌等引起的脑膜炎。

3. 化脓性脑膜炎脑脊液白细胞分类以中性粒细胞为主，结核性脑膜炎脑脊液中中性粒细胞、淋巴细胞和浆细胞同时存在；病毒性脑炎、脑膜炎脑脊液白细胞以淋巴细胞为主。

4. 漏出液中一般不易凝固，渗出液往往自行凝固或有凝块出现。

5. 漏出液黏蛋白定性反应多呈阴性，而渗出液多呈阳性。

复习思考

1. 脑脊液外观呈均匀血性，离心后上清液呈淡红色或黄色见于（　　　）

   A. 结核性脑膜炎　　　　　　B. 脑肿瘤　　　　　　C. 蛛网膜下腔出血和脑出血

   D. 正常脑脊液　　　　　　　E. 穿刺损伤

2. 下列检查结果属于结核性脑膜炎脑脊液特点的是（　　　）

   A. 外观如毛玻璃状微浊　　　　B. 蛋白定性试验（－）

   C. 细胞计数 $5×10^6$/L　　　　　D. 细胞分类以嗜酸性粒细胞为主

   E. 氯化物定量 125mmol/L

3. 符合肝硬化（漏出液）腹水特点的是（　　　）

   A. 腹水外观浑浊　　　　　　　B. 比重 1.010　　　　　C. 黏蛋白定性试验阳性

   D. 白细胞 $950×10^6$/L　　　　E. 嗜酸性粒细胞为主

项目七　临床常用生物化学检查

【学习目标】

   1. 掌握电解质、血脂、血糖、血酶和血气分析的常用检查项目和临床意义。

   2. 熟悉电解质、血脂、血糖、血酶和血气分析的常用检查项目参考值的正常范围。

   3. 了解常用生物化学检查指标的正常代谢和原理。

一、血清电解质检查

（一）血清钾测定

98% 的钾离子分布于细胞内液，是细胞内液的主要阳离子，少量存在于细胞外液，血清钾测定的是细胞外液钾离子的浓度。

【参考范围】3.5 ～ 5.5mmol/L。

【临床意义】

1. 增高 见于肾上腺皮质功能减退、急性或慢性肾功能不全、休克、尿少或无尿、组织挤压伤、重度溶血、代谢性酸中毒、洋地黄中毒、胰岛素缺乏、摄钾过多而超出排钾能力等。

2. 降低 见于钾盐摄入不足、严重腹泻、呕吐、肾上腺皮质功能亢进、使用排钾利尿剂、代谢性碱中毒、胰岛素的作用等。

（二）血清钠测定

钠是细胞外液的主要阳离子，血清钠主要以氯化钠形式存在。

【参考范围】135～145mmol/L。

【临床意义】

1. 增高 进食过量钠盐或输注大量高渗盐水、水分摄入不足或丢失过多、肾上腺皮质功能亢进、原发性醛固酮增多症等。

2. 降低 ①摄入不足，见于营养不良、长期低钠饮食、不恰当输液等；②丢失过多，见于严重呕吐、反复腹泻、胃肠造瘘后、大剂量应用排钠利尿剂等；③其他，如抗利尿激素分泌过多、使用甘露醇、慢性肾功能不全等。

（三）血清氯测定

血清氯是指血清中氯的浓度，氯是细胞外液的主要阴离子，但在细胞内外均有分布。血氯的调节是被动的，与钠的水平有关。

【参考范围】95～105mmol/L。

【临床意义】

1. 增高 ①摄入过多，见于高盐饮食、静脉输入大量氯化钠等；②排泄减少，见于急性肾炎少尿期、心功能不全等；③呼吸性碱中毒，CO_2 排出增多，HCO_3^- 减少，血氯代偿性增高。

2. 降低 ①丢失过多，见于腹泻、反复呕吐、消化道瘘、慢性肾上腺皮质功能减退症、长期应用噻嗪类利尿剂等；②摄入不足，见于长期饥饿、无盐饮食等。

（四）血清钙测定

人体内 99% 以上的钙以磷酸钙或碳酸钙的形式存在于骨骼中，血清钙含量很少。血液中的钙有游离钙和结合钙两大类，其中游离钙具有生理活性。

【参考范围】总钙：2.25～2.58mmol/L；离子钙：1.10～1.34mmol/L。

【临床意义】临床上血清钙降低较血清钙增高多见。

1. 增高 常见于甲状旁腺功能亢进、多发性骨髓瘤、结节病引起肠道过量吸收钙、骨转移癌、维生素 D 中毒等。

2. 降低 ①钙或维生素 D 摄取不足或吸收不良，见于长期低钙饮食、腹泻、胆汁淤积性黄疸等；②成骨作用增强，见于甲状旁腺功能减退症、恶性肿瘤骨转移等；③其他，见于急性坏死性胰腺炎、肾功能不全等。

（五）血清磷测定

血清磷与血清钙相关，即正常人的钙、磷浓度（mg/dL）乘积为 36～40。人体中大部分（70%～80%）的磷以磷酸钙的形式沉积于骨骼中，小部分存在于体液中。临床检测的磷为血液中的无机磷。

【参考范围】0.97～1.61mmol/L。

【临床意义】

1. 增高 ①内分泌疾病，见于原发性或继发性甲状旁腺功能减退症；②磷酸盐排出障碍，见于肾功能不全；③吸收增加，摄入过多维生素 D，可促进肠道吸收钙、磷；④其他，见于多发性骨髓瘤、白血病等。

2. 减低 ①摄入不足，见于饥饿、恶病质、维生素 D 缺乏等；②丢失过多，见于严重呕吐、血液透析、腹泻等；③其他，见于糖尿病酮症酸中毒、甲状旁腺功能亢进症等。

（六）血清铁及其代谢产物检测

1. 血清铁测定 血清铁（serum iron，SI）是指未与转铁蛋白结合的游离状态铁的含量。

【参考范围】男性 11～30μmol/L，女性 9～27μmol/L。

【临床意义】增高见于：①铁利用障碍：铁粒幼细胞性贫血、再生障碍性贫血、铅中毒等；②铁释放增加：溶血性贫血、急性肝炎、慢性活动性肝炎等；③铁摄入过多：铁剂治疗过量等；④铁吸收增多：白血病、含铁血黄素沉着症、反复输血等。降低见于：①铁缺乏：缺铁性贫血等；②铁丢失过多：慢性失血，见于月经过多、恶性肿瘤、慢性炎症等；③铁摄入不足等。

2. 血清铁蛋白（serum ferritin，SF） 血清铁蛋白是铁的贮存形式，SF 测定是诊断缺铁的敏感指标。

【参考范围】男性 15～200μg/L，女性 12～150μg/L。

【临床意义】增高见于：①体内贮存铁增加：如原发性血色病、反复输血等；②铁蛋白合成增加：如炎症、肿瘤、白血病、甲状腺功能亢进症等；③组织释放增加：如肝坏死、慢性肝病等。降低见于缺铁性贫血、大量失血、长期腹泻、营养不良等。若 SF 低于 15μg/L 时即可诊断为铁缺乏。

二、血清脂类检查

（一）血清总胆固醇测定

血清总胆固醇（total cholesterol，TC）来源于食物及体内的合成或转化，其水平受多种因素影响，因此，很难制定统一的标准值。根据胆固醇高低及其引起心、脑血管疾病的危险性分为合适水平、边缘水平和升高水平。

【参考范围】合适水平：< 5.20mmol/L，边缘水平：5.23 ～ 5.69mmol/L，升高水平：> 5.72mmol/L。

【临床意义】

1. 增高　见于长期高脂饮食、胆管梗阻、冠状动脉粥样硬化、脑血管疾病、高血压、甲状腺功能减退症、重症糖尿病、肾病综合征、长期吸烟及饮酒、药物影响（使用糖皮质激素、避孕药、环孢素 A、阿司匹林）等。

2. 降低　见于急性肝坏死、肝硬化、甲状腺功能亢进症、贫血、营养不良、恶性肿瘤、药物影响（使用雌激素、甲状腺激素、钙拮抗剂）等。

（二）血清甘油三酯测定

甘油三酯（triglyceride，TG）是血中脂类的主要成分，来源于膳食及体内肝脏、脂肪组织和小肠的合成，也是动脉粥样硬化的危险因素之一。

【参考范围】0.56 ～ 1.70mmol/L。

【临床意义】

1. 增高　见于冠状动脉粥样硬化性心脏病、原发性高脂血症、动脉粥样硬化症、肥胖症、胆道梗阻、胰腺炎、甲状腺功能减退症、糖尿病、肾病综合征、高脂饮食等。

2. 减低　见于严重的肝脏疾病、甲状腺功能亢进症、营养不良综合征、低 β - 脂蛋白血症等。

（三）血清高密度脂蛋白和血清低密度脂蛋白测定

血清高密度脂蛋白（high density lipoprotein，HDL）的作用主要是运输内源性胆固醇至肝脏处理，可以阻止游离胆固醇在动脉壁和其他组织中积聚，故 HDL-C 具有抗动脉粥样硬化作用。血清低密度脂蛋白（low density lipoprotein，LDL）是富含胆固醇的脂蛋白，向组织及细胞内运输胆固醇，促进动脉的粥样硬化，故 LDL-C 增高是冠心病危险因素之一。

【参考范围】

高密度脂蛋白	低密度脂蛋白
合适水平：> 1.04mmol/L	合适水平：≤ 3.12mmol/L
降低：≤ 0.91mmol/L	升高水平：> 3.64mmol/L

【临床意义】HDL-C 降低、LDL-C 增高与冠心病发病呈正相关。

1. HDL 减低　常见于动脉粥样硬化症、糖尿病、肾病综合征、慢性肾衰竭、急性感染、药物影响（使用雄激素、β - 受体阻滞剂和孕酮）等。

2. LDL 增高　见于动脉粥样硬化症、遗传性高脂蛋白血症、甲状腺功能减退症、肥胖症、肾病综合征、胆汁淤积性黄疸、药物影响（使用雄激素、β-受体阻滞剂、糖皮质激素）等。

3. LDL 降低　常见于甲状腺功能亢进症、无 β-脂蛋白血症、吸收不良、肝硬化、长期运动及长期低脂饮食等。

三、血糖及相关检查

（一）空腹血糖测定

空腹血糖（fasting blood glucose，FBG）受肝脏、胰岛素、内分泌激素和神经因素的调节基本保持稳定，当上述调节因素发生紊乱时可引起血糖改变。FBG 是诊断糖代谢紊乱的最常用和最重要的指标。

【参考范围】葡萄糖氧化酶法：3.9 ～ 6.1mmol/L。

【临床意义】

1. FBG 增高　生理性高血糖见于饭后 1 ～ 2 小时，摄入高糖食物后或情绪紧张肾上腺素分泌增加时、剧烈运动、大量吸烟后等；病理性高血糖见于糖尿病，其他如甲状腺功能亢进症、肾上腺皮质功能亢进、嗜铬细胞瘤等，其中以糖尿病最常见。

2. FBG 降低　生理性低血糖见于饥饿、妊娠期、哺乳期等；病理性低血糖见于胰腺疾病，如胰岛功能亢进、胰岛细胞瘤、胰腺癌等，严重肝病患者，可因肝糖原代谢不足、贮存缺乏、糖异生障碍而导致低血糖。

（二）口服葡萄糖耐量试验（oral glucose tolerance test，OGTT）

正常人口服一定量葡萄糖后（75 ～ 100g）后血糖会暂时升高，于 2 小时内即可恢复正常，这种现象称为糖耐量现象。当糖代谢紊乱时，口服一定量葡萄糖后，血糖浓度急剧升高，或血糖升高不明显，但短时间内不能降到空腹水平（或原来水平），称为糖耐量降低。试验时先采空腹血糖标本，然后一次性饮完含 75g 葡萄糖的糖水 200 ～ 300mL，并在其后 0.5 小时、1 小时、2 小时及 3 小时各抽取静脉血 2mL、尿标本共 5 次，分别测定血糖和尿糖。

【参考范围】空腹血糖 3.9 ～ 6.1mmol/L；口服葡萄糖后 0.5 ～ 1 小时，血糖达高峰（一般在 7.8 ～ 9.0mmol/L）；2 小时血糖 < 7.8mmol/L；3 小时后降至空腹水平。各检测时间点尿糖均为阴性。

【临床意义】

1. 诊断糖尿病　临床上有以下条件者，即可诊断糖尿病：①具有糖尿病症状，空腹血糖 > 7.0mmol/L；② OGTT，2 小时血糖 > 11.1mmol/L；③具有临床症状，随机血糖 > 11.1mmol/L。临床症状不典型者，需要另一天重复检测，但一般不主张做 3 次 OGTT。

2. 判断糖耐量降低（impaired glucose tolerance，IGT）　糖耐量降低常用于诊断无症状或轻型糖尿病患者。但严重肝病和甲状腺、垂体、肾上腺皮质功能亢进、感染等均可引起糖耐量降低。

（三）糖化血红蛋白测定

糖化血红蛋白（glycosylated hemoglobin，GHb）是在红细胞生存期间 HbA 与己糖（主要是葡萄糖）缓慢、连续的非酶促反应的产物，包括 HbA_1a（与磷酰葡萄糖结合）、HbA_1b（与果糖结合）和 HbA_1c（与葡萄糖结合），其中 HbA_1c 含量最高，是目前临床最常检测的部分。GHb 水平反映了近 2 ～ 3 个月的平均血糖水平，对血糖和尿糖波动较大时有特殊诊断价值。

【参考范围】HbA_1c 4% ～ 6%。

【临床意义】

评价糖尿病控制程度　GHb 增高提示近 2 ～ 3 个月的糖尿病控制不良，GHb、血糖水平越高，病情越重。故 GHb 可作为糖尿病长期控制的良好观察指标。

（四）血清胰岛素测定

胰岛素是胰岛 B 细胞所分泌的蛋白激素。糖尿病时，胰岛 B 细胞分泌功能障碍或胰岛素生物学效应不足（胰岛素抵抗），从而产生高血糖症，也可伴有高胰岛素血症。在进行 OGTT 的同时也可检测血清胰岛素浓度的变化。

【参考范围】空腹胰岛素：10 ～ 20mU/L。

【临床意义】

1. 糖尿病　1 型糖尿病空腹胰岛素明显降低，2 型糖尿病空腹胰岛素可正常、稍高或减低，口服葡萄糖后胰岛素呈延迟释放反应。

2. 胰岛 B 细胞瘤　胰岛 B 细胞瘤常出现高胰岛素血症，胰岛素呈高水平曲线，但血糖降低。

3. 其他　肥胖、肝肾功能不全等血清胰岛素水平增高；腺垂体功能低下、肾上腺皮质功能不全或饥饿，血清胰岛素减降低。

（五）血清 C- 肽测定

C- 肽是胰岛素原在蛋白水解酶的作用下分裂而成的与胰岛素等分子的肽类物。其生成不受外源性胰岛素影响，检测 C- 肽也不受胰岛素抗体的干扰，因此，检测空腹 C- 肽可以更好地评价胰岛 B 细胞功能。

【参考范围】空腹 C- 肽：0.3 ～ 1.3mmol/L，口服葡萄糖后 30 分钟～ 1 小时出现高峰，其峰值为空腹 C- 肽的 5 ～ 6 倍。

【临床意义】

1. 增高　见于胰岛素 B 细胞瘤、肝硬化等。

2. 降低　见于糖尿病、外源性高胰岛素血症等。

（六）血清酮体测定

酮体包括丙酮、乙酰乙酸、β-羟丁酸，由脂肪酸在肝脏经氧化而产生。

【参考范围】定量：< 0.34 ～ 0.68mmol/L（以丙酮计）；定性：阴性。

【临床意义】升高或阳性见于禁食过久、妊娠高血压综合征、饮食中缺乏糖类、摄入脂肪过多、重症糖尿病、酮症酸中毒或急性乙醇中毒等。

四、血清酶检查

（一）血清淀粉酶测定

血清淀粉酶（amylase，AMS）是一种水解淀粉、糊精和糖原的水解酶，血清中的淀粉酶主要来自胰腺和腮腺。病理情况下胰腺、腮腺细胞受损，AMS 即释放入血。

【参考范围】Somogyi 法：800 ～ 1800U/L；染色淀粉法：760 ～ 1450U/L。

【临床意义】

1. AMS 活性增高 ①胰腺疾病，见于急性胰腺炎、胰腺肿瘤、慢性胰腺炎急性发作、胰腺导管阻塞等，以急性胰腺炎最为多见；②非胰腺疾病，见于腮腺炎、胃十二指肠溃疡穿孔、上腹部手术后、机械性肠梗阻、胆道梗阻、急性胆囊炎、乙醇中毒等。

2. AMS 活性降低 常见于慢性胰腺炎、胰腺癌等。

（二）血清脂肪酶测定

脂肪酶（lipase，LPS）是一种能水解长链脂肪酸三酰甘油的酶，主要由胰腺分泌，胃和小肠也能产生少量的 LPS。

【参考范围】 比色法：< 79U/L；滴度法：< 1500U/L。

【临床意义】

1. LPS 活性增高 ①胰腺疾病，见于急、慢性胰腺炎等，对诊断急性胰腺炎的意义较大，并且 LPS 增高与 AMS 平行，其特异性高于 AMS；②非胰腺疾病，见于胃十二指肠溃疡穿孔、肠梗阻、急性胆囊炎等。

2. LPS 活性降低 见于胰腺导管阻塞疾病如胰腺癌或胰腺结石、胰腺囊性纤维化等。

（三）血清乳酸脱氢酶测定

乳酸脱氢酶（lactate dehydrogenase，LDH）广泛存在于机体的各种组织中，其中以心肌、骨骼肌和肾脏含量最丰富，其次为肝脏、脾脏、胰腺、肺脏和肿瘤组织，当以上组织受损时 LDH 即可入血。LDH 是由 H 亚基和 M 亚基组成的四聚体，根据亚基组合不同形成 5 种同工酶。其中 LDH_1、LDH_2 主要来自心肌，LDH_3 来自肺、脾组织，LDH_4、LDH_5 主要来自肝脏，其次为骨骼肌。

【参考范围】连续检测法：LDH104 ～ 245U/L，LDH_1（32.7±4.60）%，LDH_2（45.10±3.53）%，LDH_3（18.50±2.96）%，LDH_4（2.90±0.89）%，LDH_5（0.85±0.55）%，LDH_1/LDH_2 < 0.7。

【临床意义】LDH 活性升高常见于急性心肌梗死、骨骼肌损伤、恶性肿瘤（恶性淋巴瘤、白血病）、病毒性肝炎、肝硬化、胆汁淤积性黄疸、贫血等。对急性心肌梗死诊断价值较大。

（四）血清肌酸激酶测定

肌酸激酶（creatine，CK），又称肌酸磷酸激酶（creatine phosphatase，CPK），主要存在于骨骼肌、心肌及脑组织中，以横纹肌含量最多，心肌及脑组织次之，血清中含量甚低。其同工酶有 MM（肌型）、BB（脑型）和 MB（心肌型）3 种类型。正常人血清中以 CK-MM 为主，CK-MB 较少，CK-BB 含量甚微。检测 CK 的不同亚型对鉴别 CK 增高的原因有重要意义。

【参考范围】连续检测法：CK 男性 37～174U/L，女性 26～140U/L。CK-MM94%～96%，CK-MB<5%，CK-BB 极少或无。

【临床意义】CPK 增高常见于急性心肌梗死、病毒性心肌炎、肌肉疾病（多发性肌炎、进行性肌萎缩、重症肌无力等）、脑血管意外、脑膜炎、甲状腺功能低下及非疾病因素如剧烈运动、各种插管、手术等，其中对急性心肌梗死（AMI）诊断价值较大。CK-MB 对 AMI 早期诊断的灵敏度明显高于总 CK，其阳性检出率达 100%，且具有高度的特异性，CK-MB 一般在发病后 3～8 小时增高，9～30 小时达高峰，48～72 小时恢复到正常水平。CPK 降低见于长期卧床、甲状腺功能亢进症、激素治疗等。

五、血清心肌肌钙蛋白检查

肌钙蛋白（caidiac troponin，cTn）是肌肉收缩的调节蛋白，包括 cTnI 和 cTnT，存在于心肌细胞胞质中，当心肌损伤后 3～6 小时，血中二者开始升高，其释放的量与心肌细胞损伤的数量有关。故两者常被用来诊断 AMI。

【参考范围】cTnT 0.02～0.13μg/L，cTnI < 0.2μg/L。

【临床意义】升高见于：①急性心肌梗死：是诊断 AMI 的确定性标志物，特异性明显优于 CK-MB 和 LDH；②不稳定性心绞痛（unstable angina pectoris，UAP）：UAP 病人常发生微小心肌损伤，此种心肌损伤只有检测 cTn 才能确诊；③其他原因造成的心肌损伤：病毒性心肌炎、风湿性心肌炎、肾衰竭病人反复血液透析引起的心肌损伤等。

血气分析通常是指分析血液中所含的氧气、二氧化碳气体的状态，是判断患者呼吸、代谢和酸碱平衡状态的必需指标。

（一）动脉血氧分压测定

动脉血氧分压（arterial partial pressure of oxygen，PaO_2）是指血液中物理溶解的氧分子所产生的压力。

【参考范围】95～100mmHg。

【临床意义】

1. 判断机体有无缺氧及其程度　低氧血症分为轻、中、重度：轻度 PaO_2 60～80mmHg，中度 PaO_2 40～60mmHg，重度 PaO_2 < 40mmHg。

2. 判断有无呼吸衰竭及分型　Ⅰ型呼吸衰竭 PaO_2 < 60mmHg，$PaCO_2$ 降低或正常；Ⅱ型呼吸衰竭 PaO_2 < 60mmHg，$PaCO_2$ > 50mmHg。

（二）动脉血氧饱和度测定

动脉血氧饱和度（arterial blood oxygen saturation，SaO_2）是指动脉血氧与血红蛋白结合的程度，是单位血红蛋白含氧百分数。

【参考范围】95%～98%。

【临床意义】可作为判断机体是否缺氧的一个指标，但是受血液中血红蛋白的影响，反映缺氧并不敏感，而且有掩盖缺氧的潜在危险。

（三）动脉血二氧化碳分压测定

动脉血二氧化碳分压（arterial partial pressure of carbon dioxide，$PaCO_2$）是指物理溶解在动脉血中的 CO_2 分子所产生的张力。

【参考范围】35～45mmHg，平均值40mmHg。

【临床意义】

1. 判断呼吸衰竭类型与程度的指标　Ⅰ型呼吸衰竭 $PaCO_2$ 降低或正常；Ⅱ型呼吸衰竭 $PaCO_2$ > 50mmHg。肺性脑病时，$PaCO_2$ > 70mmHg。

2. 判断呼吸性酸碱平衡失调的指标　$PaCO_2$ > 45mmHg 提示呼吸性酸中毒；$PaCO_2$ < 35mmHg 提示呼吸性碱中毒。

3. 判断代谢性酸碱失调的代偿反应　代谢性酸中毒时经肺代偿后 $PaCO_2$ 降低，最大代偿极限为 $PaCO_2$ 降至 10mmHg。代谢性碱中毒时经肺代偿后 $PaCO_2$ 升高，最大代偿极限为 $PaCO_2$ 升至 55mmHg。

（四）pH 值测定

pH 值是表示体液氢离子浓度的指标或酸碱度。pH 值取决于血液中碳酸氢盐缓冲对（HCO_3^- 和 H_2CO3）的比值，二者比值正常为 20：1。其中碳酸氢盐由肾调节，碳酸由肺调节，若任何一个因素改变均可影响 pH 值。

【参考范围】pH 7.35～7.45，平均 7.40。

【临床意义】可作为判断酸碱失衡中机体代偿程度的重要指标。pH < 7.35 为失代偿性酸中毒，有酸血症；pH > 7.45 为失代偿性碱中毒，有碱血症。pH 正常也不能排除酸碱失衡，可有三种情况：无酸碱失衡、代偿性酸碱失衡、混合性酸碱失衡。亦不能区别是代谢性或呼吸性，应结合其他酸碱平衡检测指标，进行综合判断。

（五）标准碳酸氢盐测定

标准碳酸氢盐（standard bicarbonate，SB）是指在 38℃，血红蛋白完全饱和，经 $PaCO_2$ 为 40mmHg 的气体平衡后的标准状态下所测得的血浆 HCO_3^- 浓度。

【参考范围】22～27mmol/L，平均 24mmol/L。

【临床意义】SB 是准确反映代谢性酸碱平衡的指标。一般不受呼吸的影响。

1. 增高　见于代谢性碱中毒，如胃液大量丢失、低钾血症、输入过多碱性物质等。

2. 降低　见于代谢性酸中毒，如休克、尿毒症、剧烈腹泻、大面积烧伤、肠瘘、糖尿病酮症酸中毒等。

（六）实际碳酸氢盐测定

实际碳酸氢盐（actual bicarbonate，AB）是指在实际 $PaCO_2$ 和血氧饱和度条件下所测得的血浆 HCO_3^- 浓度，其值受呼吸和代谢双重因素的影响。

【参考范围】22～27mmol/L。

【临床意义】

1. 增高　见于代谢性碱中毒，也可见于呼吸性酸中毒经肾脏代偿的结果，慢性呼吸性酸中毒时，AB 最大代偿可升至 45mmol/L。

2. 降低　见于代谢性酸中毒，也可见于呼吸性碱中毒经肾脏代偿的结果。

3. AB 与 SB 的差数　反映呼吸因素对血浆 HCO_3^- 影响的程度。呼吸性酸中毒时，AB > SB；呼吸性碱中毒时，AB < SB；代谢性酸中毒时，AB=SB < 正常值；代谢性碱中毒时，AB=SB > 正常值。

（七）缓冲碱测定

缓冲碱（buffer bases，BB）是指血液中一切具有缓冲作用的碱性物质（负离子）的总和，包括 HCO_3^-、Hb^-、血浆蛋白和 HPO_4^{2-}。HCO_3^- 是 BB 的主要成分，约占 50%。是反映代谢性因素的指标。

【参考范围】45～55mmol/L，平均 50mmol/L。

【临床意义】增高提示代谢性碱中毒；减少提示代谢性酸中毒。

（八）剩余碱测定

剩余碱（bases excess，BE）是指在 38℃，血红蛋白完全饱和，经 $PaCO_2$ 为 40mmHg 的气体平衡后的标准状态下，将血液标本滴定至 pH=7.40 所需要的酸或碱的量，表示全血或血浆中碱储备增加或减少的情况。需加酸者表示血中有多余的碱，BE 为正值，需加碱者表示血中碱缺失，BE 为负值。

【参考范围】0±2.3 mmol/L。

【临床意义】BE 是反映代谢性因素的指标。BE 增高见于代谢性碱中毒；BE 降低见于代谢性酸中毒。呼吸性酸碱中毒时，由于肾脏的代偿，也可使 BE 发生相应的改变，如呼吸性酸中毒发生代偿时，BE 略有增高。

（九）血清二氧化碳结合力测定

血清二氧化碳结合力（CO_2 combining power，CO_2CP）是指血液中 HCO_3^- 和 H_2CO_3 中 CO_2 含量的总和。CO_2CP 受代谢和呼吸两方面因素的影响。

【参考范围】22 ～ 31mmol/L。

【临床意义】

1. 降低　见于代谢性酸中毒，如糖尿病酮症酸中毒、饥饿性酮中毒、肾衰竭等，呼吸性碱中毒如脑出血、脑炎、支气管哮喘发作、癫病等。

2. 增高　见于呼吸性酸中毒，如各种原因所致的通气和换气功能障碍（如阻塞性肺气肿）、代谢性碱中毒如急性胃炎、幽门梗阻、妊娠呕吐等。

考纲摘要

1. 血清钾的正常范围是 3.5 ～ 5.5mmol/L。

2. 血清铁蛋白是铁的贮存形式，是诊断缺铁的敏感指标。

3. 空腹血糖的正常范围是 3.9 ～ 6.1mmol/L。

4. 血清淀粉酶升高是诊断急性胰腺炎的重要依据。

5. 肌钙蛋白是诊断急性心肌梗死的确定性标志物，特异性明显优于 CK-MB 和 LDH。

复习思考

1. 血清钾增高可见于（　　　）

　　A. 胃肠减压　　　　　　　　B. 大面积烧伤　　　　　C. 大量放腹水

　　D. 肾上腺皮质功能亢进　　　E. 大量应用利尿剂

2. 糖尿病诊断的空腹血糖临界值是（　　　）

　　A. 3.9 ～ 6.1mmol/L　　　　B. >6.1mmol/L　　　　　C. >7.1mmol/L

　　D. >7.8mmol/L　　　　　　　E. >11.1mmol/L

3. 血清淀粉酶升高，最常见于（　　　）

　　A. 胰腺癌　　　　　　　　　B. 急性胰腺炎　　　　　C. 慢性胰腺炎急性发作

　　D. 胰腺管阻塞　　　　　　　E. 消化性溃疡穿孔

4. 具有抗动脉粥样硬化作用的指标是（　　　）

　　A. 胆固醇　　　　　　　　　B. 甘油三酯　　　　　　C. 高密度脂蛋白

　　D. 低密度脂蛋白　　　　　　E. 乳糜微粒

项目八 临床常用免疫学检查

【学习目标】

1. 掌握乙型肝炎血清标志物和肿瘤标志物的临床意义。

2. 熟悉其他病毒性肝炎的血清标志物的临床意义。

3. 了解常用肿瘤标志物的正常代谢和参考值范围。

一、病毒性肝炎血清标志物检查

现已明确的病毒性肝炎的病原体主要有 5 型，即甲型肝炎病毒（HAV）、乙型肝炎病毒（HBV）、丙型肝炎病毒（HCV）、丁型肝炎病毒（HDV）和戊型肝炎病毒（HEV）。

【参考范围】阴性。

【临床意义】

1. 甲型肝炎病毒抗体检测

（1）抗 HAV-IgM 阳性　机体正在感染 HAV，是早期诊断甲肝的特异性指标。

（2）抗 HAV-IgG 阳性　曾感染过 HAV，或接种过疫苗而获得免疫力。

2. 乙型肝炎病毒血清标志物检测

（1）HBsAg 阳性　见于急性乙型肝炎潜伏期、HBsAg 携带者，急性乙型肝炎发病后 3 个月不转为阴性则易发展为慢性乙型肝炎或肝硬化。

（2）抗 -HBs 阳性　一般表示曾感染过 HBV（目前 HBV 已被消除）、注射过乙型肝炎疫苗或抗 -HBs 免疫球蛋白者。

（3）HBeAg 阳性　表明乙型肝炎处于活动期，提示 HBV 在体内复制，传染性较强，HBeAg 持续阳性，表明肝细胞损害较重，且可转为慢性乙型肝炎或肝硬化。

（4）抗 -HBe 阳性　表示大部分乙型肝炎病毒被消除，复制减少，传染性降低，但并非无传染性。

（5）HBcAg 阳性　表示血清中 HBV 较多，复制活跃，传染性强，预后较差。

（6）抗 -HBc 包括 IgG、IgM、IgA 三型，抗 -HBcIgM 既是乙型肝炎近期感染指标，也是 HBV 在体内持续复制的标志，抗 -HBcIgG 是 HBV 既往感染的指标。

HBsAg、HBeAg、抗 -HBc 三项同时阳性俗称"大三阳"，提示 HBV 正在大量复制，有较强的传染性。见于急性乙型肝炎进展期、慢性活动性肝炎。HBsAg、抗 -HBe、抗 -HBc 三项同时阳性俗称"小三阳"，提示 HBV 复制减少，传染性已降低。见于急性乙型肝炎恢复期、慢性乙型肝炎好转期。

3.丙型肝炎病毒标志物检测

（1）抗 –HCV IgM 阳性　见于急性 HCV 感染，是诊断丙肝的早期敏感指标。

（2）抗 –HCV IgG 阳性　说明体内有 HCV 感染，且晚于抗 –HCV IgM 出现。

（3）HCV–RNA 阳性　说明 HCV 复制活跃，传染性强。

4.丁型肝炎病毒标志物检测　HDV 的致病性依赖于 HBV，可与 HBV 重叠感染或共同感染。

（1）抗 HDV–IgG 阳性　一般认为是既往感染。

（2）抗 HDV–IgM 阳性　一般认为是近期感染。

5.戊型肝炎病毒标志物检测

（1）抗 HEV–IgM 阳性　是急性感染的诊断指标。

（2）抗 HEV–IgG 阳性　表示 HEV 新近感染。

二、肿瘤标记物检查

1.甲种胎儿球蛋白测定　甲胎蛋白（alpha fetoprotein，AFP）是在胎儿早期由肝脏和卵黄囊合成的一种糖蛋白。出生后 AFP 的合成很快受到抑制。当肝细胞或生殖腺胚胎组织出现恶变时，相关基因被重新激活，从而导致血中 AFP 浓度显著升高。因此血中 AFP 浓度对于诊断肝细胞癌及滋养细胞恶性肿瘤有重要意义。

【参考范围】RIA 法和 ELISA 法：< 25μg/L。

【临床意义】升高主要见于原发性肝癌、睾丸癌、卵巢癌、畸胎瘤。也可见于病毒性肝炎、肝硬化、胃癌、胰腺癌、孕妇等。

2.癌胚抗原测定　癌胚抗原（carcinoembryonic antigen，CEA）是一种富含多糖的蛋白复合物。胎儿早期的消化管及某些组织能够合成癌胚抗原，出生后 CEA 含量极低。消化道及某些组织起源的肿瘤可产生较多的癌胚抗原。

【参考范围】ELISA 法和 RIA 法：< 5μg/L。

【临床意义】增高主要见于大肠癌、胰腺癌、乳腺癌等，多超过 60μg/L。

3.癌抗原 125 测定　癌抗原 125（cancer antigen 125，CA–l25）是一种糖蛋白性肿瘤相关抗原，位于卵巢肿瘤的上皮细胞内。上皮起源的卵巢癌和子宫内膜癌可产生较多的 CA–l25。

【参考范围】< 3.5 万 U/L。

【临床意义】血清 CA–l25 升高主要见于卵巢癌，并且是观察治疗效果和判断复发的灵敏指标。其他疾病如宫颈癌、乳腺癌、胰腺癌、胆道癌、肝癌、胃癌、结肠癌、肺癌、良性卵巢瘤、肝硬化失代偿期等也可升高。

4. 前列腺特异抗原测定　前列腺特异抗原（prostate specific antigen，PSA）是一种存在于前列腺管道的上皮细胞中的单链糖蛋白，前列腺癌时 PSA 血清水平会明显升高。血清总 PSA（T-PSA）有 80% 以结合形式存在（复合 PSA），20% 以游离形式（F-PSA）存在。其比值对诊断更有特异性和准确性。T-PSA 及 F-PSA 升高，而 F-PSA/T-PSA 比值降低，提示前列腺癌。

【参考范围】RIA 法和 CLIA 法：T-PSA < 4.0μg/L，F-PSA < 0.8μg/L，F/T > 0.25。

【临床意义】PSA 升高主要见于前列腺癌，并且是观察治疗效果和判断转移、复发的指标，其他前列腺疾病如良性前列腺腺瘤、前列腺增生症、急性前列腺炎等也可升高。

考纲摘要

1. HBsAg、HBeAg、抗-HBc 三项同时阳性俗称"大三阳"；HBsAg、抗-HBe、抗-HBc 三项同时阳性俗称"小三阳"。

2. 甲胎蛋白升高主要见于原发性肝癌、睾丸癌、卵巢癌。

3. 前列腺特异抗原升高主要见于前列腺癌，并且是观察治疗效果和判断转移、复发的指标。

复习思考

1. 对原发性肝癌的早期诊断最有价值的是（　　　　）

    A. CA-125　　　　　　　　B. PSA　　　　　　　　C. ALP

    D. AFP　　　　　　　　　E. MAO

2. 乙肝"两对半"包括① HBsAg、② HBsAb、③ HBeAg、④ HBeAb、⑤ HBcAb，大三阳是下列哪组均阳性（　　　　）

    A. ②③④　　　　　　　　B. ②③⑤　　　　　　　C. ①③⑤

    D. ①③④　　　　　　　　E. ①④⑤

3. "两对半"检查中，抗-HBs 阳性，其余为阴性，提示（　　　　）

    A. 乙肝病毒急性感染期　　　　B. 丙肝病毒急性感染期

    C. 乙肝病毒复制旺盛　　　　　D. 血液传染性强

    E. 机体对 HBV 有一定免疫力

扫一扫，知答案

扫一扫，看课件

模 块 八

影像学检查

【学习目标】

1. 掌握 X 线、CT、核磁共振、超声检查和核医学检查在临床的应用及检查前的准备及注意事项。

2. 熟悉放射学检查、超声检查和核医学检查的常见疾病的表现特点。

3. 了解放射学检查、超声检查和核医学检查的原理。

案例导入

患者，男，41 岁。在淋雨后出现发热、咳嗽，咳出黄色浓痰，入院后，查体：体温 38.3℃，心率 120 次 / 分，呼吸 24 次 / 分，血压 127/80mmHg，体格检查显示左侧中下肺可闻及中湿罗音，初步诊断为肺部感染，嘱胸部摄片检查。

思考：

1. 作为一名护士，你如何在检查前向患者正确解释这项检查？

2. 作为一名护士，你如何帮助患者进行检查前准备？

项目一　X 线检查

一、概述

（一）X 线的特性及成像原理

1. X 线的特性　物理学家伦琴（W.Kontgen）在 1895 年 10 月一次实验时发现了 X 线（X-ray）。在真空管内高速行进的电子流轰击阳极钨靶，便可产生肉眼不可见的 X 线。医用 X 线的波长极短，为 0.08 ～ 0.31nm，并且具有以下特性。

（1）强穿透性　X 线对物质有很强的穿透力，能穿透普通光线所不能穿透的物质，这是 X 线成像的基础。当 X 线穿过人体各种不同组织结构时，密度高、组织厚的部分吸收 X 线多，密度低、组织薄的部分吸收 X 线少。因此，到达荧光屏或胶片上的 X 线的量就有差异，从而形成黑白明暗对比不同的影像。

（2）荧光效应　X 线能激发荧光物质产生肉眼可见的荧光，这也是透视检查的基础。

（3）感光效应　X 线能使涂有溴化银的胶片感光，经显影、定影处理可形成黑白影像，即是 X 线摄影的基础。

（4）电离与生物效应　X 线通过任何物质都可使该物质发生电离，分解成正负离子，X 线进入人体发生电离产生生物效应，是放射防护学和治疗学的基础。

2. X 线成像的基本原理　X 线图像的形成，是由于 X 线的特性和人体组织器官密度与厚度差异所致，这种差异称为密度对比，分为自然对比和人工对比两类。

（1）自然对比　因人体组织密度和厚度本身存在的差异而形成对比清晰的影像称为自然对比。在人体组织结构中，密度最高，吸收 X 线最多的是骨骼，在 X 线片上呈白色；其次是软组织和液体组织，在 X 线片上呈灰白色；再次是脂肪组织，在 X 线片上呈灰黑色；最后是气体密度，在 X 线片上呈黑色。

（2）人工对比　在组织和器官的管腔内或者周围引入高密度或者低密度的物质，造成人为的差异形成对比清晰的影像，称为人工对比，其原理是造影检查的基础。这种被引入人体组织和器官能够产生人工对比显影的物质称为对比剂，过去称造影剂。

（二）X 线检查的技术

1. 普通检查　包括荧光透视和 X 线摄影。荧光透视具有操作简便、费用低廉、可以动态地观察器官结构与功能变化的特点。其影像对比度与清晰度较差是主要缺点，目前主要用于胃肠道造影检查。X 线摄影虽然图像对比度与清晰度较好，可作为客观记录留存，便于随访，但常需做互相垂直的两个方位（正位和侧位）的摄影。

2. 特殊检查　由于普通检查受影像前后重叠、脏器运动等诸多因素的影响，有时使病灶难以清晰显示，需采用软 X 线摄影、体层摄影、放大摄影和荧光摄影等特殊的检查。但随着 CT 等现代成像技术应用以来，主要用于乳腺检查、软 X 线摄影。

3. 造影检查　影像检查是将对比剂引入缺乏自然对比的器官内或其周围，使之产生对比以显影。通常包括高密度对比剂和低密度对比剂两大类。临床常用的高密度对比剂有碘剂和钡剂。对比剂分为直接引入和间接引入。直接引入法包括口服、灌注、穿刺或经导管直接注入器官或组织内，间接引入包括静脉注入，如静脉注射对比剂经肾排入泌尿道后进行尿路造影。为了保证造影检查的顺利进行，各造影检查都有一定的检查前准备和有关注意事项，包括对对比剂反应的预防和处理。

二、胸部 X 线检查

（一）正常胸部 X 线表现

X 线摄影是胸部疾病最常用与最基本的检查方法，通常在摄片前先进行透视，再进行射片。常用的摄影体位为后前位和侧位。后前位是指被评估者立位，胸前壁靠片，X 线自背部射入（图 8-1）。侧位是指被评估者的患侧胸壁靠片，两手抱头，X 线自健侧射入。此外，还有斜位、侧卧位、水平方向后前位等。

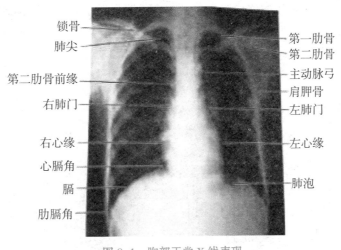

图 8-1　胸部正常 X 线表现

1.胸廓

（1）胸廓　由胸壁软组织和骨骼构成。胸片上能够看到的胸壁软组织有胸锁乳突肌及锁骨上皮肤皱褶、胸大肌、女性乳房及乳头等。胸椎、肋骨、胸骨、锁骨和肩胛骨构成胸廓的骨性结构。

（2）肺　含有空气的肺在胸片上显示为透明区域，称为肺野。肺野透明度与含气量成正比，吸气时透亮度增加。为了便于表明病变的位置，人为地纵向分为三等分，即内、中、外带；又分别在第 2、4 肋骨前端下缘画一水平线，将肺野分为上、中、下三野。肺门影是肺动脉、肺静脉、支气管和淋巴组织的复合投影。自肺门向肺野呈放射状分布的树枝状影是肺纹理，主要由肺动脉、肺静脉组成。在后前位胸片上，肺纹理自肺门向肺野中、外带向外延伸，逐渐变细，至肺野外围几乎不能辨认。

（3）胸膜　胸膜分为脏层和壁层，两层胸膜之间潜在的腔隙为胸膜腔。因为胸膜很薄，只有在胸膜返折处且 X 线与胸膜走行方向平行时，胸膜可以显示为线状致密影。

（4）气管与支气管　其表现为透明管状影，而左、右肺支气管在肺内逐级分支直至不能分辨。

（5）纵隔　位于胸骨之后，胸椎之前，介于两肺之间，上为胸廓入口，下为膈。两侧为纵隔胸膜和肺门。纵隔在后前位的胸片上居中，可以分辨的是含气体的组织和支气管组织，其余组织结构无明显对比，只能观察外形轮廓。

（6）膈　正位胸片上，膈内侧与心脏形成心膈角，外侧与胸壁间形成尖锐的侧肋膈角。侧位胸片上，膈前端、后端与胸壁的前后端分别形成前、后肋膈角。

（二）常见呼吸系统疾病X线的表现

1.肺气肿　局限性肺气肿的X线表现为肺局限性透明度增加、肺纹理稀少、肋间隙增宽、横膈下降、纵隔向健侧移位。弥漫性阻塞性肺气肿X线表现为两肺野透明度增加，肺纹理稀疏，桶状胸（图8-2）。

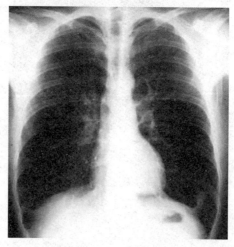

图8-2　肺气肿

2.大叶性肺炎　X线早期（充血期）可无阳性表现，或只表现为病变区肺纹理增多，透亮度略低。在红色或灰色肝变期，表现为密度均匀的致密影，形态与受累肺叶或肺段相一致的片状致密影，其内可见透亮支气管影，即"空气支气管征"（图8-3）。在消散期实变区密度逐渐减低，表现为大小不等、分布不规则的斑片状影。大多数的炎症最终可完全吸收，或只留少量条索影。

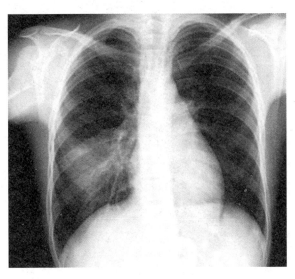

图 8-3　肺炎

3.肺结核

（1）原发型肺结核　X线表现为原发综合征，即原发病灶、淋巴管炎及淋巴结炎组成哑铃状的阴影（图 8-4）。结核杆菌侵入肺部后，多在肺的中部近胸膜部位发生急性渗出性病变为原发病灶，可以表现为大小不一的斑片状或片状模糊阴影；自原发病灶引向肺门的致密影为淋巴管炎和淋巴结炎，肺门与纵隔增大的淋巴结表现为包块影。

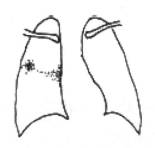

图 8-4　原发综合征

（2）血行播散型肺结核　急性血行播散型肺结核，又称急性粟粒型肺结核，X线表现为双肺分布均匀、大小均匀、密度均匀的弥漫性粟粒样结节（图 8-5）。亚急性、慢性血行播散型肺结核 X线表现为出现在上肺叶和中肺叶分布不均匀、大小不等、密度不均的双肺多发结节，有时可见纤维条索、胸膜增厚。

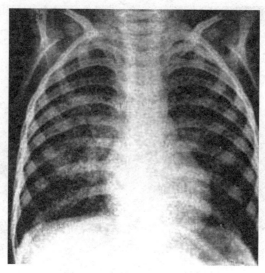

图 8-5　急性粟粒型肺结核

（3）继发型肺结核　是成年肺结核中最常见的类型。X 线多种多样，可以分为：①局限性斑片影：多出现在双肺上叶尖段、后段和下叶背段；②干酪性肺炎：呈肺叶分布的大片致密阴影，边缘模糊，密度不均匀，可见不规则的虫蚀样透光区（空洞）（图 8-6）；③增殖性病变：斑点状阴影，边缘清晰，排列成"花瓣样"或"树芽"状，是肺结核的典型表现（图 8-7）；④结核球：圆形、椭圆形阴影，大小为 0.5～4cm，常见 2～3cm，边缘清晰，轮廓光滑，偶有分叶，密度不均，其内常见斑状、层状或环状钙化，周围常见散在的纤维索条或小斑点状阴影，称"卫星灶"；⑤纤维空洞：洞壁较薄，壁内外缘光滑，空洞周围常有不同性质的卫星灶。

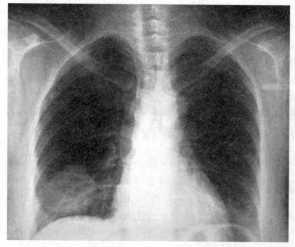

图 8-6　肺空洞

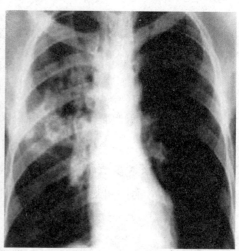

图 8-7　肺增殖性病变

（4）结核性胸膜炎 分为干性胸膜炎和渗出性胸膜炎。干性胸膜炎 X 线胸片常无异常表现，或仅表现为肋膈角变钝，膈肌活动受限（图 8-8）；渗出性胸膜炎表现为游离性或局限性胸腔积液，胸膜增厚、粘连、钙化。

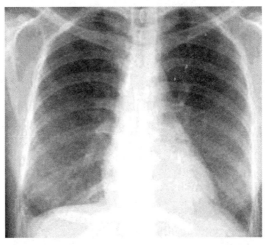

图 8-8　结核性胸膜炎

4.原发性支气管肺癌

（1）中央型肺癌：早期病变部位局限于黏膜内，常无异常表现，胸部 CT 能够显示支气管壁不规则增厚、管腔狭窄或腔内结节等改变。中晚期中央型肺癌 X 线表现为分叶状或不规则形的肺门肿块，常同时伴有病变支气管远侧肺组织阻塞性炎症或阻塞性肺不张（图 8-9）。

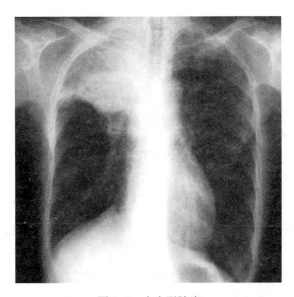

图 8-9　中央型肺癌

（2）周围型肺癌：X线表现多为密度较高和轮廓模糊的结节病灶或肿块状病灶，边缘可见分叶、细短毛刺及胸膜凹陷征，当肿瘤坏死经支气管引流后，可形成厚壁偏心空洞，肿块内钙化很少见（图8-10）。

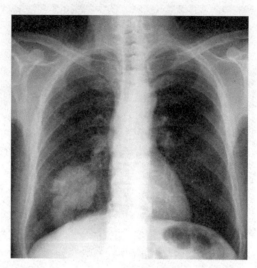

图 8-10　周围型肺癌

5.气胸　大量气胸时，肺完全被压缩，肺门出现密度均匀的软组织影，纵隔、气管移向健侧，患侧膈肌下降，肋间隙增宽。若与液体并存，则为液气胸，可表现为上方充满空气和压缩肺的横贯胸腔的液平面。

三、循环系统 X 线检查

心脏 X 线摄影技术有正位片（后前位片）、左侧位像、左前斜和右前斜位像。

（一）循环系统正常 X 线表现

1.后前位　右心缘上段为上腔静脉和升主动脉的复合影，青少年主要为上腔静脉，老年人以升主动脉为主，下段为右心房影，呈弧形外突。左心缘上段由主动脉弓降部构成，呈半球形影，且年龄越大，突出越明显；中断由肺动脉干所组成，又称肺动脉段或心腰，正常斜位心时，此段稍凹陷；下段为左心室阴影，呈明显隆凸，此段上部为左心耳所占据，长约1cm。

心胸比率是指心影最大横径与胸廓最大横径之比，是估计心脏增大最简单的方法。通常以后前位上左和上右心缘到前正中线最大距离之和与胸廓最大横径的比值计算，正常成人约等于或小于0.5。

2.右前斜位　后缘上段是由气管和上腔静脉组成，下段大部分由右心房构成。前缘自上而下分别为升主动脉、肺动脉干、右心室漏斗部和右心室的前壁。

3.左前斜位　后缘上部为左心房，下部被左心室占据，呈向后隆凸，并且左心室位于脊柱之前。前缘自上而下分别为升主动脉、右心房和右心室。

4.左侧位　后缘自上而下为左心房、左心室。前缘自上而下为升主动脉、肺动脉段及右心室。

（二）循环系统病变 X 线表现

1.二尖瓣型心　心脏向两侧扩大，心腰饱满，呈弧形突出，主动脉球缩小，外形呈梨形。多见于风湿性心脏病合并二尖瓣狭窄、肺源性心脏病以及房、室间隔缺损等。

2.主动脉型心　主动脉阴影增宽，主动脉球突出，心腰凹陷，左心向左隆凸，外形为靴形。常见于主动脉瓣关闭不全、高血压心脏病等。

3.普遍增大型心　心脏普遍性增大，各个心腔都增大，常见于扩张型心肌病、严重的心力衰竭、心包积液。

四、腹部 X 线检查

腹部 X 线检查包括普通检查和造影检查两种方法。普通检查主要用于急腹症的诊断，有透视和腹部平片。造影检查按检查的部位分为食管造影、上消化道造影、全消化道造影、小肠造影和下消化道造影（钡灌肠）。

（一）正常腹部 X 线表现

1.食管　吞钡充盈时，可见轮廓光滑整齐，宽度 2～3cm，食管生理性狭窄和生理性压迹；吞钡量少时，可见数条纵行的条纹状黏膜皱襞。

2.胃　X 线解剖通常将胃分为胃底、胃体、胃窦以及胃小弯、胃大弯、角切迹、贲门和幽门等。胃的形状分为钩型胃、牛角型胃、瀑布型胃、长型胃四种形态。胃体小弯的黏膜皱襞呈条状透亮影，大侧弯的黏膜皱襞呈锯齿状，胃底处的黏膜皱襞为网状，胃窦部的黏膜皱襞是纵行或者斜行。

3.十二指肠　全程呈 C 形，胰头被包绕其中，一般分为球部、降部、水平部和升部，球部较清楚，呈两缘对称的三角形。

4.小肠　空肠与回肠间无明确分界，空肠位于左中上腹，向回肠逐渐移行，肠腔逐渐变细，管壁逐渐变薄，其肠壁较宽，像羽毛状的皱襞粗而深。回肠位于右中下腹及盆腔，末端回肠在右髂窝处与盲肠相连接，称回盲部，其肠壁较窄，像带状的皱襞细而浅，轮廓整齐。

5.结肠　钡剂灌肠可有盲肠、升结肠、横结肠、降结肠、乙状结肠和直肠，其管腔有许多大致对称的袋状凸出，为结肠袋，结肠袋以横结肠最明显，横结肠部位以下结肠袋逐渐变浅，直肠没有结肠袋。

（二）常见腹部疾病 X 线的表现

1.食管静脉曲张　早期食管管壁边缘不齐，下段黏膜皱襞略增宽或略迂曲。典型表现为食管中下段的黏膜明显增宽，呈蚯蚓状或串珠状充盈缺损，管壁边缘呈锯齿状。

2.**食管癌** 钡剂通过缓慢，早期有黏膜增粗、紊乱、小充盈缺损的表现。随着病情的进展，食管壁逐渐僵硬，黏膜皱襞中断与消失，蠕动消失。局部边缘可见不规则的充盈缺损或狭窄。浸润型癌的轮廓多表现管腔环状狭窄，狭窄近端食管扩张。增生型癌的轮廓表现为形状不规则、大小不等的狭窄管腔（图8-11）。

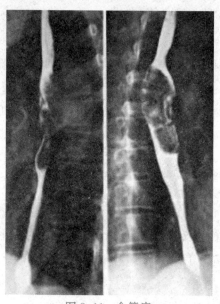

图8-11 食管癌

3.**胃十二指肠溃疡** 直接征象为龛影，即胃肠道内壁病变使得局部出现凹陷，造影剂充填于其中，切线位表现为向腔外突出的阴影（图8-12），也是胃溃疡的直接征象，多见于小弯处。间接征象表现为激惹征（钡剂到达球部后不易停留，迅速排出）、痉挛性山字形与三叶形、胃分泌增多、胃张力和胃蠕动的改变、球部固定的压痛等。

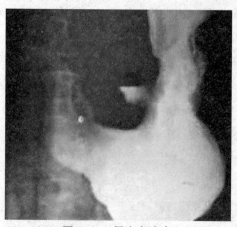

图8-12 胃小弯溃疡

4.胃炎　①浅表性胃炎X线常无阳性改变。②黏膜层增厚时，X线显示胃黏膜纹增粗，皱襞间距加宽，排列不规则。③严重时，X线显示黏膜皱襞呈息肉样改变，易误为肿瘤。④胃腺体萎缩，X线显示胃黏膜皱襞变细，胃大弯缘皱襞消失，管腔变小。

5.胃癌　胃癌X线显示黏膜皱襞破坏、消失或中断，皱襞异常粗大、僵直或呈结节状，癌瘤区蠕动消失。蕈伞型胃癌，X线显示充盈缺损，形状不规则；溃疡型胃癌，X线显示龛影，胃轮廓之内，形状不规则，多呈半月形，周围绕以宽窄不等的透明带。

五、骨与关节X线检查

骨骼因具有极高的密度，与周围肌肉等软组织可以形成天然的对比，所以很适合做X线检查，其主要成像技术是摄影，前后位要求两个位置的摄影，四肢管状骨摄影要求至少有一端包括关节。

（一）骨骼关节X线正常表现

1.骨　人体骨骼因外形可以分为四类，即长骨、短骨、扁骨和不规则骨。按骨质结构可以分为密质骨和松质骨两种类型。密质骨X线显示影密度高而均匀，松质骨由多种骨小梁组成，一般为长骨的骨皮质和扁骨的内外板；松质骨X线显示为交叉排列的骨小梁，但影密度低于密质骨。

2.脊柱　由脊椎和其间的椎间盘所组成。前后位片上，椎体呈长方形，自上向下逐渐增大，内部为骨松质，周围为一层致密的骨皮质，椎体两侧有横突影，在横突内侧可见椭圆形环状致密影，为椎弓根的投影，称为椎弓根环。棘突投影于椎体的中央偏下方，呈尖向上的类三角形的线状致密影。在侧位片上，椎体也呈长方形，其上下缘与前后缘呈直角，椎弓居其后方。椎体后方的椎管显示为纵行的半透明区。椎间盘的纤维软骨板、髓核及周围的纤维环系软组织密度，呈宽度匀称的横行半透明影，为椎间隙。

3.软组织和关节软组织　包括肌肉、血管、神经、关节囊和关节软骨等，由于组织密度差别不大，缺乏明显的自然对比，X线片上无法显示其各自的组织结构。关节包括关节骨端、关节囊和关节腔。两个骨性关节面之间的透亮间隙即为关节间隙。

（二）常见骨骼关节疾病X线表现

1.骨折　X线表现为骨折断端间不规则的透亮线，称为骨折线（图8-13），骨皮质断裂时，骨折线清楚整齐，骨松质断裂时骨小梁中断、扭曲、错位。严重骨折常致骨变形，嵌入性或压缩性骨折骨小梁紊乱，甚至局部骨密度增浓，可能看不见骨折线。儿童骨折特点是骺离骨折和青枝骨折；股骨颈骨折多见于老年人，常发生于股骨头下、股骨颈中部或基底部（图8-14）。

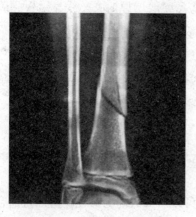

图 8-13　胫骨骨折图

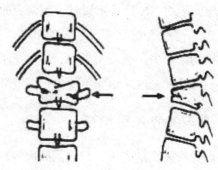

8-14　腰椎压缩骨折

2.脊椎结核　X 线表现分以下三种类型：①中央型结核：椎体松质骨破坏，椎体塌陷或变扁；②边缘型结核：相邻椎体的上下缘及邻近软骨板被破坏，侵入椎间盘后，使椎间隙变窄，甚至消失，椎体互相嵌入；③附件型结核：椎体附件骨质破坏。病变在破坏骨质时，因产生的干酪样物质流入脊椎周围软组织中，所以形成冷性脓肿。

4.骨肉瘤肿瘤　X 线主要表现为多种形态骨破坏和瘤骨形成、不同形式骨膜新生骨及其再破坏、软组织肿块、骨破坏区和软组织肿块中肿瘤骨形成等。确诊骨肉瘤的重要依据是 X 线表现为云絮状、针状和斑块状致密影。

六、X 线放射防护的方法和措施

X 线的电离效应对人体有一定的损伤，因此检查人员和被检查人员在检查时需要注意防护，且需掌握三大原则，即防护的最优化、防护实践正当化、个人计量限制。具体措施为：检查过程中需要检查人员和被检查者均按照时间防护、屏蔽防护、距离防护的原则操作，减少被暴露；检查者执行的防护措施应按照国家有关放射护卫准则的规定进行，且定期进行计量检测和身体检查；被检查者的非检查部位应屏蔽保护，减少不必要的检查，选取恰当的 X 线检查方法。

七、X 线检查的护理

（一）X 线常规检查的护理

X 线常规检查包括 X 线普通检查和特殊检查两个部分。

1.X 线普通检查的护理　为了消除被检查者紧张或恐惧心理，透视及摄片检查前应向病人说明检查的目的、方法和注意事项，并指导其采取正确的检查姿势，充分暴露检查部位，脱去检查部位的厚层衣物或影响 X 线穿透的物品，如金属饰物、发卡、敷料、膏药等。

2. X线特殊检查的护理　以乳腺钼靶软X线摄影应用最为广泛。告知被检查者检查前穿着柔软的开襟衣服，为了方便其检查，检查时需脱去全部上身衣物。检查过程中，被检查者需要有耐心，因钼靶检查需要分别拍摄双侧轴位及双侧斜位或侧位，共4张，且机器压迫板会压迫乳腺而感不适，但并无大碍。

（二）X线造影检查的护理

X线造影检查常用的对比剂为钡剂和碘剂，其中钡剂常用于胃肠道造影，主要为硫酸钡；碘剂常用于血管造影、泌尿系造影及关节造影，主要为有机碘，包括：①离子型，如泛影葡胺、胆影葡胺；②非离子型（优维显、碘海醇等）。非离子型有机碘对比剂在体内不发生解离，对体液的干扰小，副反应少，不产生游离的碘离子，也不会发生碘过敏反应。造影检查者，一方面需要做好常规X线检查的护理，另一方面根据检查部位、对比剂及造影方法的不同，还需要做好相应的护理。

1. 钡剂造影检查

（1）食管造影检查　病人多取立位，常规颈、胸及腹部透视后，再口含钡剂，在透视中小量吞咽，更换体位，观察并摄片记录食管的形态、结构及功能情况。一般不禁水，对疑有食管梗阻、贲门失弛缓症及胃底静脉曲张者禁食、禁饮；常规检查用稠钡，吞咽困难者宜用稀钡；食管疑有非金属异物时，为了显示异物的位置，可于钡剂内加棉絮纤维，吞服钡剂后棉絮可悬挂于异物上。

（2）上消化道造影检查　常规胸、腹部透视后，口服产气粉，吞咽少量钡剂并嘱病人翻身使钡剂均匀涂布在胃黏膜表面，显示胃黏膜表面的细微结构。透视时拍摄必要的黏膜相后，嘱其服下较多的钡剂填充胃腔，透视并摄片以获得充盈相。检查前3天禁服不透X线的药物，检查前1天进食少渣易消化的食物、晚饭后禁食；胃潴留病人检查前1天清除胃内容物；上消化道出血者一般在出血停止和病情稳定数天后方可检查；疑有胃肠穿孔、肠梗阻者及3个月内的孕妇禁止检查。

（3）结肠造影检查　检查前连续2日无渣饮食，遵医嘱口服缓泻剂、甘露醇、硫酸镁等将肠内容物排空；检查前24小时内禁服所有影响肠道功能及X线显影的药物；忌用清洁剂洗肠；钡剂温度与体温基本一致；排便失禁者可改用气囊导管，以免钡剂溢出。

2. 碘剂造影检查

（1）检查前准备评估与告知　造影检查前询问被检查者有无造影检查的禁忌证，如既往有无过敏、甲状腺功能亢进症、肾功能不全。在X线检查前向其介绍有关检查的目的、方法、可能经历的痛苦和注意事项，从身心两方面提高其对检查的承受能力。

签署知情同意书：使用碘对比剂前，病人或其监护人应签署"碘对比剂使用病人知情同意书"。

碘过敏试验：一般无须碘过敏试验，除非产品说明书特别要求。

预防碘对比剂不良反应：对于高危病人，如婴幼儿、年老体弱、久病卧床、心肾功能不良者尽量选用非离子型等渗性对比剂；糖尿病病人在碘对比剂使用前48小时，停用双胍类药物。碘对比剂使用前后给予充足的水分。

配备抢救用物及建立碘对比剂不良反应应急机制：常规备有抢救设备和药物的同时，还需要与急诊室或临床相关科室建立针对碘对比剂不良反应抢救的应急快速增援机制。

（2）检查后处理观察　使用对比剂后，一般需留置观察至少30分钟，高危者应留置观察更长时间；延迟反应（皮肤异常改变和心血管系统紊乱）在极少数情况下仍可能发生。如症状严重则应在重症监护室观察治疗。

知 识 链 接

副反应的分级与处理：临床根据碘对比剂反应的程度将其分为轻度、中度和重度3度。轻度反应者表现为发热、恶心、皮肤瘙痒、皮疹等，可给予对症处理。中度反应者有寒战、高热、头痛、眩晕、胸闷、心悸、皮疹、呕吐等，在给予对症处理的同时，必须立即终止应用造影剂。重度反应者可出现胸闷、心悸、冷汗、面色苍白、意识丧失、血压下降等，及时给予抗过敏、扩容和吸氧等抗休克处理。

（3）碘对比剂血管外渗的表现与处理　碘对比剂血管外渗可表现为局部皮肤红、肿、热、痛，有红斑，肿胀范围迅速扩大，出现皮肤水疱、溃疡和坏死，伴外渗远端肢体感觉改变，甚至发生筋膜综合征。若一旦外渗，应立即停止注射和拔针前尽量回抽外渗的对比剂，局部予以冰敷，密切观察2～4小时或请相关医师会诊。外渗局部皮肤采用地塞米松局部湿敷，48小时内抬高患肢。必要时行患肢X线拍片，监护渗出范围并住院观察。

3.冠状动脉造影检查的护理　做好造影检查的常规护理，还应该在检查前向病人及其家属交代病情、目的及可能出现的问题，签署"介入手术知情同意书"；造影前检查出血时间、凝血时间、血小板计数、凝血酶原时间等；术前1日备皮；禁食6小时以上；心电监护；提前训练深吸气、憋气和强有力的咳嗽动作；必要时给予镇静剂；检查过程中严密观察病情，保证液体通路通畅，及时用药，配合医生参加抢救工作；检查结束后，穿刺部位加压包扎6小时，造影次日即可解除加压包扎并下地行走；穿刺侧肢体限制活动6～12小时，注意观察动脉搏动和远端皮肤颜色、温度及穿刺处有无渗血；鼓励其多饮水，必要时可给予抗生素防感染。

项目二 超声检查

案例导入

患者，女，44岁，因黄疸，右上腹绞痛7天入院。为明确病情诊断，需进行超声检查。

请思考：

患者超声检查时，需要注意什么护理？

超声波是指超过人耳听觉阈值上限（震动频率大于20000赫兹）的声波。超声检查是运用超声波的物理特性和人体器官组织声学性质上的差异，对人体组织的物理特性、形态结构与功能状态做出判断而进行疾病诊断的一种非创伤性检查方法，具有操作简便、可多次重复、获得结论及时及无特殊禁忌证的优点。

一、超声成像的基本原理

超声波射入人体内，由表面到深部，经过不同声阻抗和不同衰减特性的器官与组织，产生不同的反射与衰减，也是构成超声图像的基础。将接收到的回声，根据回声强弱，用明暗不同的光点依次显示在显示屏上，形成声像图。声像图是以明（白）暗（黑）之间不同的灰度来反映回声的有无和强弱。

二、超声检查方法

根据扫描方式和所得图像的不同，超声检查主要有以下几种：

1. A型超声检查　即幅度调剂型，目前已基本淘汰。

2. B型超声检查　即灰度调剂型或实时灰阶二维超声诊断法，可清晰显示脏器外形与毗邻关系、软组织的内部回声与内部结构、血管与其他管道分布情况等，是目前临床使用最为广泛的，也是最重要最基本的一种超声诊断法。

3. M型超声检查　称M型超声心动图，即超声光点扫描法，主要用于探测心脏，常与心脏实时成像扇形扫描相结合使用。

4. D型超声检查　即超声多普勒诊断法，通过探测血管、心脏内血液流动反射回来的各种多普勒频移信息，检测血流的方向、速度、性质、分布范围，有无反流、异常分流等，对疾病进行诊断。

三、超声检查的临床应用

（一）心脏与大血管

1.二尖瓣狭窄

（1）二维声像图　瓣叶回声增强、增厚（>0.3cm），因腱索缩短、变性，瓣叶间粘连，所以瓣口狭窄，瓣口面积减少。在舒张期，瓣体可向左室流出道膨出，使二尖瓣前叶呈气球样改变。可见左房、右室扩大（图8-15）。

（2）多普勒超声检查　二尖瓣瓣口血流变窄，颜色以红色为主，中心血液因流速高呈现蓝色。

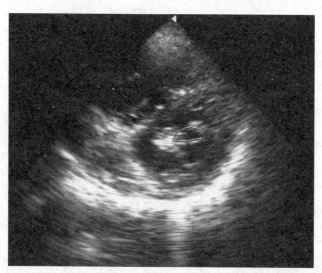

图8-15　二尖瓣狭窄

2.二尖瓣关闭不全

（1）二维声像图　瓣叶增厚、反射增强，可发生在胸骨旁左室长轴切面、心尖左室长轴切面或四腔心切面图上，在收缩期，瓣口对合欠佳。间接征象是左房、左室扩大。

（2）彩色多普勒超声检查　在收缩期，多彩血流束以蓝色为主，从二尖瓣口反流至左心房内。

3.心包积液

少量心包积液在心包腔均可探及液性暗区，大量心包积液时心脏可出现"摇摆征"，对于心包积液的诊断准确率极高。

（二）胆

正常胆囊与胆道声像图表现为横切面和纵切面胆囊的形状是圆形、类圆形或长圆形。胆囊壁为边缘光滑的强回声。胆囊腔内为均匀的无回声区。胆囊结石超声检查是诊断胆囊结石最准确、最简便的方法，可表现为胆囊内有强回声光团、强光团后伴有声影、强回声团随体位变化而移动（图 8-16）。

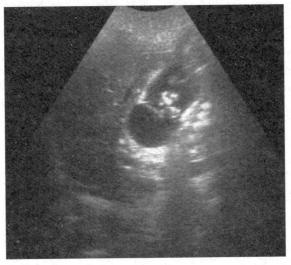

图 8-16　胆囊结石

（三）肾

肾积水超声检查可出现液性暗区，重度积水时，整个肾脏呈无回声区，其内可见不完全分隔，肾实质变薄，肾体积明显增大（图 8-17）。

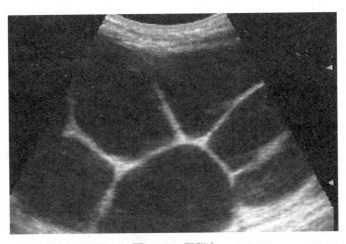

图 8-17　肾积水

四、超声检查的护理

1. 肝、胆及胰腺　常规检查时空腹。必要时饮水 400～500mL，使胃充盈作为声窗，以使胃后方的胰腺及腹部血管等结构充分显示。显示胃黏膜及胃腔时，需饮水及服胃造影剂。

2. 早孕、妇科、肾、膀胱及前列腺　检查时膀胱充盈，应于检查前 2 小时饮水 400 ～ 500mL。

3. 婴幼儿及检查不合作者　可给予水合氯醛灌肠。

4. 腹部检查　检查前 2 天内，应避免行胃肠钡剂造影和胆系造影。

项目三　CT 检查

案例导入

患者，男，67 岁，因头部持续性胀痛，反复呕吐 5 次，呈喷射状入院。为明确病情诊断，需进行头颅 CT 检查。

思考：

患者 CT 检查时，需要注意什么护理？

一、概述

计算机体层成像（computed tomography，CT）是利用计算机，用 X 线束对人体某部位一定厚度的层面进行多方向扫描，取得信息，经计算机处理而获得的重建图像，所显示的是人体断面解剖图像，分辨率明显高于 X 线，可提高病变的检查率和诊断的正确率，因而得到广泛的应用。

（一）CT 的基本设备

1. 普通 CT　主要包括 3 部分：①扫描部分，对检查部位进行扫描，由 X 线管、探测器和扫描架组成。②计算机系统，对扫描收集到的信息数据，进行处理、存储及图像重建。③图像显示和存储系统，计算机处理、重建的图像在显示器上显示后，用照相机将图像摄于照片上或存储于磁盘或光盘中。

2. 螺旋 CT　X 线扫描轨迹呈螺旋状，所以命名为螺旋扫描。螺旋扫描可以缩短检查时间，提高图像质量，有助于发现早期病变。

（二）CT 图像基本原理

1. CT 值　CT 图像是断层图像，常用的是横断面，是由一定数目由黑到白不同灰度的像素组成。像素反映的是相应体素的 X 线吸收系数。像素是指扫描层面分成的立方体或长方体。像素越小、数目越多，构成的图像就越清晰，分辨力就越高。密度高的组织为白影，密度低的组织为黑影，并且是以 CT 值数值来说明组织影像密度的高低。

2. 窗位和窗宽　CT 机监视器的黑白即灰度可以通过调节窗位和窗宽而改变。窗位是指图像显示所指的 CT 值范围的中心。窗宽是指图像显示的 CT 值范围。窗宽越窄，越有利于发现与邻近正常组织密度差别小的病灶。

（三）CT 检查技术

1. 普通 CT 扫描

（1）平扫　指不用对比增强或造影的普通扫描。在检查时，一般先做平扫。

（2）增强扫描　较为常用，经静脉注入水溶性有机碘对比剂后，再行扫描。

（3）造影扫描　是先做器官或结构的造影，然后再行扫描的方法。

2.CT 灌注成像

静脉灌注水溶性碘对比剂后，在脑、心脏等器官固定的层面进行连续重复扫描，得到多帧图像。在绘制的时间-密度曲线上，算出对比剂到达病变的峰值时间、平均通过时间、局部血容量和局部血流量等参数，再经假彩色编码处理可得到相应的参数图。分析参数与参数图可了解相应器官的血流灌注状态。CT 灌注成像属于功能成像。

二、CT 检查的临床应用

1. 中枢神经系统疾病　CT 对中枢神经系统疾病的诊断价值较高，应用较普遍。颅内肿瘤、脓肿与肉芽肿、外伤性血肿、寄生虫病与脑损伤、脑出血、脑梗死以及椎管内肿瘤、椎间盘脱出症等疾病的诊断较为可靠。

2. 胸部疾病　通常采用造影增强扫描以明确纵隔和肺门有无肿块或淋巴结增大，支气管有无狭窄或阻塞。对肺内间质、实质性病变、胸膜、膈、胸壁病变，均可以得到较好的显示。对原发和转移性纵隔肿瘤、淋巴结结核、中心型肺癌等的诊断，均很有帮助。CT 对 X 线检查较难显示的心脏、大血管重叠病变部分，更具有优越性。还可显示冠状动脉和心瓣膜的钙化、大血管壁的钙化等。

3. 腹部及盆腔疾病　对肝、胆、胰、腹膜腔及腹膜后间隙以及泌尿和生殖系统的疾病诊断有重要价值，尤其是占位性、炎症性和外伤性病变等。

4. 五官科疾病　对眶内占位病变、听骨破坏与脱位、内耳骨迷路破坏、中耳小胆脂瘤、耳先天发育异常、鼻窦早期癌、鼻咽癌等疾病有诊断帮助。

三、CT 检查的护理

1.CT 平扫检查　护理的重点为检查前病人准备。

（1）检查前须将详细病情等相关资料提供给检查者。

（2）将检查部位衣物上的金属物品或饰品去除。

（3）为了使被检查者在检查时能够保持体位不动，检查前指导其进行呼吸及屏气训练。

（4）生命垂危的急诊患者须在急诊医护人员监护下进行检查。

（5）不能配合的婴幼儿或躁动者可使用镇静剂后进行检查。

（6）妊娠女性、情绪不稳定或急性持续痉挛者禁用。

（7）上腹部检查者，检查前1周内不可做钡剂造影；检查前禁食4～6小时；检查前30分钟口服1.5%～3%泛影葡胺溶液500～800mL，临检查前再口服200mL。

（8）盆腔检查者，检查前晚口服缓泻剂并嘱其检查前多饮水，使膀胱充盈，利于检查。

2.CT增强扫描检查　行CT增强检查的病人需要注射碘对比剂。因此，除做好平扫检查前病人的准备之外，还应注意做好碘对比剂检查的相应准备与处理。

项目四　MRI检查

📚 案例导入

患者，男，78岁，因视力模糊5个月，双下肢无力1个月入院。为明确病情诊断，需进行头颅及骨髓的MRI检查。

思考：

患者MRI检查时，需要注意什么护理？

磁共振成像（magnetic resonance imaging，MRI）是利用原子核在磁场内共振所产生的信号经计算机处理重建成像的一种影像技术。该项检查为无创性检查，容易被接受，但是价格也较为昂贵。

一、MRI成像的基本原理

1.MRI基本原理　医用MRI多为氢核成像。人体内的每一个氢质子可被视为一个小磁体，在外加磁场中，这些小磁体按磁场磁力线的方向重新排列，再施加特定的射频脉冲后，氢质子获得能量出现共振，即磁共振现象。停止射频脉冲后，被激发的氢质子将吸收的能量逐步释放出来，恢复到激发前的状态，这一恢复过程称为弛豫，恢复到原先平衡状态所需要的时间称为弛豫时间。弛豫有两种，一是纵向弛豫（T_1），二是横向弛豫（T_2）。

2.磁共振图像特点　MRI图像反映的是MR信号强度的不同或弛豫时间T_1与T_2的长短。MRI分为两种基本成像，一是T_1加权像（T_1 weighted imaging，T_1WI），主要反映组织间T_1特征参数，有利于观察解剖结构；二是T_2加权像（T_2 weighted imaging，T_2WI），主要反映组织间T_2特征参数，显示病变组织较好。

3.磁共振设备　包括主磁体、梯度系统、射频系统、计算机和数据MRI处理系统，以及辅助设备等。

二、MRI 检查的临床应用

1. 中枢神经系统　脑干、枕大孔区、幕下区、脊髓与椎间盘的显示明显比 CT 高。在对中枢神经系统疾病的诊断中，MRI 对超急性期脑梗死的诊断具有明显优越性。

2. 胸部纵隔内血管　其流空效应及纵隔内脂肪的高信号特点，可以形成良好的纵隔 MRI 图像。MRI 对纵隔及肺门淋巴结肿大和占位性病变的诊断具有较高的价值，但对肺内钙化及小病灶的检出不敏感。

3. 心脏及大血管　因为心脏大血管内腔被 MRI 显示，所以心脏大血管的形态学与动力学的研究可在无创的检查中进行，尤其是 MR 电影、MRA 的应用。在此检查中，血管由于流空效应而显影，故可分析病变同血管的关系，如先天性心脏病、心肌梗死、主动脉夹层、心肌病。

4. 消化泌尿生殖系统　MRI 对肝、肾、膀胱、子宫、前列腺等疾病的诊断有相当价值。

5. 骨与关节骨髓　MRI 对肿瘤、感染及代谢性疾病、侵犯骨髓的病变、关节内病变及关节软组织方面均有优势。

三、MRI 检查的护理

1. 检查前准备

（1）告知被检查者磁共振检查时间较长，所处环境幽暗、噪声较大，应做好思想准备。检查时，应全身放松、平静呼吸，一定要在检查者的指导下保持体位不动，配合检查。

（2）磁共振设备具有强磁场，为防止发生意外，义齿、磁卡、手表、钥匙等各种金属物品，或有磁性物植入如金属人工瓣膜、心脏起搏器、神经刺激器、脑动脉瘤夹闭术、胰岛素泵、宫内节育器者禁用。

（3）需换上磁共振室检查专用的衣服和拖鞋。

（4）检查头、颈部者，应在检查前 1 天洗头，勿搽头油等护发品；眼部检查前勿化妆；胰胆管成像检查前禁饮 6 小时以上；腹部增强检查前 4 小时禁食；盆腔检查膀胱须充盈。

（5）幽闭症、高热、早期妊娠病人或散热功能障碍者禁用；有意识障碍、昏迷、癫痫、精神症状等不能有效配合者，或采取镇静措施，进行检查。

（6）检查前签署《钆对比剂使用病人知情同意书》，对于增强检查者还应询问病人的过敏史，告知其副作用反应，如对比剂注射部位出现短暂温热或疼痛，注射过程中可能出现渗漏血管外现象；不建议严重肾功能不全、肾移植及孕妇使用钆对比剂，危重病人需由临床医师陪同。

2.检查后护理　注射对比剂后，检查过程中及检查后应做好如下工作：

（1）注射药物过程中严密观察其不良反应，多表现为头痛、恶心、发热、味觉改变等，可自行缓解。严重不良反应表现为寒战、惊厥、喉头水肿、低血压、休克等。

（2）注射对比剂后，嘱病人在候诊厅留观 30 分钟后再离开，若离院后出现不适，请速到就近医院诊治。

（3）磁共振检查室备好急救药品和物品，并做好相应不良反应的应急处理。

（4）一旦发生血管外渗，可参照"碘对比剂血管外渗的处理"进行处理。

项目五　核医学检查

案例导入

患者，男，70 岁，近 1 周患者出现腰部及右侧髋部压痛，来院就诊。

思考：

患者需要做何种检查进一步明确诊断，需要注意什么护理？

一、概述

核医学（nuclear medicine）是利用放射性核素对疾病进行诊断、治疗与科学研究的医学学科，分为基础核医学与临床核医学。

（一）核医学检查的基本原理

1.体内检查法原理　放射性核素或其标记物进入人体后，被脏器、组织摄取并能在其中停留足够的时间，利用曲线图、平面或断层显像，了解组织、脏器的功能代谢或血流灌注等情况。

2.体外检查法原理　以放射性标记的配体为示踪剂，以竞争结合反应为基础，在试管内检查的微量生物活性物质的检查技术，最有代表性的是放射免疫分析。

（二）特点

能够发射出射线，如 α 射线、β 射线和 γ 射线，其中 γ 射线穿透力最强，被引入到人体后能在体表检测到，并且对人体的电离辐射较小。因此，体内显像检查时，只有释放出 γ 射线的放射性核素才符合标准；另外，它具有遵循放射性核素衰变规律的特点。

二、核医学检查的临床应用

（一）脏器检查

用于甲状腺摄 131 碘功能检查，如甲状腺功能亢进症、甲状腺功能减退症和地方性甲状腺肿等疾病的诊断；用于邻 131 碘马尿酸肾图检查，如判断两侧肾脏的功能及尿路的通畅情况。

（二）脏器显像

1. 内分泌系统　可用于甲状腺结节的检查、异位甲状腺的寻找、甲状腺癌转移灶的定位及判断甲状腺的大小和重量等。

2. 循环系统　可用于先天性心脏病的诊断、上腔静脉梗阻的诊断、冠心病诊断（尤其是心肌梗死的部位和范围的判断）、心功能判断等。

3. 骨骼系统　可用于骨转移癌、原发性骨肿瘤、骨折、股骨头缺血性坏死及移植骨术后检测等疾病的诊断。

4. 神经系统　脑静态显像可用于诊断脑血管病和评估颈动脉血流状态；脑动态显像可用于诊断偏头痛、帕金森病、癫痫、脑梗死等疾病；脑脊液间隙显像可用于诊断交通性脑积水、脑脊液漏等疾病。

5. 呼吸系统　包括肺灌注显像、肺通气显像和肺肿瘤显像，临床用于诊断肺栓塞、肺癌等疾病。

6. 消化系统　肝动态显像用于肝内肿瘤的鉴别或诊断；肝静态显像用于肝内占位性病变的发现、定位及肝功能的诊断；肝胆动态显像用于了解肝胆系统功能、形态及胆道通畅情况，可诊断急性胆囊炎、黄疸的鉴别、肝内胆管扩张等。

7. 泌尿系统　肾动态显像用于诊断肾功能受损、尿路梗阻；肾静态显像用于诊断肾位置形态异常和先天性畸形、肾动脉狭窄、移植肾监测等。

8. 血液检查　骨髓显像可用于再生障碍性贫血、白血病、骨髓纤维化、骨髓瘤等疾病的诊断。

三、核医学检查的准备与处理

（一）检查前常规准备

说明该项检查的目的及其临床意义，取得病人的理解和配合，消除畏惧心理。对自身血管条件不好的病人预先埋置静脉留置针，以减少工作人员与放射线接触的时间。

（二）不同检查的准备与处理

1. 脑血流灌注显像　①器官封闭：使用 99mTc-ECD 时，注射显像剂前 1 小时口服过氯酸钾 400mg，抑制脉络丛分泌，减少对脑灌注显像的影响，服用后饮水 200mL 加以稀释，减少药物腐蚀性等不良反应；②视听封闭：令病人安静，戴眼罩和耳塞 5 分钟后，注射显像剂，并继续封闭 5 分钟，保持周围环境安静和体位不变，对于检查时不能保持体位不变与保持安静的病人，需应用镇静剂。

2. 心肌灌注显像 ①检查前 2 日停服 β 受体阻滞剂及抗心绞痛药物；②检查当日空腹 4 小时以上；③ 99mTc-MIBI 显像时带脂餐，注射显像剂后 30 分钟服用，促进胆汁的排空，减少肝胆对心肌影像的干扰。

3. 心肌灌注负荷试验 ①运动试验前 48 小时病人尽可能停用 β 受体阻滞剂及硝酸酯类药物。②检查当日空腹或餐后（清淡饮食）3 小时为宜。③药物负荷试验前 48 小时停用双嘧达莫及氨茶碱类药物，检查当天忌服咖啡类饮料。④药物负荷检查前需建立静脉通道，并配备氨茶碱类药物，以备出现严重不良反应时抢救用，用药全程需监测、记录血压和心电图。

4. 甲状腺吸 ^{131}I 率试验 检查前 2 ～ 8 周停用影响甲状腺摄取 ^{131}I 的食物和药物；检查当日空腹，保证 ^{131}I 的充分吸收；^{131}I 能通过胎盘进入胎儿血循环，并可通过乳汁分泌，因此妊娠期间禁用本试验，哺乳期妇女要停止哺乳 2 周以上。

5. 呼吸系统显像 ①肺血流灌注显像前，病人常规吸氧 10 分钟；注射显像剂前应询问过敏史，必要时做过敏试验。② 99mTc-MAA 为最常用的肺血流灌注显像剂，抽取和注射显像剂前须将其震荡混匀；缓慢注射，以免引起急性肺动脉高压；鼓励病人深呼吸，使药物均匀而充分地分布于肺内各个部位；注射时严禁回抽血液，以免形成凝集块。

6. 肝胆动态显像 检查前禁食 6 ～ 12 小时，并停用对 Oddi 括约肌有影响的麻醉药物。

7. 骨骼显像 ①显像前 24 小时内不做消化道造影。②注射骨显像剂后，病人饮水 500 ～ 1000mL，多次排尿，促进显像剂的摄取与排出，以避免发生放射性膀胱炎。对排尿困难的前列腺病病人，饮水量不宜超过 1000mL，以免出现尿潴留，影响骨盆显像。③显像前排空尿液，注意不要污染衣裤及皮肤，以免造成假阳性结果；若发现污染，及时更换衣裤和擦洗皮肤。输尿管肠道吻合口术后病人的尿袋须尽量排空。④显像前去除病人戴有的金属物品、假乳房等，以防止影响检查结果的判断。

8. 肾动态显像 尽可能在检查前 2 天停服利尿药物，检查前 2 天不进行静脉肾盂造影；正常饮食，检查前 30 分钟饮水 300mL，检查前排尿，以减少因肾血流量减少及憋尿对结果的判断。

复习思考

一、选择题

1.X 线摄影的基础是（　　）

  A. 荧光效应　　　　　　　　B. 感光效应　　　　　　　C. 自然对比

  D. 人工对比　　　　　　　　E. 以上都不是

2. 呼吸系统 X 线检测时，大叶性肺炎的 X 线改变是（　　）

  A. 肺纹理稀疏，扭曲　　　　B. 大片状致密阴影　　　　C. 粟粒型结节

  D. 原发综合征　　　　　　　E. 干酪样坏死

3. 下列关于 X 线护理描述错误的是（　　）

  A. 摄影前教会受检查者深呼吸和屏气

  B. 骨盆检查时需排空膀胱

  C. 头颅检查时，除去发卡等物品

  D. 腹部检查时不必要灌肠清洁肠道

  E. 脱去检查部位的厚层衣物

4. 超声检查的方法不包括（　　）

  A. A 型检查法　　　　　　　B. B 型检查法　　　　　　C. C 型检查法

  D. D 型检查法　　　　　　　E. E 型检查法

5. 下列选项中，哪一个选项不是 CT 常用（　　）

  A. 四肢及关节　　　　　　　B. 头颅　　　　　　　　　C. 胸部

  D. 椎间盘　　　　　　　　　E. 腹部

扫一扫，知答案

护理病历书写

护理病历是有关护理对象的健康状态、护理诊断、护理措施及其效果评价等的系统记录。是运用护理程序对护理对象进行健康评估，把评估收集的资料进行分析、归纳和整理的书面记录。

书写护理病历的目的和意义有：

1. 指导护理教学与科研　完整而规范的护理病历是理论与实践相结合的具体体现，是最为真实的教学素材。完整的护理病历也是护理科研重要的资料来源。

2. 指导临床护理实践　护理病历是对患者健康状况及其在住院期间病情演变过程的记录，是护理人员对患者的病情观察和实施护理记录的原始文字记载，是做出护理诊断、制定护理计划的重要依据，同时也是评价治疗和护理效果的依据。

3. 评价临床护理质量　护理病历可了解对患者的护理措施是否有效，是护理工作的具体体现，也是医院护理管理者的信息来源，是护理质量好坏的重要评价指标。

4. 提供法律依据　护理病历是护士实施护理过程的全面、真实的记录，是护士从事护理工作的主要证明文件，具有法律意义，也是医疗保险理赔、处理和解决医疗纠纷的重要依据。

护理病历书写的基本要求、格式与内容详见《基础护理学》相关章节。

模 块 十

健康评估实训指导

实训一 健康史的采集

【实训目的】

1.掌握健康史采集的方法、内容和技巧。

2.与患者建立良好的护患关系。

【实训准备】

1.物品 笔、护理记录单、病历资料。

2.器械 健康史采集的录像带。

3.环境 环境安静、温度适宜、有屏风遮挡。

【实训学时】

1学时。

【实训方法与结果】

一、实训方法

（一）医院见习（推荐）

1.选择合适病人 带教老师实训前进行准备，选择适宜交谈的患者，取得患者同意。

2.学生每4～5人一组，分工协作，在带教老师指导下运用交谈的方法和技巧采集健康史。

（二）视频教学、实训室实训（无医院见习条件者）

1. 观看有关健康史采集的录像。

2. 学生分组，每组4～5人，由一位学生扮演护士，一位学生扮演患者。

3. 教师指导学生阅读病历资料，了解患者鉴别情况，如姓名、性别、年龄、主要症状、初步诊断等。

4. 护士与患者交谈，采集病史，其他同学记录，必要时补充。

5. 病史采集过程中，教师巡回指导，及时发现问题并予以纠正。

6. 学生将采集的病史资料进行整理、归纳、分析。

（三）实训内容

1. 自我介绍，解释采集健康史的目的，交代注意事项。

2. 一般资料：包括患者的姓名、性别、年龄、职业、民族、籍贯、婚姻状况、文化程度、宗教信仰、工作单位、家庭地址及电话号码、入院日期、记录日期、入院方式、入院诊断、病史陈述者及可靠程度等。

3. 主诉：患者本次就诊最主要、最明显的症状或体征。

4. 现病史：包括起病情况与患病时间、主要症状及其特点、病情的发展与演变、伴随症状、诊断、治疗和护理经过及患病后的一般情况。

5. 既往史：包括患者既往健康状况、曾患疾病（包括传染病）、手术外伤史、预防接种史及过敏史等，特别是与现病史有关的疾病。

6. 系统回顾：按照功能性健康型态系统回顾或生理－心理－社会模式系统回顾。

7. 成长发展史：包括生长发育史、月经史、婚姻史、生育史和个人史。

8. 家族史：家庭成员健康状况，家族有无类似疾病，有无遗传性疾病。

二、实训结果

准确填写护理记录单并填写实训报告。

【考核标准】

健康史采集考核评分标准

班级		学号		姓名	操作时间	成绩
序号	项　目	分值		内　容		扣分
1	准备过程	3		护士准备：衣帽整齐，符合要求，洗手、戴口罩		
		2		用物准备：病历资料、护理记录单、笔		
		2		环境准备：环境清洁舒适，温度适宜，光线充足		
		3		患者准备：核对姓名床号，解释操作目的，取得患者合作		

序号	项 目	分值	内 容	扣分
2	操作过程	10	自我介绍，解释采集健康史的目的，交代注意事项	
		10	一般资料	
		10	主诉	
		15	现病史	
		10	既往史	
		10	系统回顾	
		10	成长发展史	
		5	家族史	
3	评估过程中态度	10	护患沟通良好，关心、体贴病人，态度和蔼	

实训二 一般状态、皮肤及淋巴结、头颈部评估

【实训目的】

1. 了解体格检查所需用物品及环境要求。
2. 熟悉全身体格检查的基本方法、检查内容及检查程序。
3. 掌握一般状态、皮肤及淋巴结、头颈部的评估内容及异常体征的临床意义。

【实训准备】

1. 物品　纸、笔等记录用物。
2. 器械　体温计、血压计、听诊器、压舌板、手电筒、评估录像带。
3. 环境　环境安静、温度适宜、有屏风遮挡。

【实训学时】

2 学时。

【实训方法与结果】

一、实训方法

（一）医院见习（推荐）

1.选择合适病人　带教老师实训前进行准备，选择典型患者，取得患者同意。

2.学生每5～8人一组，分工协作，在带教老师指导下运用视、触、叩、听方法进行评估。

（二）视频教学、实训室实训（无医院见习条件者）

1.先看身体评估录像——一般状态、皮肤及淋巴结、头颈部评估。

2.学生分组，每组由1名教师带教。带教教师做示范性评估，指出评估要点和操作技巧。

3.教师示教完后每两名学生为一小组，按要求进行相互评估，教师巡回查看，随时纠正互相评估过程中出现的各种错误。

4.教师抽查1～2名学生进行评估，边评估边报告结果，其他学生评议其评估顺序及方法是否正确、内容有无遗漏。

（三）实训内容

1.一般状态　发育、营养、意识状态、体位、面容与表情、步态等。

2.皮肤　颜色、湿度、弹性、皮疹、皮下出血、蜘蛛痣、肝掌、水肿及压疮。

3.浅表淋巴结

（1）评估顺序及部位　耳前、耳后、乳突区、枕骨下区、颌下区、颏下区、颈部（颈前、后三角）、锁骨上窝、腋窝、滑车上、腹股沟等。

（2）评估内容　肿大淋巴结的部位、大小、数目、硬度、红肿、压痛、移动度，有无瘢痕及瘘管等。

4.头面部　头部评估主要包括头发和头皮、头颅大小及形状、头部运动，面部评估主要包括眼、耳、鼻及口的评估。

5.颈部　颈部外形与运动、颈部血管、甲状腺以及气管的评估。

二、实训结果

准确记录并填写实训报告。

【考核标准】

一般状态、皮肤及淋巴结、头颈部评估考核评分标准

班级		学号		姓名	操作时间	成绩	
序号	项目	分值		内容			扣分
1	准备过程	3	护士准备：衣帽整齐，符合要求，洗手、戴口罩				
		2	用物准备：体温计、血压计、听诊器、压舌板、手电筒				
		2	环境准备：环境清洁舒适，温度适宜，光线充足				
		3	被评估者准备：核对姓名床号，解释操作目的，取得合作				
2	操作过程	10	正确进行生命体征测量				
		5	正确进行一般状态评估				
		5	正确进行皮肤评估				
		20	正确进行浅表淋巴结评估，触诊手法、内容正确				
		10	正确进行头部评估				
		10	正确进行面部评估				
		20	正确进行甲状腺和气管评估				
3	评估过程中态度	10	关心、体贴病人，态度和蔼				

实训三 胸部、肺部评估

【实训目的】

1. 了解胸部体表标志。
2. 熟悉胸壁、胸廓、乳房评估的内容与方法。
3. 掌握肺及胸膜评估的基本方法与内容、正常状态及常见异常体征的临床意义。

【实训准备】

1. 物品　纸、笔等记录用物。
2. 器械　听诊器、硬尺、胸部评估录像带。
3. 环境　环境安静、温度适宜、有屏风遮挡。

【实训学时】

2学时。

【实训方法与结果】

一、实训方法

（一）医院见习（推荐）

1.选择合适病人　带教老师实训前进行准备，选择胸部体征典型患者，取得患者同意。

2.学生每5～8人一组，分工协作，在带教老师指导下运用视、触、叩、听方法对胸部进行评估。

（二）视频教学、实训室实训（无医院见习条件者）

1.先看身体评估录像——胸部评估。

2.学生分组，每组由1名教师带教。带教教师做示范性评估，指出胸部评估要点和操作技巧。

3.教师示教完后，每两名学生为一小组，按要求进行相互评估，教师巡回查看，随时纠正互相评估过程中出现的各种错误。

4.教师抽查1～2名学生进行胸部评估，边评估边报告结果，其他学生评议其评估顺序及方法是否正确、内容有无遗漏。

（三）实训内容

1.胸部的体表标志　包括骨骼标志、体表标志线、自然陷窝及分区。

2.胸廓、胸壁评估　观察胸廓外形、对称性、肋间隙宽度有无异常、胸壁静脉有无曲张，触诊有无皮下气肿及胸壁压痛。

3.乳房

（1）视诊　观察两侧乳房的对称性、皮肤、乳头情况。

（2）触诊　先查健侧，后查患侧。注意体会硬度和弹性、有无压痛和包块。

4.肺和胸膜评估

（1）视诊　观察被评估者的呼吸类型，呼吸运动的深度、对称性，呼吸频率及节律。

（2）触诊

1）胸廓扩张度　评估前、后胸廓扩张度并比较两侧是否一致。

2）语音震颤　评估时自上至下，先前胸后侧胸再背部，比较两侧相应部位语音震颤的异同，注意有无增强或减弱。

3）胸膜摩擦感　评估有无胸膜摩擦感，若有则嘱其屏气时再评估。

（3）叩诊　一般采用间接叩诊法，按由外向内、自上而下、两侧对比的原则叩诊。

1）叩诊音　鉴别清音、浊音、实音、鼓音、过清音（肺气肿病人），并标出各种叩诊音的准确位置。

2）肺界叩诊　分别叩出肺上界、肺下界及肺下界移动范围。

（4）听诊　听诊从肺尖开始，自上而下，由前胸到侧胸再到背部，注意上下左右对称部位对比。听诊内容包括：

1）正常呼吸音　仔细分辨肺泡呼吸音、支气管呼吸音、支气管肺泡呼吸音，并准确找出三种呼吸音的分布位置。

2）异常呼吸音　只在病态下出现，要注意其临床意义。

3）罗音　注意肺部有无干、湿罗音。

4）语音共振　注意两侧对比，有无增强或减弱。

5）胸膜摩擦音　在前下侧胸壁听诊。

二、实训结果

按护理病历书写要求与格式做胸部评估记录。

【考核标准】

胸部、肺部评估考核评分标准

班级		学号		姓名	操作时间	成绩
序号	项　目	分值	内　容			扣分
1	准备过程	3	护士准备：衣帽整齐，符合要求，洗手、戴口罩			
		2	用物准备：听诊器、硬尺			
		2	环境准备：环境清洁舒适，温度适宜，光线充足			
		3	被评估者准备：核对姓名床号，解释操作目的，取得患者合作			
2	操作过程	5	准确摸到胸骨角、第七颈椎棘突、肩胛下角			
		5	正确进行胸壁评估，说出被评估者胸廓形态			
		10	正确进行乳房评估，方法、触诊顺序正确			
		10	说出被评估者呼吸形态、呼吸频率、呼吸深度及节律是否正常			
		10	触诊手法、顺序正确，内容无遗漏，正确说出评估结果			
		20	叩诊手法、顺序正确，能正确指出四种正常叩诊音的位置			
		20	能听到并正确指出三种正常呼吸音的特点、分布位置，有无听到干、湿罗音及胸膜摩擦音			
3	评估过程中态度	10	关心、体贴病人，态度和蔼			

实训四　心脏评估

【实训目的】

1. 掌握心脏评估的基本方法及内容、正常状态与常见异常体征的临床意义。

2. 能叩出心界，指出心脏 5 个瓣膜听诊区位置并鉴别第一与第二心音。

3. 了解血管评估的内容及方法。

【实训准备】

1. 物品　纸、笔等记录用物。

2. 器械　听诊器、硬尺、心脏评估录像带。

3. 环境　环境安静、温度适宜、有屏风遮挡。

【实训学时】

2 学时。

【实训方法与结果】

一、实训方法

（一）医院见习（推荐）

1. 选择合适病人　带教老师实训前进行准备，选择心脏体征典型患者，取得患者同意。

2. 学生每 5 ～ 8 人一组，分工协作，在带教老师指导下运用视、触、叩、听方法对心脏、血管进行评估。

（二）视频教学、实训室实训（无医院见习条件者）

1. 先看身体评估录像——心脏评估。

2. 学生分组，每组由 1 名教师带教。带教教师做示范性评估，指出心脏评估要点和操作技巧。

3. 教师示教完后每两名学生为一小组，按要求进行相互评估，教师巡回查看，随时纠正互相评估过程中出现的各种错误。

4. 教师抽查 1 ～ 2 名学生进行心脏评估，边评估边报告结果，其他学生评议其评估顺序及方法是否正确、内容有无遗漏。

（三）实训内容

1.心脏评估

（1）视诊　观察心前区有无异常隆起或凹陷，心尖搏动的位置、范围和强弱，有无心前区异常搏动。

（2）触诊　触诊心尖搏动的准确位置、范围、强弱，注意有无震颤及心包摩擦感。

（3）叩诊　叩诊心脏相对浊音界。用硬尺测量各标记点至前正中线的垂直距离，并按规定格式进行记录。

（4）听诊　先找到四瓣五区的位置，按顺序依次听诊，包括心率，心律，第一心音、第二心音的特点，心音强度、心音性质有无改变，有无心音分裂，有无杂音和心包摩擦音。

2.血管评估　评估有无周围血管征。

二、实训结果

按护理病历书写要求与格式做心脏、血管评估记录。

【考核标准】

心脏评估考核评分标准

班级		学号		姓名	操作时间	成绩	
序号	项　目	分值		内　容			扣分
1	准备过程	5		护士准备：衣帽整齐，符合要求，洗手、戴口罩			
		2		用物准备：听诊器、硬尺			
		3		环境准备：环境清洁舒适，温度适宜，光线充足			
		5		被评估者准备：核对姓名床号，解释操作目的，取得患者合作			
2	操作过程	10		找到心尖搏动的准确位置，并测量其范围			
		10		进一步触诊心尖搏动的位置、强弱，叙述是否触到震颤及心包摩擦感			
		20		正确叩出心浊音界并测量记录			
		25		听诊心率、心律，正确鉴别 S1、S2，有无舒张期奔马律、杂音等，若有杂音指出其特点			
		10		检查周围血管征，方法正确，无遗漏			
3	评估过程中态度	10		关心、体贴病人，态度和蔼			

实训五　腹部评估

【实训目的】

1. 了解腹部体表标志、九分法和四分法分区。
2. 熟悉腹部评估的正常状态。
3. 掌握腹部评估的方法、内容和常见异常体征的临床意义。

【实训准备】

1. **物品**　纸、笔等记录用物。
2. **器械**　听诊器、硬尺、腹部评估录像带。
3. **环境**　环境安静、温度适宜、有屏风遮挡。

【实训学时】

2 学时。

【实训方法与结果】

一、实训方法

（一）医院见习（推荐）

1. **选择合适病人**　带教老师实训前进行准备，选择典型患者，取得患者同意。
2. 学生每 5 ～ 8 人一组，分工协作，在带教老师指导下运用视、触、叩、听方法对腹部进行评估。

（二）视频教学、实训室实训（无医院见习条件者）

1. 先看身体评估录像——腹部评估。
2. 学生分组，每组由 1 名教师带教。带教教师做示范性评估，指出腹部评估要点和操作技巧。
3. 教师示教完后每两名学生为一小组，按要求进行相互评估，教师巡回查看，随时纠正互相评估过程中出现的各种错误。
4. 教师抽查 1 ～ 2 名学生进行腹部评估，边评估边报告结果，其他学生评议其评估顺序及方法是否正确、内容有无遗漏。

（三）实训内容

1.腹部的体表标志及分区

（1）体表标志　肋弓下缘、剑突、腹上角、脐、髂前上棘、腹直肌外缘、腹中线、腹股沟韧带、耻骨联合、肋脊角。

（2）腹部分区　了解四区分法和九区分法，并熟记各区内有哪些腹部脏器。

2.视诊

嘱被评估者取仰卧位，充分暴露腹部。评估者蹲下平视腹部外形是否平坦，再观察腹部皮肤、呼吸运动、腹壁静脉、胃肠型和蠕动波、脐的状态等。通过脐围绕腹部一周，测量腹围。

3.触诊

（1）注意事项

1）被评估者取仰卧位，两手放在躯干两侧，两腿弯曲，使腹壁肌肉松弛。

2）先训练被评估者做张口缓慢的腹式呼吸，利用被评估者的呼吸运动进行触诊。

3）评估者站于被评估者右侧床边，面对被检者，右手及前臂平放于腹壁表面，手指并拢，要温暖、轻巧，用力要均匀，并随时观察被评估者的面部表情。

（2）触诊内容

1）腹壁紧张度：是否柔软，有无局限性或弥漫性腹壁紧张、强直，有无揉面感。

2）压痛及反跳痛：有无弥漫性或局限性压痛，有无明确而固定的压痛点，有无反跳痛。

3）腹部脏器触诊：肝脏触诊：①单手触诊法；②双手触诊法。胆囊触诊：①胆囊大小的触诊：如触及胆囊肿大，应描述其大小、形状、质地、压痛及与呼吸关系等特征；②胆囊触痛与墨菲征。脾脏触诊：采用双手触诊法，如触及脾脏时，要了解其大小、表面形状、边缘、硬度、压痛等特征。肾脏触诊：采用双手触诊法，触及肾脏时需了解其大小、形状、质地、压痛等特征。

4.叩诊

（1）腹部叩诊音　一般从左下腹开始，按逆时针方向叩诊，最后叩诊脐部，以了解腹部的叩诊音。

（2）肝脏叩诊

1）肝界叩诊：肝上界、肝下界、肝脏的上下径。

2）肝区叩击痛。

（3）脾浊音界叩诊

（4）移动性浊音

（5）肾脏叩诊

（6）膀胱叩诊

5. 听诊

（1）肠鸣音　用听诊器置于脐周或右下腹，听诊一分钟，以次/分记录，并判断肠鸣音有无增强、亢进、减弱或消失。

（2）振水音

（3）腹部血管音

二、实训结果

准确记录并填写实训报告。

【考核标准】

腹部评估考核评分标准

班级		学号		姓名	操作时间	成绩
序号	项目	分值		内容		扣分
1	准备过程	3	护士准备：衣帽整齐，符合要求，洗手、戴口罩			
		2	用物准备：听诊器、硬尺			
		2	环境准备：环境清洁舒适，温度适宜，光线充足			
		3	被评估者准备：核对姓名床号，解释操作目的，取得患者合作			
2	操作过程	5	准确识别腹部体表标志			
		5	正确进行腹部视诊			
		10	正确进行腹部听诊			
		10	正确进行肝脾叩诊			
		10	正确进行移动性浊音叩诊			
		20	正确进行腹部一般触诊			
		20	正确进行腹部脏器触诊			
3	评估过程中态度	10	关心、体贴病人，态度和蔼			

实训六　脊柱、四肢及神经功能评估

【实训目的】

1. 了解不随意运动和共济运动评估的内容与方法。

2. 熟悉脊柱及四肢评估、脑神经、感觉功能评估的内容及方法。

3.掌握四肢与关节形态异常的类型，肌力、肌张力、神经反射和脑膜刺激征评估方法与技巧，常见异常表现的临床意义。

【实训准备】

1.物品　VCD、电视机、叩诊锤、棉签、笔、入院评估首页等。

2.环境　安静整洁，光线适宜，冬季应注意室内温度与患者的保暖，有屏风遮挡。

3.护士　服装鞋帽整洁、洗手，必要时戴口罩；举止端庄、语言轻柔恰当、态度和蔼；尊重理解患者。

4.患者　暴露被评估部位，根据病情和评估需要，协助患者采取舒适的体位。

【实训学时】

2学时。

【实训方法与结果】

一、实训方法

（一）医院见习（推荐）

1.选择合适病人　带教老师实训前进行准备，选择脊柱、四肢、神经功能阳性体征典型患者，取得患者同意。

2.学生每5～8人一组，分工协作，在带教老师指导下运用视、触、叩、听方法对脊柱、四肢、神经功能进行评估。

（二）视频教学、实训室实训（无医院见习条件者）

1.先看身体评估录像——脊柱、四肢、神经功能评估。

2.学生分组，每组由1名教师带教。带教教师做示范性评估，指出脊柱、四肢、神经功能评估要点和操作技巧。

3.教师示教完后每两名学生为一小组，按要求进行相互评估，教师巡回查看，随时纠正互相评估过程中出现的各种错误。

4.教师抽查1～2名学生进行脊柱、四肢、神经功能评估，边评估边报告结果，其他学生评议其评估顺序及方法是否正确、内容有无遗漏。

（三）实训内容

1.脊柱弯曲度　包括生理性弯曲和病理性变形。观察有无颈椎变形，脊柱前凸、后凸及侧凸。

2.脊柱活动度　观察脊柱各段活动是否受限。

3. 脊柱压痛与叩击痛 观察脊柱有无压痛与叩击痛。

4. 四肢与关节观察 四肢与关节有无匙状甲、杵状指（趾）、肢端肥大症、指关节变形、膝关节变形、膝内翻、膝外翻、足内翻、足外翻、平跖足等形态异常及运动功能障碍。

5. 肌力

（1）主动法：让患者做主动运动，如肢体的伸屈或抬高等，观察其肢体活动的状况。

（2）被动法：给患者某肢体加以适当的阻力，让其抵抗以测定其肌力。注意两侧肢体的对比，两侧力量显著不等时有重要意义。

6. 肌张力 嘱患者肌肉完全放松，护士触摸肌肉有坚实感，被动运动时阻力增加，表明肌张力增强。触诊肌肉松软，被动运动时阻力减弱或消失，关节过伸，表明肌张力减弱。

7. 浅反射 包括角膜反射、腹壁反射、跖反射、肛门反射等，观察有无异常。

8. 深反射 包括肱二头肌反射、肱三头肌反射、桡骨膜反射、膝反射、跟腱反射等，观察有无异常。

9. 病理反射 包括 Babinski 征、Oppenheim 征、Gordon 征、Chaddock 征、Hoffmann 征等，观察有无异常。

10. 脑膜刺激征 包括颈强直、Kernig 征、Brudzinski 征，观察有无异常。

二、实训结果

准确记录并填写实训报告。

【考核标准】

脊柱、四肢及神经功能评估考核评分标准

班级		学号		姓名	操作时间	成绩
序号	项目	分值		内容		扣分
1	准备过程	3	护士准备：衣帽整齐，符合要求，洗手、戴口罩			
		2	用物准备：叩诊锤、棉签、笔、纸等			
		2	环境准备：环境清洁舒适，温度适宜，光线充足，保护病人隐私			
		3	患者准备：核对姓名床号，解释操作目的，取得患者合作			
2	操作过程	10	正确进行脊柱、四肢评估，说出患者脊柱、四肢形态及功能			
		10	正确进行肌力及肌张力评估，说出患者肌力及肌张力情况			
		10	正确进行浅反射评估			
		10	正确进行深反射评估			
		10	正确进行病理反射评估			

序号	项目	分值	内容	扣分
		10	正确进行脑膜刺激征评估	
		20	检查手法、顺序正确，叩击力量要均匀，并进行双侧对比。有的反射难以引出，应转移患者的注意力后，再行神经反射评估。	
3	评估过程中态度	10	关心、体贴病人，态度和蔼	

实训七 心电图检查

【实训目的】

1. 掌握心电图机的一般操作方法，以及常用心电图导联连接方法。

2. 熟悉正常心电图各波的测量方法及正常值。

3. 了解心电图的分析步骤，能初步识别异常心电图。

【实训准备】

心电图检查床、心电图机、心电图纸、导电膏（盐水棉球）、75% 乙醇、分规、污物盘、异常心电图。

【实训学时】

2 学时。

【实训方法与结果】

一、实训方法

（一）视频教学、实训室实训

1. 观看心电图检查视频，教师示教心电图检查规范的操作步骤，并讲解操作和阅图要点。

2. 每两名学生为一小组，相互描记心电图，教师巡回查看，随时纠正描记过程中出现的各种错误。

3. 每位同学标记自己本人的心电图各导联，并进行测量和分析，写出分析报告。

4. 每 5～6 名学生下发一份异常的心电图，学生集体分析讨论，得出初步诊断，并完成实训报告。

（二）实训内容

1. 操作者着装规范。

2. 用语："请问您是床×××吗？我是×护士，根据您的病情需要给您做电图检查。请您不要紧张，请您配合我，操作过程中请不要活动，也不要说话，做深呼吸放松。请您平卧，放松，我要给您安置电极。我来帮您解开衣扣并清洁皮肤，可能会感觉有点凉，请谅解。"

3. 接通电源，调试预热 1 ～ 2 分钟关机。

4. 病人取水平仰卧位，解开衣扣，暴露胸部，露出手腕以及脚腕部，酒精棉球清洁皮肤。

5. 连接导联线：肢导联：按电极板颜色红、黄、绿、黑依次连接右上肢、左上肢、左下肢、右下肢。

胸导联：

导联名称	颜色	正极
C1/V_1	红	胸骨右缘第 4 肋间
C2/V_2	黄	胸骨左缘第 4 肋间
C3/V_3	绿	V_2，V_4 连线中线
C4/4	棕	左锁骨中线与第 5 肋间交点
C5/V_5	黑	左腋前线 V_4 同一水平处
C6/V_6	紫	左腋中线 V_4 同一水平处

6. 描记心电图：①开机②按定标、走纸速度、滤波等键。③检查描笔的位置，调针至心电图纸正中。④按开始键开始描记心电图。⑤按导联的顺序标记心电图。⑥完成录图。⑦关机⑧取下心电图纸。

7. 整理床单元：摆体位，盖被，放好呼叫器。交代注意事项：你配合得很好，谢谢合作。

8. 标记：在心电图纸上标记床号、姓名、年龄、录图时间、导联。

9. 整理用物，放回原处备用。

二、实训结果

在老师指导下，对做的本人的心电图进行测量和分析，写出分析报告。每 5 ～ 6 名学生一组，分析讨论一份异常的心电图，得出初步诊断，并完成实训报告。

【考核标准】

心电图描记操作考核评分标准

班级		学号		姓名	操作时间	成绩
序号	项　目	分值		内　容		扣分
1	准备过程	5	护士准备：衣帽整齐，符合要求，洗手、戴口罩			
		5	用物准备：心电图机（提前接通电源，调试预热 1～2 分钟关机）、心电图纸、75% 乙醇、导电膏或盐水棉球、污物盘、分规			
		2	环境准备：环境清洁舒适，温度适宜，光线充足			
		3	被评估者准备：核对姓名床号，解释操作目的，取得患者合作			
2	操作过程	5	电极放置部位 75% 乙醇脱脂并涂抹导电液			
		10	正确安置导联电极			
		20	开机；按定标、走纸速度、滤波等键；检查描笔的位置，调针至心电图纸正中			
		10	按开始键开始描记心电图			
		10	完成录图；关机；取下心电图纸			
		5	整理床单元			
		10	正确标记心电图（病人姓名、性别、年龄及描记时间）			
		5	整理用物，放回原处备用			
3	评估过程中态度	10	关心、体贴病人，态度和蔼			

主要参考书目

［1］申丽静，陈文福.健康评估.郑州：郑州大学出版社，2010.

［2］李广元，杨志林.健康评估.2版.北京：中国医药科技出版社，2012.

［3］吕探云，孙玉梅.健康评估.3版.北京：人民卫生出版社，2012.

［4］申丽静.健康评估.上海：第二军医大学出版社，2012.

［5］高健群.健康评估.3版.北京：科学出版社，2012.

［6］万学红，卢雪峰.诊断学.8版.北京：人民卫生出版社，2013.

［7］刘惠莲.健康评估.2版.北京：人民卫生出版社，2014.

［8］李广元，尹海鹰.健康评估.西安：第四军医大学出版社，2015

［9］张淑爱，李雪松.健康评估.2版.北京：人民卫生出版社，2015.

［10］王新颖.健康评估.北京：人民卫生出版社，2015.

［11］王瑞莉，文红艳.健康评估.3版.北京：中国中医药出版社，2016.